Dieta das Emoções

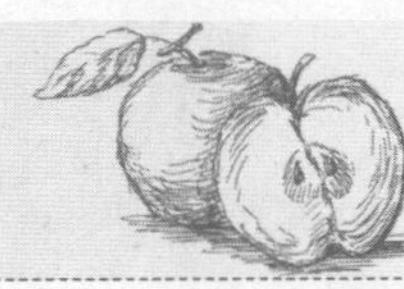

DR. MIKE DOW
com Antonia Blyth

Dieta das Emoções

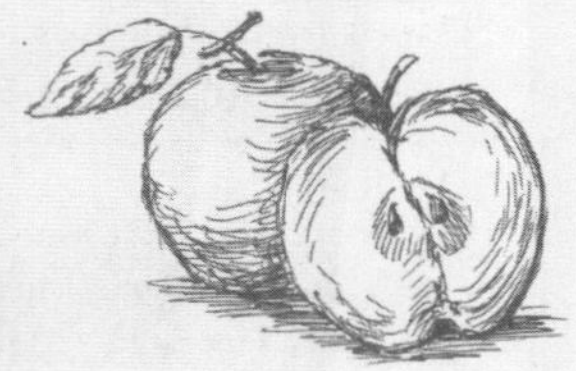

COMO MANTER A SAÚDE SEM SE TORNAR REFÉM DAS OSCILAÇÕES DE HUMOR

Tradução
Éric R. R. Heneault

lua de papel

Título original: *Diet Rehab*

Direção editorial: Pascoal Soto
Editor: Pedro Almeida
Produção editorial: Renata Alves
Gestor de marca: Adriana Giglio

Preparação: Francisco José M. Couto
Revisão: Gabriela Hengles
Diagramação: Desígnios Editoriais
Capa: Osmane Garcia Filho
Imagem da capa: © vg studio/Shutterstock
© Olga Lyubkina/Shutterstock
Tradução: Éric R. R. Heneault

DADOS INTERNACIONAIS DE CATALOGAÇÃO NA PUBLICAÇÃO (CIP)
(Câmara Brasileira do Livro, SP, Brasil)

Dow, Mike
Dieta das Emoções: Como manter a saúde sem se tornar refém das oscilações de humor / Mike Dow, com Antonia Blyth ; tradução Éric R. R. Heneault. – São Paulo : Lua de Papel, 2012.

Título original: *Diet Rehab.*
Bibliografia.
ISBN 978-85-8178-011-5

1. Dietas para emagrecer 2. Dietética 3. Distúrbios alimentares 4. Emagrecimento 5. Emoções 6. Hábitos alimentares – Aspectos psicológicos 7. Nutrição – Aconselhamento 8. Qualidade de vida 9. Saúde – Aspectos nutricionais I. Blyth, Antonia.

12-07088 CDD-613.25

ÍNDICE PARA CATÁLOGO SISTEMÁTICO
1. Dieta das emoções : Hábitos alimentares : Promoção da saúde 613.25

TEXTO EDITORES LTDA.
(Uma editora do grupo LeYa)
Rua Desembargador Paulo Passalácqua, 86
01248-010 — Pacaembu — São Paulo — SP
www.leya.com.br/luadepapel
Twitter: @luadepapel_BRA / @EditoraLeya

Sumário

Introdução – Como me livrei da dependência alimentar... e como você também pode! 7

Capítulo 1 – A força de vontade não é o problema 17

Capítulo 2 – Como a dependência alimentar engorda 30

Capítulo 3 – O segredo da desintoxicação gradativa 43

Capítulo 4 – Sentindo-se ansioso: fome de serotonina 65

Capítulo 5 – Sentindo-se triste: ávido por dopamina 89

Capítulo 6 – Sentindo-se fraco: desprovido de tudo 110

Capítulo 7 – Comer obsessivamente: busca de segurança 121

Capítulo 8 – Comer emocionalmente: busca de alegria 131

Capítulo 9 – Comer sem parar: reconquista do controle 141

Capítulo 10 – Mude seu gosto, mude seu corpo 155

Capítulo 11 – Viciado em sal: fisgado pela primeira das drogas 165

Capítulo 12 – Ansioso por serotonina: dependente de açúcar e carboidratos 172

Capítulo 13 – Desprovido de dopamina: louco por gordura e cafeína 185

Capítulo 14 – A Dieta das Emoções: o programa 197

ANEXO A – 7 dias de receitas rápidas e fáceis 229

ANEXO B – Exceções: quem não deve seguir a Dieta das Emoções 235

Agradecimentos 237

Referências Bibliográficas 239

Introdução:

Como me livrei da dependência alimentar... e como você também pode!

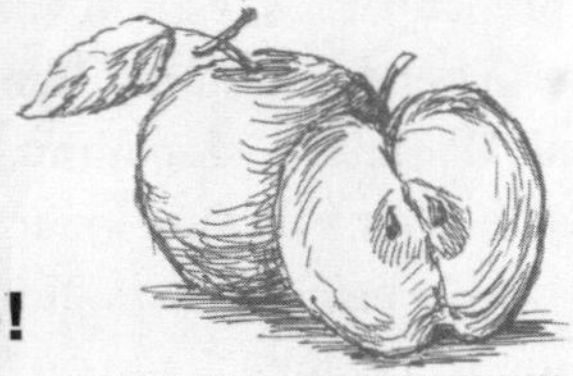

Vou lhe fazer uma confissão: já fui viciado em comida. E embora eu tenha me livrado do hábito, ainda frequentemente sinto vontade das comidas nas quais era viciado.

Embora eu coma de forma saudável, trabalhe fora, faça meditação e pratique ioga, há momentos em que me sinto deprimido. E, às vezes – depois de ligar para um amigo, respirar profundamente ou encontrar alternativas saudáveis –, ainda preciso desesperadamente de um estímulo. É nesses momentos que recorro a meu pacto pessoal secreto: uma farta tigela de macarrão com queijo.

Agora, não estou falando de um gratinado *gourmet* feito em casa com quatro tipos de *fromage* e uma crosta de farinha de rosca. Estou falando de algo muito mais simples: uma embalagem que você compra por poucos reais em qualquer loja de conveniências, o tipo de prato grudento que você faz com macarrão instantâneo e aquele pó alaranjado. Às vezes, nem me dou ao trabalho de mexer a massa com o molho. De fato, nas minhas depressões noturnas, esses porçõezinhas de massa salgada são reconfortantes.

Eu disse que era viciado em comida, e foi isso mesmo que eu quis dizer. Não costumo recorrer à minha secreta complacência com tanta frequência e, já que faço isso com moderação, não fico preocupado. Meu macarrão com queijo é um pacto ocasional, não uma forma habitual de automedicação. Porém, no decorrer dos anos, várias vezes me perguntei o que havia nesse prato rico em amido que eu achava tão revigorante. A expressão "*comfort food*" – aquela comida que nos faz sentir bem –, é conhecida, e muitos de nós já sentiram um ardente desejo de açúcar, mas por quê? Como essas comidas afetam nossos sentimentos? Por que escolhi uma comida cheia de carboidratos quando precisava de conforto e calma? E qual é o vínculo entre emoção, comida e nosso problema com o peso?

Ao me tornar psicoterapeuta especializado em transtorno e dependência alimentar, comecei a conhecer melhor a maneira como a mente responde à comida, o que me proporcionou uma valiosa compreensão dos meus clientes e de mim mesmo. Descobri que a ansiedade esgota nossa reserva de serotonina, uma substância química do cérebro que nos dá uma "sensação boa", e nos ajuda a abrandar as preocupações, estimulando a autoconfiança, criando o sentimento de que "tudo está bem" no mundo. Também aprendi que a depressão e a desatenção podem assinalar falta de dopamina, substância bioquímica estimulante que todos nós precisamos ter para funcionar em situações de estresse ou grandes desafios.

Os princípios da química do cérebro explicavam o que acontecia quando eu me sentia angustiado ou triste. Mas por que eu precisava de macarrão com queijo? Por que algumas pessoas precisam de comida altamente gordurosa enquanto outras precisam de um trato à base de carboidratos e amido ou de açúcar nos momentos de estresse ou tristeza?

Comecei a investigar a maneira como a comida e a química do cérebro interagem, e descobri aquele "a há!" que parece explicar um importante aspecto de sua vida. Descobri que os carboidratos do meu querido pacto liberavam uma rápida dose de bem-estar de serotonina, e que a alta gordura contida naquele queijo laranja fluorescente estimulava meus níveis de dopamina. Essa ajuda apaziguadora, calma e estimulante não estava apenas na minha imaginação. Eu realmente *estava* experimentando uma reação química, como se eu tivesse tomado alguma droga que agisse contra meus sentimentos negativos.

Significativamente, tanto as prescrições médicas como as drogas de rua estimulam a serotonina e a dopamina. O Prozac® e o Zoloft®, antidepressivos eficientes no tratamento da ansiedade, aumentam a quantidade de serotonina disponível para o uso do nosso cérebro, enquanto drogas de rua como o ecstasy (MDMA) inundam nosso cérebro com a mesma coisa, produzindo aquela sensação desmedida de felicidade absoluta, segundo a qual "tudo é fabuloso", que vemos retratada em filmes e na TV. Quem diria que uma simples massa, um pãozinho branco e rosquinhas recheadas são uma forma barata, rápida e legal de obter uma versão reduzida da mesma sensação?

Do mesmo modo, o antidepressivo Wellbutrin® aumenta os níveis de dopamina, assim como a nicotina, as anfetaminas e a cocaína. Mas também é o caso do bacon, das batatas chips e outras comidas com alto teor de gordura.

Percebi que, quando meus clientes falavam de automedicação com alimentos, não era apenas uma metáfora. Eles realmente alteram a química do cérebro – frequentemente de maneira bastante necessária. Não importa se o baixo nível que apresentam de substâncias químicas de bem-estar é hereditário ou o resultado de uma traumática série de acontecimentos da vida. Eles simplesmente sabem que não querem se sentir tão mal quanto se sentem.

Quando as pessoas falavam de dependência de comida, percebi que não se tratava de uma metáfora. Assim como alguém pode se tornar dependente de doses de nicotina ou de cocaína, podemos depender cada vez mais dos efeitos dos alimentos com alto teor de carboidratos ou de gordura.

Então, era por causa disso que eu havia ficado viciado em comida. Porém, como isso aconteceu?

Como me tornei viciado em carboidratos

Eu tinha 15 anos quando minha família mudou para sempre. Estávamos passando férias em Las Vegas. Um dia de manhã, atravessamos o saguão do hotel, prestes a fazer um longo passeio em um parque nacional, quando meu irmão de 10 anos, David, de repente vomitou. Minha mãe pediu que eu e o resto da família seguíssemos adiante enquanto ela ficava para cuidar de meu irmão, que certamente havia pegado um vírus. Ele não parecia estar tão mal, então pensamos que podíamos prosseguir com nosso programa.

Isso aconteceu antes que todo mundo tivesse um telefone celular, e ficamos ausentes por 8 horas. Quando voltamos, eles não estavam no hotel. Estavam na unidade de terapia intensiva de um hospital vizinho. Lá eu tive uma visão chocante: meu irmãozinho ligado a máquinas e coberto por tubos, incapaz de dizer uma só palavra. Quando seus olhos me viram, ele deixou escapar um sinistro gemido do qual nunca vou me esquecer. David tivera um acidente vascular cerebral logo depois que saímos.

Eu o olhava fixamente, incapaz de fazer qualquer movimento. Então, ouvi um terrível soluço, vindo de meu forte e inabalável avô, que estava ao lado da cama do meu irmão.

Naquele momento, tudo aquilo em que eu acreditava sobre o fato de os adultos serem infalíveis simplesmente desmoronou. Nunca mais eu ia me sentir seguro enquanto criança. Eu também sabia que precisaria ser o filho mais perfeito, mais útil do mundo. Como minha família poderia sobreviver se eu não fosse assim?

Nossas férias de três dias acabaram se tornando uma estadia de três meses, enquanto esperávamos que meu irmão recebesse alta do hospital. Lembro-me de ter ido para algum shopping de Las Vegas com a minha mãe, onde ela ia comprar algo para vestir além das três trocas de roupas que trouxera para nossa curta viagem. De repente, ela começou a chorar, incapaz de pensar no que ia comprar. Então eu estava lá, escolhendo blusas e calças para minha mãe, aterrorizado com o fato de pensar que ela estava dependendo de *mim*.

Meus níveis de ansiedade ficaram fora do comum durante vários anos. Até hoje, isso faz parte de minha psicologia, e sempre fará, embora eu tenha aprendido a compreendê-la e controlá-la.

Foram oito anos e várias cirurgias até que meu irmão, vítima de uma rara doença cerebral, melhorasse. Ele ainda tinha limitações no uso do braço direito. Passei esses anos de formação comendo batatas *chips*, arroz e massa. Aprendi o quanto o macarrão com queijo podia ser reconfortante – de fato, um pacote inteiro conseguia me acalmar. Eu melhorava meu astral tomando cinco ou seis latas de refrigerante cheio de açúcar por dia, e reprimia minhas constantes preocupações com uma interminável série de lanches. Eu almoçava na escola um pacote de batatas fritas, e chupava balas como se fossem pílulas. Sentado sozinho à mesa da cozinha enquanto minha mãe levava meu irmão para intermináveis consultas no hospital, eu encontrava conforto comendo ruidosamente uma grande tigela de macarrão instantâneo.

Para piorar as coisas, a vida de sonho de nossa família no Havaí terminou quando o divórcio dos meus pais nos levou a mudarmos para Ohio. No Havaí, tínhamos ótimas opções e podíamos ter quase tudo o que queríamos. Eu me sentia adaptado, e com minha herança meio asiática eu me parecia com a maior parte dos outros garotos. Mas, em Ohio, ninguém era parecido comigo, e meus colegas de classe me chamavam de "chinês". Eu não sabia nada a respeito de futebol e outros esportes que lá eram importantes. Eles não estavam nem aí para o fato de que eu vivia surfando no Havaí. A única coisa que sabiam era que eu parecia diferente e falava de um jeito engraçado, não me encaixava no mundo deles.

Então, meu pai sofreu seu primeiro ataque cardíaco, que o obrigou a passar por uma cirurgia cardiovascular. Ele gostava muito de comida gordurosa, embora na época eu não visse conexão entre as duas coisas. Devido ao custo financeiro do atendimento médico e do divórcio, fomos à falência. Então, estávamos na miséria. Na mercearia, minha mãe nos disse que não poderíamos comprar cereais de nossa marca favorita. Ela fazia o melhor que podia, alimentando-nos com pacotes de macarrão cobertos por molhos prontos.

Cada ansiedade alimentava a seguinte, e aqueles carboidratos acabaram sendo uma muleta. Com a mão no pacote de batatinhas, eu me automediquei durante a adolescência. Também canalizei minhas preocupações para os estudos. Obter ótimos resultados escolares e ser um filho perfeito foram as únicas coisas em que pude pensar para que as coisas funcionassem em casa, embora eu acreditasse que nunca mais nada seria bom como antes e me sentisse incapaz de dar um jeito no que quer que fosse.

Durante todos esses anos, a ansiedade governou minha vida. Quando fiz 18 anos, mudei-me para a Califórnia, onde entrei na universidade, e uma vida totalmente nova começou. Finalmente, senti que estava me adaptando. Fiz ótimas amizades, conversando com colegas de quarto noites adentro, saindo e me socializando. Em outros termos, de repente minha vida ficou repleta de outras coisas boas sem ser a comida. Comecei a pensar no meu futuro e no que eu queria e precisava. Eu não estava mais tão movido pelo desejo de ser perfeito ou pela constante preocupação em saber o que as demais pessoas pensavam a meu respeito. Havia um novo sentimento em minha vida: o de que tudo ia dar certo.

De certo modo, eu havia criado minha primeira versão do programa Dieta das Emoções: afastando "sentimentos-ciladas", como a ansiedade e o perfeccionismo; com atividades desenvolvedoras de serotonina, como a socialização e a antecipação de um futuro feliz; substituindo viciantes "fontes-ciladas" de serotonina, como refrigerantes, massas ou batatas *chips*, por saudáveis alimentos estimulantes de serotonina. Mesmo sem perceber, eu havia estabelecido o princípio central da Dieta das Emoções: quando sua vida está repleta de atividades e pensamentos estimuladores de serotonina e dopamina, trazendo autoestima, otimismo e energia, você não vai mais precisar ingerir doces e amidos.

Satisfeito com meus novos amigos e planos, parei de me empanturrar dos alimentos que outrora haviam sido meus salva-vidas. Com certeza, eu ainda gostava de fritura e doces, mas não estava mais interessado em acabar com o pacote; parava depois de provar. Não apenas não precisava mais de minha medicação; nem precisei me esforçar para abandoná-la.

Dependente, nunca mais

Hoje em dia, estou dez quilos mais magro. Acordo sozinho às nove da manhã, em vez de lutar para desligar o despertador. Meu colesterol, antigamente alto, está hoje em um nível saudável, e escolho sem nenhum esforço os alimentos saudáveis. De fato, necessito deles.

Também encontrei uma profissão maravilhosa que me permite ajudar as pessoas que lutam contra os mesmos problemas que um dia enfrentei. Entendo o poder viciante da comida porque passei por isso. Tornei-me especialista em cada tipo de dependência: de comida, álcool, abuso de certas substâncias e comportamentos viciados. Como terapeuta cognitivo-comportamental, também descobri os tipos de pensamentos que nos levam à dependência – a forma negativa, improdutiva e errada de encarar o mundo que nos manda correr atrás de *alguma* forma de medicação para interromper o sofrimento.

Uma das coisas que mais me surpreende na dependência alimentar é como ela é facilmente escondida – do mundo externo, claro, mas também de nós mesmos. Vi pacientes que parecem estar ótimos vistos de fora, mas que, na realidade, vivem um verdadeiro pesadelo, contando obsessivamente as calorias e se preocupando com cada mordida. Alguns dos meus pacientes mais magros são os mais dependentes. Até as mais esguias modelos, as mais lindas atrizes e as pessoas aparentemente perfeitas que tratei sofrem dessas dependências. Contudo, elas não percebem que sua ânsia presumidamente incontrolável é o resultado de uma química cerebral da biologia da dependência. Em vez disso, culpam-se por sua misteriosa "fraqueza" e se odeiam por não conseguirem "fazer melhor".

Minha jornada culmina com minha experiência de coapresentador e psicoterapeuta do bem-sucedido programa *Freaky Eaters*, do canal TLC, em que tive a oportunidade de explorar as mais extremas dependências alimentares. Depois de anos trabalhando com pacientes e duas temporadas de *Freaky Eaters*, percebi que a dependência alimentar não é um problema de força de vontade ou voracidade. É uma questão de química cerebral e da necessidade de ter algo na vida. O segredo para superá-la não é a autoprivação nem a culpabilização de si mesmo, mas equilibrar a química do seu cérebro com alimentos e atividades que despertam as substâncias químicas de bem-estar de que você precisa.

O gosto da liberdade

Quando finalmente entendi a natureza da dependência alimentar, eu estava pronto para criar a Dieta das Emoções: um programa de 28 dias para se livrar da dependência de alimentos. A Dieta das Emoções é baseada no entendimento de que nos tornamos dependentes da comida por causa das substâncias químicas que ingerimos: carboidratos que aumentam a serotonina e gorduras que aumentam a dopamina. Assim, a solução é simples: acrescentar alimentos "energizantes" mais saudáveis, que liberam, de forma durável e sem criar dependência, as substâncias químicas do cérebro, junto com atividades dinâmicas que aumentam essas substâncias. Dessa forma, perdemos naturalmente o interesse por alimentos não saudáveis, verdadeiras ciladas para a dependência.

Neste livro, vou trabalhar com você para romper o domínio da comida sobre seu corpo, mente e espírito. A Dieta das Emoções vai lhe ensinar a dominar o poder da química de seu cérebro para que você não se sinta mais vítima de suas variações de humor e desejos. Você vai restaurar seu equilíbrio, sua energia e seu bem-estar. Começará a pensar e agir como alguém que sempre teve um peso saudável. E finalmente, você se tornará essa pessoa.

Como chegar a esse estado de felicidade? Encontrando maneiras mais saudáveis e efetivas de aumentar sua dopamina e serotonina. Em vez de depender de gorduras e açúcares viciantes, você pode se valer de versões saudáveis da calma, paz e bem-estar que decorrem da serotonina, e da energia, empolgação e vivacidade provindas da dopamina.

Na Dieta das Emoções não há contagem de calorias, e você não vai se sentir privado de nada. Você pode continuar comendo seus lanches favoritos – não em versões *diet*, mas os verdadeiros alimentos em si. Depois de 28 dias, você sentirá que não precisa mais tanto deles, porque seu cérebro está obtendo naturalmente, e de forma saudável, os estímulos de bem-estar de que você precisa, em vez de contar com os tipos de comida dos quais você ficou dependente. Você estará livre da dependência alimentar porque será capaz de obter os mesmos efeitos de melhoria do humor de forma saudável. Em vez de se automedicar continuamente à base de hambúrguer com queijo, pizza, batatas *chips* ou sorvete, você será capaz de enxergar essas comidas como bem-vindas iguarias ocasionais.

Agora, vêm aqui as notícias realmente boas: graças ao princípio único de desintoxicação gradativa da Dieta das Emoções, você será capaz de fazer a transição de maneira fácil e indolor. Isso porque não vai abrir mão de *nada* até ter adquirido muitos despertadores agradáveis e prazerosos das substâncias químicas cerebrais em sua dieta e em sua vida. De fato, ao longo do processo, vou lhe dar ferramentas fáceis de usar. Minha lista de incentivos à troca de alimentos oferece imediatas alternativas mais saudáveis às usuais comidas-cilada, assim como minhas receitas favoritas para a elaboração de deliciosos pratos estimulantes, os quais incluem pizzas e hambúrgueres com queijo! No momento em que começar a subtrair os alimentos viciantes, você ficará totalmente encantado com a comida saudável.

Como usar este livro

Na Parte 1, vou lhe mostrar como os alimentos ricos em gordura ou açúcar afetam a química de seu cérebro, e como você pode encontrar formas alternativas para criar o mesmo conforto, otimismo e estímulo. Você vai aprender a identificar "ciladas" – as comidas e os pensamentos que constroem um ciclo de dependência – e "estímulos" – os alimentos e comportamentos que melhoram a química de seu cérebro de forma saudável.

Na Parte 2, vou ajudá-lo a descobrir se é necessário repor serotonina ou dopamina, ou ambas. Você também vai aprender a identificar as ciladas de seus pensamentos – os padrões negativos ou viciados do pensamento que o levam para uma espiral descendente, esvaziando as substâncias químicas do cérebro que o fazem sentir-se bem, deixando-o desesperado por alimentos não saudáveis que podem suprir a química de seu cérebro.

Na Parte 3, vou lhe ensinar a se libertar desses comportamentos e hábitos que são "ciladas" – os padrões de atitudes e os pensamentos que o levam à dependência. Vou lhe mostrar como romper o poder de acontecimentos prejudiciais, de maneira que você finalmente possa abrir mão de comer compulsivamente ou emocionalmente, ou de se empanturrar.

Na Parte 4, vamos reabilitar sua dieta. O plano de desintoxicação gradativa que vou fornecer vai lhe ensinar a pôr no prato alimentos saudáveis e estimulantes dessas substâncias químicas cruciais. Ao mesmo tempo, você vai aprender a preencher sua agenda com "atividades estimulantes" - desde ioga até *paintball* - que irão aumentar seus níveis de serotonina e dopamina.

Como criar seu peso ideal — e sua vida ideal

Uma das coisas que o fato de apresentar *Freaky Eaters* na TLC me ensinou é que todos nós lutamos contra a tristeza e a ansiedade de formas diferentes. Para muitos, essa luta é conduzida por meio da comida. Mas a boa notícia é que temos o poder de transformar a química de nosso cérebro e nossa maneira de pensar. Logo que entendermos como nosso cérebro e nossa mente operam, poderemos dominar essa tremenda força para alcançar nosso peso ideal, mantendo-o de forma permanente e criando nossa vida do jeito que quisermos.

Na qualidade de terapeuta cognitivo-comportamental, sou a pessoa que irá ajudá-lo a chegar ao lugar em que deseja estar. Se você for como meus outros pacientes, já fez pelo menos uma dieta ou, talvez, várias. Provavelmente está cansado de ver que não funcionam - e, mesmo assim, você não quer renunciar a si mesmo nem à ideia de que poderia se sentir bonito e saudável.

Estou aqui para lhe dizer que isso não é necessário. Com um entendimento da química de seu próprio cérebro e a prática de uma desintoxicação gradativa, você pode preencher sua vida com paz, alegria e estímulo muito mais naturais e que farão com que nunca mais precise se automedicar com comida. A comida vai voltar ao seu devido lugar em sua vida - como uma fonte de nutrição e prazer -, e seu foco vai mudar e lhe permitir criar e aproveitar exatamente a vida que quer.

Sei que você pode chegar lá. Na realidade, prometo que pode. Então, vamos começar!

Com amor e carinho,
Dr. Mike

Exceções

Existem várias condições para as quais a Dieta das Emoções não foi projetada, e muitas circunstâncias em que ela deveria ser seguida apenas sob a supervisão de um médico ou psicoterapeuta. Por favor, consulte o Anexo B para mais detalhes.

Parte 1

Entenda a dependência alimentar

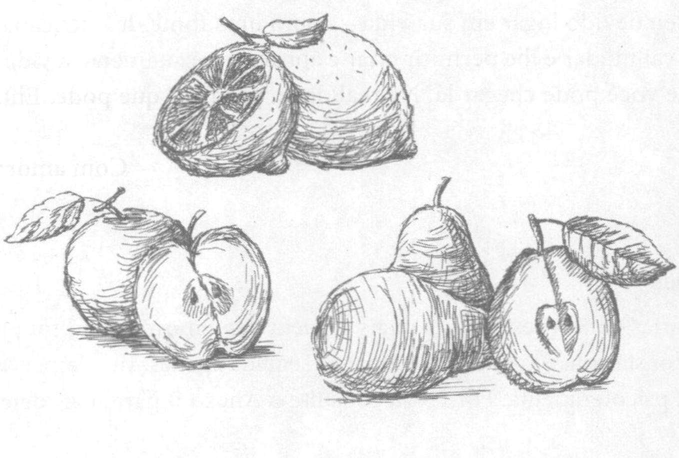

Capítulo 1

A força de vontade não é o problema

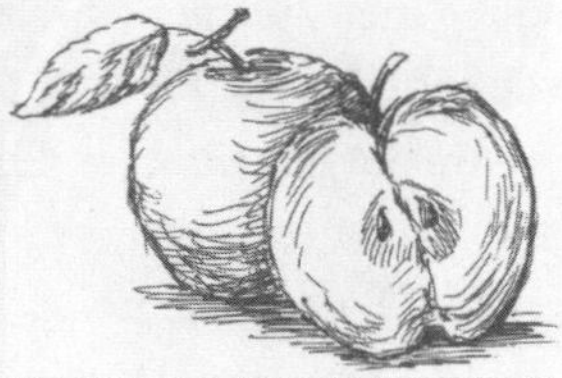

"Acho que você pode encarar apropriadamente a dependência alimentar como algo parecido com a dependência de drogas. Se puder ajudar as pessoas pelo menos a reduzir seu nível de desejo, vai contribuir muito para a solução da epidemia de obesidade."

— Tung Fong, diretor de Pesquisas em Doenças Metabólicas do grupo farmacêutico Merck & Co., no *Chicago Tribune*, 2005

Minha paciente Rosemary sentou-se diante de mim, segurando os braços da cadeira, falando depressa e com voz suave, quase um sussurro. Era como se, ao abafar as palavras, ela pudesse evitar que expressassem a verdade. Embora Rosemary tivesse se mostrado relutante em falar sobre sua compulsão alimentar nas sessões anteriores, recentemente ela viu um episódio de *Freaky Eaters* e ficou comovida com a situação de minha paciente naquele programa - uma mulher viciada em açúcar. Talvez o fato de ver essa mulher confessar que com frequência comia escondido tenha dado a Rosemary coragem de falar sobre seu próprio distúrbio.

"Estou tão envergonhada", repetia ela, enquanto detalhava sua luta para controlar o peso. "Não sei como deixei que as coisas chegassem a esse ponto." Primeiro, explicou, satisfizera-se ocasionalmente com barras doces no trabalho, uma investida no açúcar que a ajudava a superar os estressantes "dias de fechamento" na revista *online* em que cuidava de programas de computadores. Então, ela começou a comer sobremesa no almoço - um *brownie*, um pedaço de bolo com ou sem cobertura. De algum modo, seu prazer do almoço se prolongou em um ritual de jantar, e então um café da manhã com bolos, e outra barra doce. Agora, explicou Rosemary, ela praticamente comia açúcar o dia todo, um fato que a incomodava tanto que mal conseguia me olhar enquanto falava.

"Então, você acha que a culpa é toda sua", disse eu cuidadosamente quando ela se calou por uns instantes, embora continuasse a segurar os braços da cadeira.

"De quem mais é a culpa? Ninguém colocou uma arma na minha cabeça." Ela obrigou-se a me olhar nos olhos.

"Sou fraca", disse amargamente, com tom de voz de derrota. "Sou fraca e repulsiva, e mereço a minha aparência atual."

Já me deparei muitas vezes com esse sentimento de vergonha de Rosemary, quer meus pacientes estejam lutando contra a dependência alimentar ou o abuso de substâncias. De fato, os sentimentos existentes sob ambas as condições são notavelmente semelhantes. Em grande parte, gostamos de nos sentir fortes e no comando. O fato de reconhecermos um vício faz com que nos sintamos fracos e desamparados. É como se nossa química cerebral, e não nós, de repente estivesse no controle de nosso destino.

Ao aceitarem que *a força de vontade não é o problema*, frequentemente meus pacientes se sentem libertados e aliviados. Ao entender a química cerebral da dependência alimentar, Rosemary começou a se ver com maior compaixão.

"Talvez eu esteja sendo dura demais comigo mesma", disse ela durante uma das sessões. "Pensei que podia simplesmente parar de comer doces – e então não entendi por que eu *não parava*. Mas, você está me dizendo que na verdade desenvolvi uma dependência física do açúcar. Como um viciado, preciso mais e mais e mais – e, quando tentei parar, senti-me tão horrível que mal consegui suportar isso."

Ela respirou profundamente. "Então, não era apenas a força de vontade", disse ela, repetindo as palavras que um dia eu lhe tinha dito. "Na verdade, eu estava passando por um processo de abstinência."

De fato, Rosemary passou por um processo rápido, quase violento, de desintoxicação, que com certeza ia produzir sintomas desagradáveis e frequentemente dolorosos, os quais, virtualmente, eram destinados a sabotar seus esforços. Mais adiante, vou lhe mostrar como passar por uma desintoxicação *gradativa*, de maneira que sua experiência da Dieta das Emoções seja indolor e até agradável.

Contudo, em primeiro lugar, vamos descobrir o que Rosemary aprendeu. Vamos entender exatamente o que quer dizer ser dependente alimentar.

Prova científica: a dependência alimentar existe!

Em março de 2010, o Instituto de Pesquisa Scripps divulgou um estudo inovador. Ratos de laboratório que haviam seguido dietas com alta taxa de gordura e açúcar, à base de bacon, salsichas, chocolate e *cheesecake*, haviam desenvolvido grande *dependência alimentar*: efetiva dependência neuroquímica tão forte quanto aquela causada pela cocaína. Ali estava a prova concreta do que eu já sabia: meu hambúrguer com queijo favorito era quimicamente ativo. Ele literalmente afetava meu cérebro, do mesmo jeito que a nicotina, a cocaína ou a heroína.

No estudo, os ratos tiveram acesso a diferentes tipos de comidas altamente calóricas. Alguns tinham um acesso limitado ao regime humano durante uma hora por dia, ao passo que outros podiam comer bacon e chocolate virtualmente o tempo todo. Enquanto os camundongos com acesso limitado comiam moderadamente e eram capazes de manter o peso, os ratos com acesso maior logo se tornaram obesos – e obcecados.

Era surpreendente ver até onde esses ratos viciados em alimentos podiam ir para manter o hábito. Quando os pesquisadores seguravam a comida nociva e tentavam fazer com que os ratos voltassem a uma dieta nutricional, as cobaias obesas se recusavam a comer, quase até o ponto de inanição. Preferiam até aguentar choques elétricos para poder obter a comida nociva. Esse desespero para se encher de alimentos doces e gordurosos e a disposição para suportar a dor enquanto se abasteciam eram estranhamente semelhantes aos dos ratos que, em outros estudos, tornaram-se dependentes da cocaína ou da heroína.

Por meio de eletrodos especiais para monitorar as respostas dos animais, os pesquisadores descobriram que os alimentos com alta taxa de açúcar ou gordura haviam modificado a química cerebral das cobaias – de novo, de forma virtualmente idêntica à cocaína ou heroína. O consumo excessivo de comida nociva ou de outros tipos de drogas sobrecarregava os centros de prazer do cérebro. Como no caso de Rosemary, os ratos precisavam de quantidades cada vez maiores de comida doce ou gordurosa para sentir o mesmo "efeito".

Tendemos a pensar que o conforto alimentar é uma questão emocional e nos culpamos por sermos infantis ou fracos. Porém, os camundongos não têm esses problemas psicológicos e, mesmo assim, agem exatamente como os humanos obcecados por alimentos. Pela maneira como a comida alterou a química cerebral, esses ratos com sobrepeso e dependentes de alimentos precisam *fisicamente* de uma quantidade cada vez maior de comida nociva para sentirem prazer – ou apenas para sentirem-se normais. O acesso ilimitado a essas comidas fez com que eles se tornassem viciados.

Agora, vem a parte ainda mais assustadora. Depois que os ratos viciados em cocaína tinham parado de tomar a droga, seu cérebro demorou apenas dois dias para voltar ao estado normal. Contudo, para os dependentes alimentares no estudo sobre a comida, a química cerebral precisou de *duas semanas* para voltar ao normal. Em outras palavras, os hábitos alimentares, de certo modo, afetam *mais* o cérebro do que as drogas!

O estudo do Instituto Scripps mostra que não podemos mais encarar o fato de comer de forma não saudável como uma questão de força de vontade. Afinal de contas, os ratos não têm problemas emocionais, remanências da infância ou associações profundamente entranhadas entre a comida e o amor. Eles apenas sabem o que sua química cerebral lhes diz. Os ratos obesos estavam ouvindo o recado em alto e bom som: *vá atrás do bacon e do cheesecake*. Essa nova pesquisa indica que tanto a dependência de drogas como a de comida são frutos da mesma neurobiologia. Isso quer dizer que o açúcar e a gordura podem ser tão viciantes quanto o crack. De certo modo, talvez ainda mais.

O estudo do Instituto Scripps também mostrou que essas comidas não *precisam* tomar o controle da nossa vida *se* apreciados em quantidade limitada. Você se lembra do grupo de ratos que estava autorizado a comer bacon e *cheesecake* apenas uma hora por dia? Aqueles ratos gostavam desse regime, porém não ficaram viciados nem ganharam muito peso. Tinham acesso a sedutoras comidas-cilada – mas esse acesso era *limitado*. O resultado foi que nunca ficaram dependentes, e seu peso permaneceu normal. De fato, seu peso era bastante semelhante ao do grupo de ratos ao qual *nunca* foi distribuída comida-cilada e que era alimentado apenas com ração. Porém, os animais que tiveram acesso o tempo todo a alimentos saturados em açúcar ou gordura começaram imediatamente a ganhar peso. Esses ratos rapidamente ficaram obesos, e o peso saiu do controle.

Dopamina: o energizante do corpo

Vamos examinar mais de perto o que acontece no cérebro dos ratos dependentes. Todos nós – ratos e humanos – respondemos da mesma forma à dopamina química do cérebro, uma substância energizante e vitalizante que nosso cérebro produz para responder ao prazer e à excitação. Quando você anda em uma montanha-russa, joga apostando muito dinheiro ou vai a um excitante encontro amoroso, o nível de sua dopamina aumenta. Quando se sente apático ou entediado, o nível de dopamina cai.

A dopamina é responsável pela agitação que você sente ao se apaixonar pela primeira vez. Também é uma das substâncias químicas do cérebro estimulada pela cocaína. É por isso que as pessoas que usam drogas se sentem rejuvenescidas, completamente acordadas e cheias de prazeres a curto prazo. Quando você pensa naquilo que a dopamina faz para que nós nos sintamos bem – seja a partir de fontes saudáveis ou não – é difícil não querer que ela seja produzida em tempo integral.

Porém, aí está o problema: o corpo não foi projetado para ficar eufórico 24 horas por dia, seja por amor, cocaína ou outra coisa qualquer. Mais cedo ou mais tarde, o que subiu precisa baixar. E um prazer grande ou intenso demais termina inevitavelmente provocando um acidente.

Se você acaba de voltar de sua primeira viagem a Paris, por exemplo, talvez se sinta um pouco defasado no seu primeiro dia de volta ao trabalho. A papelada lhe parece prosaica. Seu programa de televisão predileto parece tedioso. A única coisa que você quer é voltar para aquela excitante novidade liberadora de dopamina que encantou seu coração.

Da mesma forma, sair de uma euforia provocada pela cocaína é algo decepcionante no melhor dos casos e doloroso no pior. Você se sente cansado, apático e exaurido. Em geral, você se sente pior do que quando usou a cocaína pela primeira vez.

Então, o que causou esse desmoronamento? Na maior parte dos casos, seu cérebro usou as reservas de dopamina rápido demais. Depois de algumas horas de excitação, seu cérebro simplesmente não aguenta mais. Suas reservas de dopamina se esgotaram temporariamente, e você até tem menos do que costuma ter. Você se sente arrasado, apático, exausto e deprimido. Está na hora de descansar para que o cérebro fabrique mais dopamina.

No mundo ideal, recebemos a dopamina de forma otimamente dosada para nos mantermos animados e felizes, mas não de forma tão intensa e abrupta que seja seguida por um desmoronamento. Isso é o que acontece normalmente. Porém, e se, assim como os ratos do estudo, você estiver aumentando continuamente seus níveis de dopamina com ingestão regular de "excitantes" comidas saturadas de gordura? Então, como os camundongos, você pode chegar a depender desses alimentos – não por prazer, mas apenas para se sentir normal.

Mantenha o cérebro em equilíbrio

Nosso cérebro é um incrível sistema químico. Foi projetado para manter, em sutil e estável equilíbrio, os devidos níveis químicos para nos manter felizes e permitir que funcionemos. No nosso cérebro estão quase todas as substâncias químicas de que precisamos para curar a dor, enfrentar desafios, curtir o prazer ou apenas para nos sentirmos bem.

Quando uma reação bioquímica modifica a química do seu cérebro, vários tipos de problemas acontecem. Vamos supor que você coma um hambúrguer com queijo e bacon acompanhado de uma bela porção de batatas fritas. Você acaba de dar ao seu cérebro o sinal para liberar mais dopamina, motivo pelo qual você tem uma onda de prazer a curto prazo.

Não há problema com o fato de ceder a uma vontade como essa desde que seja ocasionalmente. Mas se você exagerar no consumo de comidas ricas em gordura, a química do seu cérebro vai começar a mudar. Os neurônios que liberam, recebem ou ajudam a dopamina a se movimentar através de seu cérebro vão primeiro ficar sobrecarregados e depois, danificados. Não poderão mais carregar a dopamina de forma tão eficiente quanto o faziam. O resultado é que você vai precisar de quantidades cada vez maiores de dopamina para compensar esses neurônios esgotados.

Entretanto, ao se permitir essa grande descarga suplementar de substâncias químicas, você deixou seu cérebro confuso. Logo, em vez de produzir sua própria dopamina, de forma lenta e equilibrada, ele "espera" por essa grande descarga química, e então produz um fluxo de dopamina em resposta. Gradativamente, seu cérebro começa a depender dessas descargas saturadas de gordura.

Agora que os seus neurônios da dopamina foram danificados, você precisa ainda mais desta substância para se sentir tão normal quanto antes. A descarga vinda de fora – a gordura extra de seu hambúrguer com queijo – precisa ser cada vez maior. Onde antes um único hambúrguer podia lhe dar essa onda de dopamina, agora você precisa de dois, e de uma segunda porção de batatas fritas.

gordura extra → excesso de dopamina → neurônios sobrecarregados → você precisa de mais dopamina para se sentir normal → come mais gordura → inunda o cérebro com dopamina extra → neurônios danificados → precisa de mais dopamina para se sentir normal → come mais gordura → nova inundação → novos danos → precisa de ainda mais dopamina → come ainda mais gordura...

Assim como a comilança dos ratos mostrou, o acesso irrestrito a alimentos ricos em gordura cria um círculo vicioso. Quanto mais você comer, mais vai querer. A química de seu cérebro começa a precisar de quantidades cada vez maiores de substâncias externas apenas para funcionar.

Então, o que acontece quando você come um delicioso e gordo hambúrguer com queijo todos os dias durante seis meses e, de repente, muda para um peito de frango magro acompanhado de salada? A química de seu cérebro fica gravemente perturbada. Como os hambúrgueres ajudaram a inundar seu sistema com dopamina, agora seu cérebro precisa de mais gordura do que um cérebro equilibrado e saudável para obter uma resposta normal de dopamina. Consequentemente, como o peito magro de frango não produz muita dopamina, seu cérebro se sente perdido. Ele precisa de dopamina mas não tem nenhuma – e a única maneira que ele conhece de obter mais é ser abastecido, mais uma vez, com gordura.

É aí é que começa sua ânsia. Aquele peito de frango pode ter sido delicioso, mas não lhe deu grande quantidade de gordura nociva, fazendo com que você se sinta apático, triste e até deprimido. Como veremos no capítulo 2, você começa a ter verdadeiros sintomas de abstinência, como um viciado em cocaína, inclusive distúrbios do sono, problemas de memória, dificuldade para se concentrar e um sentimento geral de intenso desconforto.

Mais cedo ou mais tarde, seu cérebro vai perceber que precisa começar a fabricar sua própria dopamina, e lentamente a produção vai recomeçar. Contudo, você se lembra quanto tempo os ratos daquele estudo demoraram para voltar a comer normalmente? Duas semanas inteiras. É o tempo necessário para que seu cérebro volte a funcionar.

Serotonina: sentir-se calmo, em paz e positivo

O estudo do Instituto Scripps não foi o único a lidar com dependência alimentar em ratos. Em 2008, outro estudo confirmou que os ratos podem se tornar viciados em açúcar. Esse estudo mostrou que as cobaias manifestavam respostas notavelmente similares às dos humanos: ânsia de doces, abstinência baseada na ansiedade, e então um desejo maníaco e exacerbado de comer açúcar.

Dessa vez, contudo, os animais estavam ansiosos não por dopamina, mas por serotonina. A serotonina é a substância do bem-estar, que faz com que nos sintamos calmos, em paz, otimistas e positivos com nós mesmos. As pessoas com baixo nível de serotonina se sentem ansiosas e pessimistas, e sofrem de baixa autoestima. O baixo nível de serotonina foi apontado em problemas de sono e enxaqueca, além de depressões e distúrbios de humor, como a ansiedade crônica e os distúrbios obsessivo-compulsivos. É interessante notar que os dependentes de heroína frequentemente relatam grande ânsia de açúcar enquanto tentam se desintoxicar, o que indica que há uma forte conexão entre o açúcar e os centros de prazer que a heroína estimula.

Também é interessante notar que, quando as pessoas diagnosticadas como depressivas tomam remédio para aumentar o nível de serotonina, não somente se alegram, mas começam a se sentir mais otimistas em relação ao futuro e manifestam nível mais alto de confiança e autoestima. Essa simples mudança na química cerebral as ajuda a mudar do "Nunca vou encontrar um trabalho; quem vai querer me contratar?" para o "Sabe, vi um anúncio no jornal que parece interessante – acho que vou ver do que se trata". Ou, talvez, "Estou tão gordo e feio, ninguém vai me querer" se transforme em "Na verdade, sou uma pessoa incrível e tenho muitos amigos, e tenho esperança que um dia eu também encontre alguém legal". A serotonina está totalmente vinculada à maneira como vemos o mundo, às nossas previsões para o futuro e aos nossos sentimentos em relação a nós mesmos.

Como terapeuta, claro, sei que a psicoterapia também pode mudar seu nível de serotonina. Mais adiante, neste livro, vamos falar de métodos que vão ajudá-lo a transformar em mensagens positivas os padrões autocríticos e negativos de pensamento que podem prejudicar sua autoestima. É incrível como a química de nosso cérebro tem tanto a ver com o fato de sermos capazes de gerar essas mensagens para nós mesmos ou até de ouvi-las de terceiros e acreditar nelas. Se sua reserva de serotonina estiver baixa, você pode ouvir todos os elogios e bons conselhos do mundo e, mesmo assim, sentir-se desesperado e ansioso. O fato de aumentar seu nível de serotonina frequentemente é mais crucial do que qualquer outro progresso psicológico.

Então, como você faz para aumentar seu nível de serotonina? O açúcar serve – temporariamente, assim como as comidas ricas em amidos e açúcar, feitas principalmente com farinha de trigo ou processada, entre as quais massas, biscoitos, torradas e pão branco. Claro, os alimentos produzidos com farinha processada *e* açúcar, como bolachas, bolos, rosquinhas e outros doces assados, proporcionam um tipo de golpe duplo. E, assim como os estimulantes nocivos de dopamina que acabamos de ver, o alto consumo de açúcar inevitavelmente leva a um acidente. Depois de o açúcar diminuir, você se sente *pior* do que antes. Você precisa comer cada vez mais açúcar para obter o mesmo efeito – e até para se sentir normal.

A maior parte de nós sabe que doces e amidos provocam certo conforto, e provavelmente chegamos a acreditar que essa seja uma reação emocional. Talvez seja, mas suas raízes são definitivamente físicas. Em um exame cerebral praticado em 2004, os cientistas descobriram que a simples visão ou ideia de sorvete estimulava em pessoas saudáveis os mesmos centros de prazer do cérebro quanto imagens de cachimbos de crack para viciados em drogas. O fato de comer alimentos e pensar neles são experiências ao mesmo tempo profundamente biológicas e profundamente emocionais. Se nós nos *sentimos* viciados em comida, é porque *estamos*.

As dietas não funcionam — atacar a dependência, sim

As pessoas não são estúpidas. A maior parte de nós sabe que, quando nos sentimos deprimidos, estressados e descontrolados, comemos. É por isso que nos sentimos tão péssimos quando não seguimos uma dieta saudável. "*Sei* que não é bom para mim", dizemos a nós mesmos, "mas não consigo me controlar! O que tem de errado comigo? Por que sou tão fraco?".

Bem, agora você sabe que não é fraco, de forma alguma – está simplesmente respondendo à química de seu cérebro. O superconsumo de comidas saturadas em gorduras, açúcares ou amidos ensinou o nosso corpo a parar de produzir sua própria dopamina e serotonina em quantidades suficientes, enquanto a tolerância provocou sua necessidade de quantidades cada vez maiores desses tentadores alimentos, apenas para que você possa se sentir normal. Ao se livrar de alimentos viciantes repentinamente, você, assim como o viciado em cocaína, vai sentir abstinência. E seus sintomas não vão durar apenas alguns dias. Vão permanecer por *duas semanas*.

Mais adiante, vou lhe contar como se proteger dos sintomas de abstinência e manter as substâncias químicas do seu cérebro de maneira que você nunca se sinta desmunido ou desconfortável enquanto está mudando sua dieta. Porém, espero que esteja começando a ver por que outras dietas não funcionam tão bem. Todas as outras dietas são baseadas na força de vontade. "Se eu ainda fosse disciplinado", dizemos a nós mesmos, "Se eu ao menos deixasse de ser tão preguiçoso e guloso". Então, seguimos as dietas de South Beach, de Atkins, de contagem de calorias e de tipo sanguíneo até enlouquecer. Você conhece alguém que já tenha seguido uma dieta sem carboidratos durante anos? Eu, não. As dietas restritivas são irrealistas a longo prazo, e fazem com que ganhemos mais facilmente peso quando voltamos a comer. Os estudos com animais mostraram que se você restringir sua absorção de energia – como no caso das dietas de calorias muito baixas –, as células do seu corpo entram em "modo de inanição", tentando conservar toda a energia que podem. Então, quando você volta a comer normalmente, seu metabolismo fica confuso e se agarra às calorias com todas as suas forças. Seu pobre corpo acha que está sofrendo de inanição e não abre mão de um pingo de gordura.

Muitos de nós passamos pessoalmente por esse efeito. Nosso corpo aprende a conservar o peso ao entrar em modo de armazenamento. De repente, estamos entrando em uma dolorosa espiral descendente:

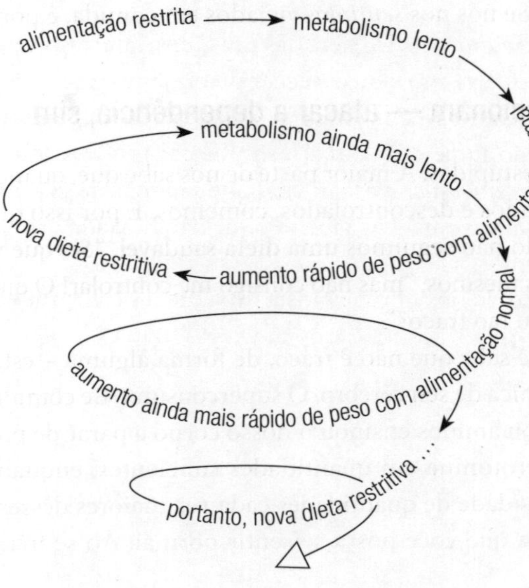

Mesmo depois de ter obtido algum sucesso com determinada dieta – ainda que essa dieta lhe ofereça escolhas saudáveis e uma quantidade suficiente de calorias –, você provavelmente vai recair após alguns meses. Por quê?

Novamente, não é por falta de força de vontade. É porque você nunca põe o foco na alimentação do seu cérebro. Sem o devido apoio físico e emocional, seu cérebro continua com fome da serotonina que você obtém dos carboidratos e do açúcar, e desesperado pela dopamina encontrada em seus lanches gordos.

Se sua vida for estressante e você se sentir cronicamente ansioso e inseguro, seu nível de serotonina provavelmente já deverá estar baixo há algum tempo, tornando você mais vulnerável ao poder dos carboidratos e do açúcar. Da mesma forma, se sua vida for tediosa e restrita, se você se sentir cronicamente deprimido ou letárgico, seu nível de dopamina já deverá ter caído antes mesmo de você começar a se preocupar com seu peso.

Então, qual é a solução? Na verdade, é simples. Você precisa de alimentos saudáveis e que provocam bem-estar, além de atividades satisfatórias para equilibrar sua química cerebral. Uma vez o cérebro alimentado, você não *precisa* de alimentos saturados em açúcar, amidos ou gorduras, porque está obtendo todos os "incentivos" que precisa de outras fontes. Seus desejos estão sendo satisfeitos e suas dependências vão desaparecer. Você será levado naturalmente a consumir alimentos saudáveis e seu peso vai se reajustar automaticamente.

Como a Dieta das Emoções vai ajudar

Como parte de seu tratamento de Dieta das Emoções, farei algo que, de início, pode lhe parecer um tanto estranho: vou começar pedindo que coma *mais*. Minha abordagem da dependência é baseada em uma "desintoxicação gradativa", na qual você começa acrescentando alimentos que vão estimular seus níveis de serotonina e dopamina, antes de cortar *qualquer coisa*. É vital que saiamos de um estado psicológico de plenitude. Precisamos começar sabendo que não há nada que não possamos ter se realmente quisermos.

Veja como o fato de nos obrigarmos a uma dieta de abstinência cria um ciclo de aumento de peso:

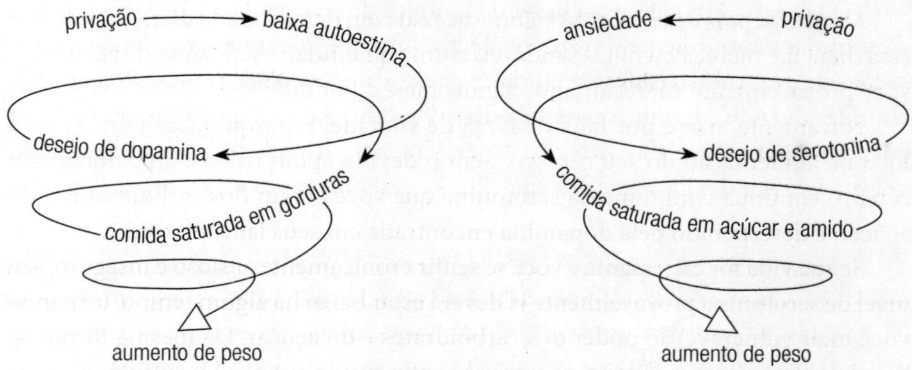

Se eu estiver tratando pacientes que querem parar de fumar, vou lhes dizer que deveriam continuar a fumar por um mês após ter tomado a decisão de parar. Percebo o quanto isso pode parecer estranho, mas vou explicar. Um hábito leva 28 dias para se firmar totalmente. Então, *acrescentamos* 28 dias às vidas deles antes que parem totalmente de fumar. Adicionamos atividades como correr, praticar ioga e trabalhar na melhora das relações. Começamos a explorar as opções de substituição de que dispomos ao parar de fumar, como o medicamento Zyban®, que também é uma maneira de aumentar o nível de dopamina para contrabalancear os efeitos da falta de nicotina. Além disso, recomendamos a substituição da nicotina por chicletes ou adesivos.

Você percebeu o que nós fizemos durante esse mês (28 dias, na verdade)? O dependente em nicotina agora criou novos hábitos, que estimulam as mesmas substâncias neuroquímicas que ele obtinha com o cigarro. Depois de aumentar esses níveis, então – e somente então –, devemos remover a nicotina de seu sistema. Nessa altura, a pessoa mal consegue sentir a perda, porque está obtendo a mesma quantidade de dopamina, porém de outras fontes.

O mesmo princípio se aplica à comida. Mesmo quando se pratica uma cirurgia de perda de peso, se a química cerebral dos pacientes não for tratada, estes vão continuar a sentir-se miseráveis e carentes. Ainda vão desejar os alimentos que os fazem sentir-se bem – na verdade, fazem com que as substâncias químicas do cérebro produzam o que todos nós precisamos para estar bem – e então, como acontece com a maioria das pessoas que passam por uma cirurgia de perda de peso, eles serão incapazes de seguir as recomendadas mudanças comportamentais durante o ano que se seguir à cirurgia. Todos nós precisamos alimentar nosso cérebro com os devidos alimentos e atividades, ou jamais seremos capazes de livrar-nos das dependências.

A Dieta das Emoções vai cuidar da química do seu cérebro. Você vai aprender a estimular naturalmente seus níveis de serotonina e dopamina, recriando as sensações de paz, calma, estímulo e prazer que costumava obter principalmente pela comida. Quando a química cerebral estiver equilibrada, você ainda sentirá interesse em comer por prazer, sim, mas não dependerá mais disso. Os alimentos finalmente voltarão ao seu devido lugar em sua vida – e seu novo peso será a prova disso.

Não consuma a Domino's Pizza®!

A coisa mais frustrante na "cultura da comida" em que vivemos é que estamos facilmente expostos a alimentos saturados de gordura, açúcar e carboidratos, sem que ao menos percebamos. Por exemplo, em 2010, a Domino's Pizza® fez uma importante mudança que resultou em um grande aumento das vendas: modificaram a receita das pizzas colocando 40% de queijo a mais. Uma única fatia da nova versão contém cerca de dois terços da quantidade máxima de gordura saturada recomendada para um dia inteiro – e quantas pessoas conseguem parar depois da primeira fatia?

Não somente a gordura saturada nos faz correr riscos cardíacos, mas, como acabamos de ver, também acelera nossos níveis de dopamina e pode provocar dependência. Isso não explica, pelo menos em parte, por que as vendas da Domino's Pizza® subiram tanto desde que a nova versão mais gorda entrou no cardápio? Ou será que essa pizza é a comida mais popular do mundo?

Como se libertar da comida

Lembro-me da primeira vez que ajudei alguém a se libertar da dependência alimentar. Minha paciente Michelle – viciada em açúcar havia muito tempo – e eu passamos semanas trabalhando para criar novos hábitos saudáveis e eliminar os antigos comportamentos viciantes. Durante um tempo, assim como qualquer outro processo de recuperação, as coisas foram difíceis. Michelle era guerreira – não há dúvida disso –, mas, embora tivesse menos de 30 anos, já tinha passado por vários problemas: uma intensa batalha contra um câncer do estômago, um namorado sutilmente abusivo e uma longa lista de trabalhos sem futuro.

Agora, ela estava finalmente trabalhando em um escritório em que o chefe e os colegas a apreciavam, e ela planejava voltar a estudar. Pela primeira vez em anos, não estava saindo com ninguém, o que ela enxergava como a oportunidade de fazer uma introspecção e descobrir quem era ela mesma. Recentemente, entrara em uma equipe de *softball*, começara a cozinhar com mais frequência e estava prestes a alcançar seu peso ideal.

Um dia, ela chegou em meu consultório, toda sorridente. "Você não vai adivinhar" começou, antes que eu tivesse a chance de perguntar como ela estava. "Eu estava caminhando em direção à minha padaria predileta – e estava tão envolvida, pensando nesse novo projeto do trabalho, na ideia que eu tinha tido sobre o que eles podiam fazer e na maneira como eu ia convencê-los de me encarregar disso que passei diante dela sem parar! Eu nunca tinha feito isso antes! Nem percebi. Eu até disse a mim mesma que podia voltar, se quisesse, para comprar uma rosquinha – eu tinha sido muito solicitada ultimamente e estava na hora de ser recompensada –, mas, sabe o quê? Simplesmente, não tive vontade. Dr. Mike, não consigo acreditar! Nunca pensei que eu poderia não sentir vontade de comer açúcar". Michelle estava descrevendo como se libertara da dependência e, para ela, era uma sensação muito bonita.

Está se perguntando se por acaso isso poderia acontecer com você? Não se preocupe – prometo que sim. Se estiver ansioso para começar, vá até a página 197 e dê início à sua Dieta das Emoções de 28 dias. Mas eu gostaria que você lesse os próximos capítulos porque, quanto mais você entender o que acontece no seu cérebro e no seu corpo, mais preparado estará para fazer as melhores escolhas e motivado para levá-las adiante.

Capítulo 2

Como a dependência alimentar engorda

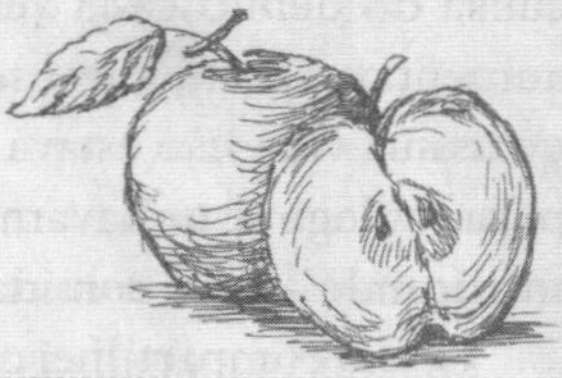

Minha paciente Sondra era uma mulher alta e notável, de cabelo loiro que descia pelos ombros em longas e belas ondas. Malhava regularmente, ia três vezes por semana em uma academia para fazer bicicleta e levantava pesos com um *personal trainer*. Toda manhã preparava cuidadosamente um café da manhã saudável, com claras de ovos e meia laranja, e no almoço comia salada com frango grelhado que trouxera de casa para o trabalho.

Mesmo assim, Sondra estava pelo menos cerca de 20 quilos acima de seu peso, e ganhara 7 quilos nos últimos três meses.

"Durante um tempo, deu tudo certo", disse-me ela tentando sorrir, apesar do que obviamente era uma conversa difícil. "Eu estava seguindo uma nova dieta – não a de Atkins, que foi no ano passado; e eu já tinha feito a dieta de South Beach no ano anterior, e também a dieta das zonas um ano antes disso! Mas essa era nova e estava indo muito bem! Durante um tempo... E então...". Sua voz sumiu.

"O que aconteceu?", perguntei finalmente.

Ela meneou a cabeça. "O que sempre acontece", disse categoricamente. "A nova dieta funciona muito bem, perco bastante peso, e então alguma coisa dá errado – meu namorado, ou minha mãe, ou algo no trabalho ou... nem sei o quê. Mas, de repente, não consigo mais acompanhar a nova dieta, mesmo que eu me esforce, e então, bum! Começo a comer chocolate e bacon e bolos e bolachas – adoro aquelas bolachas pretas e brancas, sabe, com aquela cobertura? – e ganho de volta todo o peso que perdi, e alguns quilos a mais. Então, começo uma nova dieta, perco peso, e me sinto muito bem – até eu estragar tudo de novo."

Sondra estava lutando contra cada um dos aspectos mais comuns da dependência alimentar: o efeito ioiô sobre o peso. Graças a uma verdadeira determinação, ela se esforçou para seguir uma dieta estrita, sofrendo a dor da abstinência de comidas saturadas em açúcar e gordura até que sua dependência parecesse ter sido vencida. Ela começava a seguir uma dieta saudável, perdia algum peso e se sentia incrível.

Então vinha a crise – nada de necessariamente espetacular, mas o desgaste do dia a dia. Às vezes, ela brigava com o namorado. Outras vezes, sua mãe fazia novas exigências ou seu chefe impunha um prazo apertado, ou ela estava estressada por causa do débito cada vez maior do cartão de crédito. A ansiedade de Sondra aumentava, junto a um sentimento de morosidade em relação aos motivos pelos quais sua vida não estava indo como ela havia planejado. Esses sentimentos complicados logo se tornavam insuperáveis, e Sondra, inevitavelmente, acabava se automedicando – com comida.

Como compartilhei com você na introdução, eu também recorri à comida por causa do seu poder apaziguador. Contanto que seja apenas ocasionalmente, acho perfeitamente normal escolher uma comida predileta depois de um difícil dia de trabalho ou se oferecer um prazer altamente calórico. Contudo, como Sondra não obtinha todos os nutrientes dos quais precisava, e como ela nunca mudara suas atitudes e comportamentos viciados, permanecia vulnerável à dependência alimentar. Conseguia escapar quando se sentia bem, porém voltava a ser vítima deles nos momentos difíceis.

O desafio de Sondra era ainda mais difícil porque, claro, a comida está por toda parte. Ao contrário do toxicômano, ela não podia simplesmente evitar os lugares em que já se drogara. Sempre ia encontrar comida com altas taxas de açúcar ou gordura na área de lazer do trabalho, na loja da esquina, nos almoços de domingo com a família ou no apartamento de seu namorado. Todos os lugares para os quais ela poderia ter ido para escapar das más influências do hábito das drogas eram locais que a atraíam e a tentavam para a satisfação de seus hábitos alimentares. Como digo aos meus pacientes, a comida é a droga mais aceita socialmente, tornando difícil tanto a superação da dependência alimentar quanto a preservação da relação com os alimentos em limites aceitáveis

Você está viciado em comida?

Quantos de nós sentem aquele forte apelo da comida e acham que a vida é uma longa batalha para não se render? Esse sentimento de impotência não vem da falta de força de vontade ou de complexos emocionais. Vem da necessidade muito real e física do nosso corpo de restaurar seus níveis de serotonina e dopamina.

Agora que você entende como a comida afeta a química do cérebro, está na hora de darmos uma olhada no seu próprio cérebro. Talvez você não esteja acostumado a pensar em si mesmo como dependente alimentar, mas se estiver lutando contra hábitos alimentares ou com o peso, e especialmente se estiver tentando manter uma dieta, existem chances de que sua química cerebral esteja envolvida.

Leia as perguntas abaixo e responda da forma mais honesta possível. Uma maravilhosa recompensa espera por você: um programa de desintoxicação gradativa, que vai lhe permitir fazer uma transição sem esforço para uma relação mais calma, feliz e saudável com a comida – sem mencionar a maneira indolor de alcançar o peso ideal. O processo começa aqui – então, vamos começar!

Descubra seus hábitos alimentares

- Você consome pelo menos uma comida ou bebida não saudável por dia?
- Você entra em pânico só de pensar que pode não ter acesso a comidas ou bebidas não saudáveis em todo lugar, como nas férias ou no restaurante?
- Já sentiu a necessidade de cortar alguma comida ou bebida não saudável?
- Alguém já lhe sugeriu que mudasse seus hábitos alimentares ou de consumo de bebida?
- Você sente culpa depois de comer ou beber?
- Você pensa em comida ou bebida não saudável ao acordar?
- Você se sente impotente quando sente desejo de algo?
- Já tentou cortar esse item no passado sem sucesso?
- Você recorre à comida ou bebida não saudável quando está se sentido em baixa ou excitado, mesmo quando não está com fome ou sede?
- Você já sentiu que sua autoestima e suas relações poderiam ser melhores se você não tivesse esses desejos?
- Você pensa em comer ou beber a maior parte do tempo?
- Existe uma diferença entre o que você come em público e sozinho?
- Você diz a si mesmo que pode deixar de consumir esse item quando quiser, mesmo que nunca tenha conseguido?
- Você aguarda ansiosamente o momento de poder comer ou beber esse item?
- Você tem inveja de quem tem um comportamento descontraído em relação à comida?
- Às vezes, você entra em um tipo de transe quando está comendo?
- Você costuma comer tarde da noite?

Se você tiver respondido sim a:

- **Uma** dessas perguntas: você mostra sinais de leve dependência alimentar. Embora esteja basicamente controlando suas escolhas e alimentos e seja capaz de apreciar o papel que a comida tem em sua vida, existem momentos em que a comida, e não você, está no comando.

- **Duas** dessas perguntas: você tem dependência alimentar moderada que provavelmente afeta sua vida mais do que você gostaria. Embora seja capaz de apreciar muitos aspectos da vida, a comida é um tema recorrente que lhe causa frequentes aflições.
- **Três** ou mais dessas perguntas: você pode estar sofrendo de dependência alimentar que virtualmente afeta cada aspecto de sua vida. A comida provavelmente está tendo um papel maior em sua vida do que você gostaria que tivesse. Está na hora de lidar com esse conflito, que fez de você um refém.

Independentemente do resultado, não seja duro demais consigo mesmo. Agora que entendeu o papel que a comida tem na sua vida, você está prestes a obter todas as ferramentas que precisa para reescrever esse papel e recolocar a comida no seu devido lugar: como fonte de nutrição e prazer. Assim que conhecer as comidas e atividades certas para estimular seus níveis de serotonina e dopamina, você irá reequilibrar sua química cerebral, livrando-se da dependência, alcançando um peso saudável e tendo uma vida satisfatória.

Se estiver pronto para começar, vá até a página 197. Porém, muitos dos meus pacientes acharam extremamente útil saber mais um pouco sobre a maneira como funciona a dependência, de forma a entenderem realmente o que acontece no corpo e na mente quando eles reabilitam sua dieta. E se quiser se juntar a eles, por favor, continue lendo.

Os perigos da tolerância

Uma das características-chave da dependência é a *tolerância*: ou seja, você precisa sempre de *mais* para obter o mesmo efeito. À medida que construímos uma tolerância às substâncias viciantes, elas não têm mais o poder de nos trazer o mesmo efeito que já trouxeram. Não somente precisamos ter mais para chegar ao mesmo efeito; finalmente, precisamos delas somente para nos sentirmos normais.

Podemos ver isso de forma bastante clara na dependência à cafeína. Primeiro, você bebe uma xícara de café e tem uma reação agradável. Você se sente um pouco mais alerta e acordado por umas 2 horas.

Então, uma única xícara de café mal consegue ter o mesmo efeito, de maneira que você passa a tomar duas. E finalmente você precisa de três, e o efeito não é tão forte. Logo, você está bebendo várias xícaras por dia apenas para ficar acordado. De um estimulante leve e agradável, a cafeína acaba se tornando a única coisa que existe entre você e a exaustão total.

A mesma coisa acontece com as comidas viciantes:

- Primeiro, você sente prazer com elas.
- Depois, você precisa delas. Ainda sente prazer – mas é penoso não tê-las.
- Finalmente, você precisa delas desesperadamente, apenas para se sentir normal. Pode até não gostar mais dessas comidas – mas se sente mal sem elas.

É possível comer alimentos viciantes de forma ocasional e *não* ficar viciado? Claro! Os ratos do estudo do Instituto Scripps que foram alimentados com comidas saturadas em açúcar e gordura durante apenas uma hora por dia nunca ficaram dependentes. Seus cérebros continuaram a funcionar como sempre porque a exposição não foi suficiente para provocar nenhuma mudança (da mesma forma, se você limitar sua ingestão de cafeína a limites saudáveis, provavelmente manterá um estímulo enérgico durável toda vez que beber café ou refrigerante).

Contudo, os ratos que tiveram acesso ilimitado às comidas com altas taxas de gordura desenvolveram uma tolerância. Quanto mais comiam, menos sentiam seus efeitos. É por isso que não podiam parar de comer – e não podiam parar de ganhar peso.

Prescrição da dependência

Por que não conseguimos simplesmente regular a química do nosso cérebro por meio de medicação? Não seria possível tomarmos algo para evitar que estimulantes externos desequilibrem nosso cérebro?

De fato, doses fracas de medicamentos para bloquear a dopamina foram testadas em grupos de pessoas para ver se isso afetava seu consumo de álcool. O tratamento conseguiu reduzir a bebida ao diminuir o prazer que as pessoas encontravam nela, mas, infelizmente, os bloqueadores de dopamina produziam tremores parecidos com os de Parkinson. Isso provavelmente estava relacionado ao fato de que a doença de Parkinson baixa os níveis de dopamina tanto quanto possível.

As pessoas com problemas de abusos de substâncias químicas em geral tomam remédios substitutos. Os viciados em heroína recebem metadona, os fumantes usam Nicorette®, os alcoólatras e outros usuários de drogas recebem remédios para diminuir a ansiedade – todos destinados a fazer com que eles se desapeguem de suas primeiras drogas mais lentamente. Os substitutos amenizam ou evitam sintomas de abstinência, permitindo que as pessoas limpem seu sistema e reequilibrem sua química cerebral sem sofrer.

Então, advinha o que ocorre? Na Dieta das Emoções, estamos seguindo o mesmo princípio efetivo! Vou fazer com que você se desintoxique ***gradativamente*** das viciantes "comidas-cilada", enquanto preenche a dieta e a vida com alimentos e atividades que estimulam naturalmente o abastecimento do cérebro com substâncias químicas saudáveis. Dessa forma, você pode superar sua dependência sem dor, e transitar sem esforço para uma vida nova e saudável.

Alcance seu objetivo por meio da abstinência

Além da tolerância, a outra característica da dependência é a *abstinência* – a dor de abrir mão de uma substância viciante com a qual o corpo aprendeu a contar. Meu treinamento no Betty Ford Center e meu trabalho atual como diretor clínico dos serviços terapêutico e comportamental do Centro Médico Integrado Body Well, em Los Angeles, deram-me um grande conhecimento dos sintomas de abstinência. Sei muito bem quanto pode ser doloroso o processo de recuperação.

Seguem abaixo alguns dos sintomas de abstinência mais comuns. Eles atormentam da mesma forma os viciados em comida, nicotina, álcool e drogas. Você já percebeu algum um desses sintomas ao tentar mudar *sua* dieta?

- Problemas de memória;
- perda de concentração;
- mudança de qualidade do sono;
- ansiedade;
- depressão;
- fadiga;
- aumento da dependência de outros vícios;
- morosidade;
- irritabilidade;
- enxaqueca.

Isso lhe parece familiar? Não há dúvida de que é difícil abrir mão dos prazeres prediletos! Estamos acostumados a pensar na dieta como uma questão emocional ou de força de vontade, e esses certamente são elementos importante em nossa luta. Porém, ao mesmo tempo, você está sofrendo de sintomas físicos profundos e emoções negativas inevitavelmente geradas pelo desequilíbrio de sua química cerebral. Por que você *não iria* medicar por si mesmo esses sintomas com suas comidas favoritas?

Se uma dieta constante à base de açúcar, amido e gordura pudesse manter seu bem-estar, talvez valesse a pena correr o risco do aumento de peso, das doenças cardíacas e do câncer aos quais você está exposto, assim como sofrer qualquer uma das sensações negativas que podem resultar da luta contra o peso. Infelizmente, por causa da tolerância e da abstinência, a dependência alimentar não é uma solução estável para o problema de desequilíbrio da química cerebral. Você vai querer ter sempre mais – e sempre estará correndo o risco de sofrer sintomas de abstinência na hora em que parar. É difícil se satisfazer com os prazeres da comida quando a comida parece ser seu carcereiro.

Como o estresse pode fazer engordar

Quando você se sente estressado, suas glândulas suprarrenais produzem um hormônio chamado cortisol. O cortisol serve para os momentos em que você deve agir, como parte da resposta à questão "luta ou fuga". O cortisol aumenta sua pressão sanguínea, de forma que você fique suficientemente alerta para enfrentar um perigo iminente. Também instrui suas células para armazenar gordura no tronco, já que seu corpo acha que esse perigo iminente quer dizer que você vai precisar ter uma reserva de gordura caso tenha que hibernar em uma caverna durante uma semana com quantidade limitada de comida.

Se combinar o fluxo de cortisol com as comidas ricas em açúcar e amido que você pode desejar quando está estressado, você vai obter uma receita de resistência à insulina, uma condição em que seu corpo para de metabolizar a glicemia. O resultado é que uma quantidade maior de calorias é armazenada como gordura. Você não somente vai ter problemas para perder peso, como provavelmente deverá engordar.

Inicialmente, o cortisol e os outros elementos de seu fluxo de adrenalina aceleram seu metabolismo e suprimem o apetite, de maneira que você fique focado no perigo iminente. Mas então esse fluxo diminui e você fica faminto. É porque seu corpo esperava queimar toda essa quantidade extra de glicemia e gordura ao escapar do ataque de um mamute ou lutar contra um invasor, de modo que ele cria algum tipo de fome para compensar essa suposta atividade.

Porém, se a urgência foi um prazo apertado, a briga com um amigo ou uma criança chorando, seus esforços serão certamente emocionais e não físicos. E, ainda, se você criar um estresse adicional por meio de pensamentos ou atitudes "cilada" (veja pág. 50), seu estresse – e a fome subsequente – vai aumentar. Agora, você está comendo alimentos que seu corpo não está precisando realmente – embora sua reação bioquímica insista em dizer que você está com fome.

O cortisol também enfraquece seu sistema imunitário e esgota os níveis de serotonina e dopamina, provocando um estado de ansiedade e, finalmente, levando-o rumo à depressão. De novo, o cortisol cria condições bioquímicas em que você provavelmente vai recorrer à comida.

Finalmente, as células gordas em volta de sua barriga são particularmente sensíveis ao cortisol e a níveis altos de insulina. Essa região do corpo também serve para armazenar energia. É por isso que o excesso de estresse em geral leva ao aumento do peso na barriga.

Um fascinante estudo conduzido pela Universidade de Yale descobriu que as mulheres com gordura na barriga se sentiam mais sobrecarregadas por tarefas estressantes e produziam mais cortisol do que aquelas cuja gordura estava principalmente localizada no quadril. Então, se quiser uma barriga mais achatada, pense primeiro em reduzir o estresse na vida. Sou o primeiro a concordar que isso não é fácil – se o fato de dizer "reduza o estresse" bastasse, nenhum de nós estaria estressado. Contudo, posso lhe oferecer algo mais útil do que um conselho vazio: as atividades propostas ao longo deste livro para estimular sua química cerebral são exatamente as ferramentas contra o estresse de que você precisa! O fato de aumentar seus níveis de serotonina vai fazer com que você se sinta mais calmo e menos estressado, ao mesmo tempo em que proporcionará mais recursos emocionais para lidar com o estresse inevitável.

Dependência e dieta ioiô

Suponha que, assim como a minha paciente Sondra, consigamos depois de duas semanas de desintoxicação química nos livrar da dieta rica em gordura ou açúcar, independentemente do quanto isso possa ser doloroso ou desagradável. Suponha que, como Sondra, já tenhamos feito isso não uma só vez, mas duas ou três, talvez uma dúzia de vezes enquanto passávamos de dieta em dieta. Toda vez, resistimos um mês, talvez dois, ou até seis, bem além dos sintomas de abstinência, e talvez tenhamos perdido alguns quilos. Porém, mais cedo ou mais tarde, acabamos voltando a consumir comidas ricas em gorduras, amidos ou açúcares, e nossa dieta fracassa.

Mais uma vez, a química cerebral é a culpada. Precisamos manter níveis saudáveis de serotonina e dopamina para nos sentirmos bem, e se não estivermos comendo os alimentos certos nem praticando as atividades apropriadas, nossos níveis vão cair demais. Podemos nos obrigar a antecipar nossa "medicação" por algumas semanas ou alguns meses. Mas, a menos que aprendamos verdadeiramente a substituí-la por algo mais saudável, sempre ficaremos tentados a voltar.

Você é "naturalmente" gordo? A verdade sobre a genética

Você pode ser "naturalmente" gordo? A resposta ao mesmo tempo é "sim" e "não".

Sim, até um terço dos fatores que determinam o peso do corpo podem ser atribuídos à herança familiar. Estudos sobre gêmeos e filhos adotivos revelaram que os parentes biológicos tendem a ter peso corporal semelhante, mesmo que tenham crescido em ambientes totalmente diferentes. Parentes em primeiro grau de pessoas razoavelmente obesas (com 20-30 quilos acima do peso) correm três ou quatro vezes mais risco de se tornarem obesas do que pessoas de um tipo diferente de família. Os parentes em primeiro grau de pessoas muito obesas (com 40-50 quilos ou mais acima do peso) correm cinco vezes mais o risco de desenvolver obesidade. Ao menos parte dessa correlação parece ser mais genética do que devida aos hábitos alimentares da família ou a padrões emocionais.

Mas não, independentemente da aparência dos outros membros de sua família, você ***não precisa*** ser obeso – e também não precisa passar fome para ficar magro. O que você come, a maneira como se exercita e como nutre sua química cerebral com alimentos e atividades, tudo tem um papel importante na determinação de seu metabolismo e de seu peso.

Em 2010, pesquisadores em genética do Reino Unido estudaram mais de 20 mil pessoas com idade entre 39 e 79 anos. Suas conclusões: 30 minutos de exercícios moderados por dia podem reduzir qualquer tendência à obesidade em 40%. Outros estudos chegam a conclusões semelhantes.

Então, aqui está o problema: independentemente de como for sua família, se você seguir a Dieta das Emoções e aprender a alimentar sua química cerebral, estará no caminho certo para alcançar um peso saudável, especialmente se programar 30 minutos de exercícios moderados por dia. E sabe o que mais? Exercícios moderados apropriados também alimentam sua química cerebral, estimulando os níveis de serotonina e dopamina. Então, isso é o que chamo de aposta certa!

Aprenda a conhecer sua fome

Espero que agora você possa perceber que, se estiver com peso não saudável, estará respondendo a sinais do seu cérebro que não têm nada a ver com as necessidades alimentícias do seu corpo.

Uma das melhores maneiras para que o cérebro, o corpo e a emoção se entendam consiste em você entrar em contato com sua fome, que é uma das primeiras coisas que peço a meus pacientes. Vou lhe fazer o mesmo pedido. Agora, que você está iniciando o processo da Dieta das Emoções, vou lhe pedir que faça a si mesmo as seguintes perguntas todas as vezes que sentir fome. Não julgue nem culpe, apenas anote.

Quando sinto fome?

- Depois que algo irritante acontece.
- Depois que algo maravilhoso acontece.
- Porque estou entediado.
- Para fazer uma pausa.
- Quando sinto que preciso de alguma recompensa.
- Baseado em um sinal: depois do programa da TV, quando chego em casa etc.

Como sinto a fome?

- De repente, estou faminto.
- Gradualmente, minha fome começa pequena e se torna progressivamente grande.
- Sinto fome de alimentos ou tipos de alimentos em particular.
- Sinto-me desesperado.
- Sinto uma expectativa calma e agradável.
- Sinto fome o tempo todo.
- Estou sempre aguardando a próxima refeição.
- Estou sempre aguardando a comida.
- Fico aguardando outros aspectos da refeição: a pausa, o momento com a família ou com amigos, a oportunidade de sair do trabalho ou de casa.

Nenhuma dessas respostas está errada ou ruim, embora algumas possam parecer sinais de que seu corpo, cérebro ou mente não estão obtendo algo que precisam. O fato de sentir fome de maneira constante, por exemplo, provavelmente quer dizer que você não está se nutrindo de forma adequada, seja por restringir demais sua dieta, comer excessos de açúcar ou amido (provocando momentos de “satisfação” devidos ao aumento da glicemia e seguidos por intensas sensações de fome), ou então por não alimentar corretamente sua química cerebral. Isso também pode querer dizer que existe uma enorme fome emocional em sua vida que não está sendo suprida – mas, como já vimos, trata-se de uma questão física ao mesmo tempo que de química cerebral.

Ao comermos refeições saudáveis e lanches repletos de alimentos estimulantes, normalmente sentimos fome a cada 2 ou 3 horas. Se nos empanturrarmos nas refeições, talvez não sintamos fisicamente fome por pelo menos 6 horas, já que a fome física costuma vir lenta e gradativamente. No entanto, como vimos, se você passa por estresse e seus níveis de cortisol sobem, é provável que não sinta fome enquanto tiver que lidar com o problema que o está o estressando. Então, quando o estresse acaba – quando a meta é alcançada ou o bebê finalmente para de chorar –, você pode sentir-se faminto. Trata-se também de uma reação física, disparada por uma resposta do seu corpo a um hormônio do estresse, mas isso não quer dizer necessariamente que você precise de comida.

Comer quando se sente entediado, ou para fazer uma pausa em momentos predeterminados, ou para responder a um sinal significa que você está comendo quando não precisa de verdade. Um estudo comparou a maneira de comer de americanos e franceses, mostrando que os franceses são mais movidos por razões internas ao lidar com a fome, escutando seu corpo em vez de sinais sociais. Ao contrário, os americanos comem de acordo com sinais exteriores. Por exemplo, tendem a parar de comer quando acaba o programa de TV ao qual estão assistindo ou quando outros pararam de comer.

Como você pode ver, determinar como, quando e por que está sentindo fome e saber como responder melhor é algo bastante complicado, e não existem regras simples e respostas fáceis. Contudo, o que vai ajudar a romper o domínio de sua dependência alimentar é simplesmente anotar quando, como e por que está sentindo fome. Repare no seu corpo, nas suas emoções, nos horários que você estabeleceu e nos sinais aos quais pode estar respondendo. Não julgue, não culpe nem cobre de você alguma atitude, apenas *anote*.

Voltaremos a essa questão da fome e dos sinais do seu corpo quando avançarmos pelas quatro semanas da Dieta das Emoções. Mais tarde, no programa, quando você tiver acrescentado alimentos e atividades estimulantes de serotonina e dopamina à sua dieta e também à sua vida, poderá notar lugares em que queira fazer mudanças. Poderá até notar que, natural e gradativamente, uma mudança já está acontecendo.

O uso de balão gástrico ou banda (anel) gástrica é a resposta?

As cirurgias de banda (anel) ou balão gástrico funcionam ao alterar fisicamente a capacidade do estômago. Você se torna incapaz de comer mais do que uma minúscula quantidade em todas as refeições – talvez tão pouco quanto um iogurte. Se o único problema do fato de comer sem controle fosse a capacidade de encher o estômago, o balão gástrico ou a banda (anel) gástrica funcionariam bem.

O problema é que, primeiramente, o fato de restringir seu acesso à comida não muda as razões pelas quais você estava comendo em excesso. Se sua química cerebral continuar desequilibrada – se seu cérebro ainda anseia por dopamina e serotonina –, o fato de evitar comer demais de uma só vez não vai alterar essa dinâmica.

Com certeza, essas cirurgias ajudam a salvar vidas. Muitas pessoas com obesidade mórbida se beneficiaram delas. Porém, em minha opinião profissional, a cirurgia em si não é suficiente. Se estiver pensando nesse procedimento, é vital que você siga uma psicoterapia de pelo menos seis meses para ajudá-lo a lidar com sua conexão emocional com a comida.

De fato, a maior parte dos pacientes não obedece a pelo menos uma das mudanças de comportamento recomendadas no ano que precede a cirurgia bariátrica. Muitos não aderem às mudanças recomendadas, seja na dieta, seja nos exercícios. Tratei vários pacientes que tinham passado por uma dessas cirurgias e recuperaram todo o peso que tinham perdido inicialmente. Quando isso acontece, eles correm o risco de complicações e podem esticar o estômago cirurgicamente modificado.

Se pensar em seguir um desses procedimentos, comece a se preparar psicologicamente antes. Participe de reuniões grátis dos Comedores Compulsivos Anônimos, entre em um grupo de vigilância do peso por um ano ou siga uma terapia durante pelo menos seis meses para ver se pode evitar a cirurgia, ou, caso não seja possível, preparar-se emocionalmente. Não caia no pensamento polarizado, em que você vê apenas uma escolha "ou/ou". Minha recomendação é que você mantenha a opção da cirurgia aberta enquanto segue durante um ano os Comedores Compulsivos Anônimos e uma psicoterapia individual – isso deve prepará-lo com êxito.

Não esqueça que, depois da cirurgia, você vai receber menos serotonina e dopamina da comida do que antes. Isso torna ainda mais importante seguir as sugestões de dieta e de estilo de vida deste livro, para garantir que você receba mais substâncias químicas que ajudam o bem-estar por meio de atividades estimulantes, sem ter que depender da comida para manter seu equilíbrio cerebral.

A resposta premiada

Há outro aspecto da dependência que eu gostaria que você soubesse. Vimos que as comidas ricas em açúcar e amido são vinculadas à nossa fome por serotonina e que as comidas saturadas em gordura alimentam nossa necessidade de dopamina. Porém, todas as vezes que sentimos algum prazer – ao sermos elogiados por comer algo saudável em vez de uma sobremesa gorda – também obtemos uma pequena descarga de dopamina, um pequeno estimulante de "Oba! Que coisa boa!".

Esse pouquinho de dopamina serve como recompensa para qualquer coisa que fazemos que parece ser boa. Como você vê nos exemplos que escolhi, a recompensa pode ser por bom comportamento ou não, por escolha saudável ou nociva. Simplesmente trata-se da maneira como nosso corpo reconhece que algo foi bom – quer essa sensação seja "boa para nós" a longo prazo ou não.

Muitos de nós já tivemos que lidar com relações que nem sempre nos faziam bem, mas que, às vezes, *pareciam* boas naquele momento, mesmo que soubéssemos que haveria um preço a pagar mais tarde. Quando você recebe um daqueles improváveis ou duvidosos sorrisos chamativos ou um convite para sair, a sensação pode ser tão boa que você acaba descartando o risco de levar um fora mais tarde. Essa pequena descarga de dopamina frequentemente é tão boa que é difícil imaginar que as coisas possam piorar depois.

Da mesma forma, quando a vontade de comer algo doce ou gordo se manifesta e damos a primeira mordida – ou, às vezes, simplesmente imaginamos dar a primeira mordida –, recebemos a pequena descarga de dopamina, cuja sensação é maravilhosa. Podemos tentar visualizar o que virá depois, quando nos sentirmos inchados, frustrados e irritados com nós mesmos, mas a realidade presente é aquela substância química cerebral, que nos dá uma recompensa forte e imediata.

Essa recompensa de dopamina é um dos motivos pelos quais é tão difícil abandonar dependências, mesmo que você já esteja fisicamente desintoxicado. Como vimos antes, o fato de simplesmente ver ou imaginar alguma guloseima pode provocar fortes respostas por parte de nosso cérebro, com disparos de dopamina provocados pela simples ideia do prazer que nos espera. Mesmo quando a dependência física for rompida – quando não existem mais sintomas de abstinência e nosso corpo voltou ao normal – essa recompensa em dopamina atrai e torna nossa resistência muito frágil.

Qual é a solução? Dar-se outras recompensas, atividades nutritivas e vários estimulantes saudáveis de dopamina na dieta, de forma que as escolhas nocivas não sejam mais sua única e primeira fonte de prazer abastecido em dopamina. Quando seu corpo e seu cérebro sentem mesmo que você está vivendo em um mundo de plenitude, suas respostas viciantes simplesmente se tornam menos interessantes, e talvez sem interesse nenhum. A solução não consiste em lutar contra elas e se culpar por tê-las, mas percebê-las e aprender sobre elas enquanto você acrescenta inúmeras outras escolhas prazerosas à sua vida. É disso que trata a Dieta das Emoções – e é por isso que ela funciona.

Capítulo 3

O segredo da desintoxicação gradativa

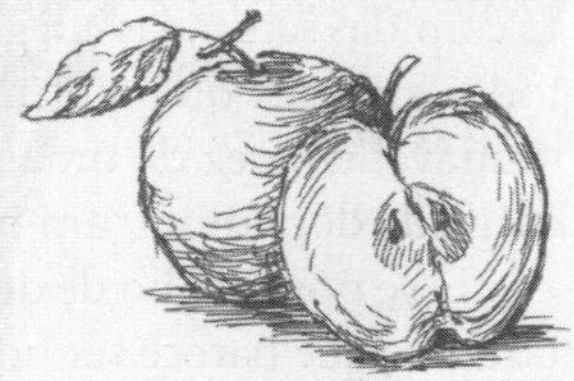

Quando Marisa surgiu no meu escritório, senti que estava me deparando com uma força da natureza. Baixa, cabelo escuro, intensa, ela disparou uma série de frases em tom de voz firme e direto. Dava para dizer que essa sócia-fundadora de uma nova e promissora empresa de serviços financeiros estava acostumada a fazer com que as coisas acontecessem – e rápido.

Marisa acenou atentamente com a cabeça quando lhe expliquei a natureza das dependências alimentares e a relação entre sua química cerebral e sua luta contra o peso. Porém, quando detalhei para ela minha abordagem da desintoxicação gradativa, ela hesitou.

"O que quer dizer com o fato de eu passar duas semanas acrescentando novos alimentos saudáveis à minha dieta antes de cortar as comidas nocivas?!" exclamou. "Não tenho tempo a perder, Dr. Mike. Sou uma pessoa muito disciplinada. Apenas me diga o que fazer, e eu faço."

Eu podia ver que a conduta e determinação de Marisa – enormes trunfos em sua vida profissional – na verdade estavam atravancando seu desenvolvimento pessoal. Ela me dissera que já havia experimentado três maneiras de perder peso, tendo todas se revelado um fracasso. Eu tinha sensação de que, nas três, ela havia entrado em um regime disciplinado demais na abordagem de abstinência da desintoxicação alimentar. Então, quando a crise acontecia, ela não tinha recursos para enfrentá-la. Toda a sua disciplina desmoronava, e ela voltava às comidas que lhe faziam bem, e então, quando sua vida voltava a ficar mais tranquila, ela procurava outra dieta.

Eu não queria ser mais um fracasso em sua lista. Mais importante ainda, eu queria *lhe* dar a chance de criar uma transformação duradoura.

"Marisa", eu disse, tentando achar as palavras que a atingissem, "você me disse que no ano passado parou de fumar. Você parou de repente?"

Ela me olhou surpresa. "Claro que não. Não sou idiota! Tomei Zyban®. Mesmo assim, foi duro – mas consegui. Faço aquilo a que me disponho."

"Isso é maravilhoso", eu lhe disse. "E fico feliz que tenha se dado tanto apoio enquanto estava tentando largar a nicotina. É exatamente o que pretendo fazer com sua dependência alimentar. Precisamos lhe dar muito suporte, construir novos hábitos saudáveis e aliviar a dor da abstinência. É disso que trata a desintoxicação gradativa."

Marisa me olhou fixamente, com ar surpreso, e então tomou uma de suas características decisões rápidas. "Muito bem", disse ela, abrindo os braços em um amplo gesto de entrega. "Vamos começar."

O que é a desintoxicação gradativa?

Como expliquei a Marisa, a desintoxicação gradativa é uma maneira de abandonar lentamente hábitos não saudáveis e substituí-los por outra coisa, permitindo que você contorne o risco da abstinência. Um exemplo óbvio da desintoxicação gradativa é quando o fumante usa gomas de nicotina ou adesivos, ou quando toma Zyban® ou outros medicamentos. Essas abordagens reduzem a agonia da abstinência, seja diminuindo lentamente o consumo de nicotina, seja ajudando a retomar a produção de dopamina e de outras substâncias químicas cerebrais que o vício de fumar cigarros havia solapado.

Da mesma maneira, com a Dieta das Emoções, vou impedir que você sinta os sintomas da abstinência ao fazer com que você continue comendo os alimentos que deseja. Como vimos nos capítulos anteriores, os alimentos viciantes inibem a capacidade de o seu corpo fabricar suas próprias reservas de serotonina e dopamina. Consequentemente, ao parar de comê-los, você sente desconfortáveis sintomas de abstinência, e seu desejo por comidas viciantes aumenta.

Com a desintoxicação gradativa, você não precisa se submeter a um penoso período de abstinência. Isso porque você vai acrescentar novas comidas, atividades e pensamentos aos padrões de sua rotina diária, de maneira que terá restaurado a capacidade do seu corpo de fabricar suas substâncias químicas vitais. Dessa maneira, quando você começar a cortar as comidas viciantes, seu corpo receberá toda a serotonina e dopamina das quais precisa. A desintoxicação gradativa faz com que a transição entre dependência e liberdade pareça fácil e até agradável.

Você sabia que precisa provar pelo menos dez vezes uma nova comida saudável antes de aceitá-la e, então, desejá-la? É por isso que a Dieta das Emoções lhe propõe acrescentar tantas comidas saudáveis à sua dieta durante os 28 dias do programa. Você está dando ao seu corpo tempo para se desintoxicar gradativamente da pizza com *pepperoni* e começar a desejar salmão, para se desintoxicar gradativamente das bolachas e rosquinhas e começar a desejar amoras e mangas. A substituição dos antigos desejos nocivos por novos saudáveis acontecerá gradual e naturalmente, de maneira que você nunca experimente sintomas de abstinência e nunca se sinta deprimido.

A desintoxicação gradativa é baseada no entendimento de que é necessário um mês para que o cérebro humano crie um hábito. Assim, durante os 28 dias da Dieta das Emoções, você vai criar novos hábitos – hábitos que começará a cultivar muito antes de ter que abandonar seus antigos hábitos nocivos! A caminhada de cinco minutos no meio de sua jornada de trabalho ou a pausa para almoçar naquele café de comida saudável vão tornar-se costumeiros momentos de seu cotidiano.

Ciladas e estimulantes

A desintoxicação gradativa se cumpre por meio de duas pedras angulares da Dieta das Emoções: *ciladas* e *estimulantes*.

As ciladas são comidas, atividades e padrões de pensamentos que basicamente baixam os suprimentos de substâncias químicas cerebrais que você precisa para sentir-se saudável, feliz e energizado. Uma comida-cilada – algo rico em amido, açúcar ou gordura – aumenta temporariamente seus níveis de serotonina e dopamina, mas esse aumento logo é seguido por um desmoronamento e, como já vimos, essas comidas solapam a capacidade que seu corpo tem de fazer suas próprias reservas dessas substâncias químicas cerebrais vitais.

A atividade-cilada é qualquer tipo de comportamento que, da mesma forma, reduz sua reserva de substâncias químicas cerebrais vitais. Como vimos no capítulo anterior, situações de grande estresse podem aumentar seu nível de cortisol, o hormônio do estresse, que contribui para reduzir a serotonina e a dopamina. Uma longa e entediante reunião de trabalho, um almoço desagradável com um membro da família muito problemático ou uma relação com alguém que não o trata bem podem ser atividades-cilada, baixando suas reservas de serotonina, dopamina ou ambas. Já que nem sempre você consegue evitar totalmente essas atividades-cilada, deve pelo menos estar ciente de que elas exigem uma ajuda química cerebral para anular seus danos.

Vamos estudar os padrões de pensamentos-cilada mais adiante, neste capítulo. Frequentemente é difícil, para nós, reconhecê-los como ciladas, especialmente se estivermos acostumados com eles. Mas, se você abandonar essas armadilhas mentais, ficará surpreso ao constatar o quanto se sente melhor – e como sua vida se torna melhor.

Os estimulantes são o oposto das ciladas – são alimentos, atividades e padrões de pensamentos que estimulam suas reservas de serotonina e dopamina, dando-lhe a nutrição física e emocional que seu corpo, sua mente e seu espírito desejam.

Se um dia de dieta incluir iogurte natural, arroz integral, salmão e legumes frescos, você passou o dia estimulando sua serotonina e dopamina, ajudando a se sentir calmo, otimista e energizado.

Determinadas atividades também podem estimular sua química cerebral. Toda vez que você faz uma caminhada rápida, passa 5 minutos meditando, conversa com um amigo no telefone ou aprende algo novo e interessante, também altera a química de seu cérebro, estimulando os níveis de serotonina e dopamina, e mudando a maneira como se sente.

Os padrões de pensamento podem estimular suas reservas de serotonina e dopamina, deixando-o otimista, confiante e feliz. Mais adiante, neste capítulo, vou ajudá-lo a identificar alguns padrões de pensamentos estimulantes que poderá utilizar para substituir seus padrões-cilada.

O segredo da Dieta das Emoções pode se resumir em duas frases:

1. Primeiro, acrescente comidas e atividades estimulantes à sua vida.
2. Depois, reduza gradativamente as comidas e os pensamentos-cilada.

É isso. É tão simples assim. Preencha sua vida com comidas, atividades e padrões de pensamento que estimulem sua química cerebral e você verá como é incrivelmente fácil abandonar as comidas-cilada e os padrões de pensamentos-cilada que o levaram à dependência alimentar e ao aumento de peso. Com sua vida repleta de estimulantes você terá mais facilidade para eliminar essas ciladas – e seu corpo, sem maior esforço, se ajustará a um peso saudável.

Por que a Dieta das Emoções funciona onde outras dietas fracassam

Se você for como a maior parte das pessoas, as comidas-cilada fazem parte de seu cotidiano, mantendo-o dependente, querendo sempre mais. Tenho certeza de que, na hora em que escolheu este livro, já tinha tentado não só uma, mas várias vezes limitar suas calorias e porções – porém, sem resultado. Se for como a maioria das pessoas, você já seguiu dietas uma após outra, e todas fracassaram, a longo prazo.

Por que as dietas não funcionam? Porque, como vimos nos capítulos 1 e 2, elas não o libertam de suas comidas-cilada. Você vai perceber que não mantemos uma estrita quantidade diária de calorias e carboidratos. Por quê? Porque se trata de uma abordagem de fora para dentro, que impõe um limite externo sobre você. Para piorar, ela não lida com a abstinência que você provavelmente vai sentir se tentar cortar as comidas-cilada abruptamente, sem lidar com sua química cerebral.

Para piorar ainda mais as coisas, a abordagem de fora para dentro é fadada ao fracasso a longo prazo, porque, sem lidar com sua química cerebral, você vai sentir saudade das comidas-cilada e de seu efeito temporário, porém potente, sobre seus níveis de serotonina e dopamina. Você pode ser capaz de resistir quando as coisas estão indo bem, mas quando o estresse ou desafios maiores inevitavelmente voltam a aparecer em sua vida, você estará prestes a procurar as velhas armadilhas confiáveis que só aumentam sua dependência. Qual é o resultado? Você se sente desesperado, decide que é um fracassado e repreende a si mesmo pela falta de força de vontade. Esse pensamento-cilada o mantém preso na espiral descendente do aumento de peso e da dependência alimentar.

Por oposição, a Dieta das Emoções funciona de dentro para fora. Quero que você abandone essas comidas-cilada *somente quando sentir-se pronto para tanto*. É por isso que não sugiro cortar nenhuma coisa durante os 14 primeiros dias do programa. Vou mais além – não *quero* que corte nada. Apenas que acrescente alimentos e atividades estimulantes. O abandono de suas antigas maneiras de comer, pensar e sentir praticamente vai acontecer por si só.

O fato de acrescentar comida à sua dieta vai atacar a raiz da dependência alimentar com estimulantes, que vão ajudá-lo a equilibrar sua química cerebral. Os estimulantes também vão ajudá-lo a melhorar sua vida. Ao mesmo tempo você terá o corpo que quer *e* a vida que quer, porque seu cérebro saudável e nutrido terá todo o suporte que precisa.

Quando tiver completado a Dieta das Emoções, você perceberá que seus desejos viciantes terão se acalmado. De repente, seguir qualquer restrição dietética ou calórica será possível, porque você trabalhou de dentro para fora. Agora que está alimentando sua química cerebral, você vai perceber que, em geral, quer comer menos. Seu corpo voltou a se calibrar pelos níveis normais. Nada ficará para sempre fora dos limites, porque, como o estudo do Instituto Scripps mostrou, a exposição ocasional a comidas-cilada não causa dependência. Sem mencionar que o fato de que dizer "Nunca mais vou comer isso" às vezes pode aumentar seu desejo!

Dieta das Emoções: 28 dias de desintoxicação gradativa

Como isso funciona na prática? Vamos dar uma olhada. Veja o resumo básico dos 28 dias da Dieta das Emoções:

SEMANA 1

- **Não corte nada de sua dieta normal.** Acrescentamos antes de tirarmos.
- **Assegure-se de que pelo menos *uma* de suas refeições ou lanches diários seja composto de alimentos estimulantes da serotonina ou dopamina.**

Na Parte 2, vamos determinar se você é deficiente em serotonina ou em dopamina, ou em ambas. Se precisar reabastecer ambos os tipos de substâncias químicas cerebrais, proceda alternativamente, acrescentando estimulantes de serotonina nas refeições ou lanches de um dia e estimulantes de dopamina no dia seguinte.

- **Acrescente *uma* atividade estimulante por dia.** Com base no que você descobrirá na Parte 2, vou lhe dar uma lista de atividades que vão reabastecer as substâncias neuroquímicas das quais você mais precisa. Se precisar reabastecer a serotonina e a dopamina, proceda alternativamente, acrescentando estimulante de serotonina em um dia, e estimulante de dopamina no dia seguinte.

SEMANA 2

- **Não corte nada de sua dieta normal.**
- **Assegure-se que pelo menos *duas* de suas refeições ou lanches diários sejam feitos de alimentos estimulantes de serotonina ou dopamina.** Se precisar se reabastecer de ambos os tipos de substância química cerebral, acrescente uma refeição ou um lanche estimulante de serotonina e uma refeição ou um lanche estimulante de dopamina a cada dia.
- **Acrescente *duas* atividades estimulantes de serotonina ou dopamina a cada dia.** Como para seus alimentos estimulantes, se estiver deficiente em serotonina e dopamina, acrescente uma atividade estimulante para cada substância neuroquímica por dia.

SEMANA 3

- **Limite suas comidas-cilada a não mais que *três* porções por dia. As demais refeições e lanches devem ser feitos com comidas estimulantes.** Dê preferência a estimulantes adequados à sua química cerebral, mas agora que sua química cerebral está começando a equilibrar-se, qualquer comida estimulante será proveitosa. A porção de comida-cilada não deve ultrapassar 300 calorias, de maneira que você tenha no máximo 900 calorias de comida-cilada por dia.
- **Acrescente *três* atividades estimulantes de serotonina ou dopamina por dia.** Se você precisar repor ambos os tipos de substâncias químicas cerebrais, proceda alternativamente, acrescentando dois estimulantes de serotonina e um de dopamina, e um estimulante de serotonina e dois de dopamina.

SEMANA 4

- **Limite sua comida-cilada a não mais que *duas* porções por dia. Tudo o mais que for comer deve ser estimulante.** Dê preferência a estimulantes adequados à sua química cerebral, mas agora que ela está começando a se equilibrar, qualquer comida estimulante será proveitosa. Lembre-se, uma porção de comida-cilada tem cerca de 300 calorias, então procure um máximo de 600 calorias de comida-cilada por dia.
- **Acrescente *quatro* atividades estimulantes de serotonina ou dopamina por dia.** Se você precisar repor ambas as substâncias químicas cerebrais, acrescente dois estimulantes de cada tipo por dia.

MANUTENÇÃO

- **Limite sua comida-cilada a não mais que *duas* porções por dia. As demais refeições e lanches serão compostos de comidas estimulantes.** Dê preferência a estimulantes adequados à sua química cerebral, mas agora que esta está equilibrada, qualquer comida estimulante será proveitosa. Lembre-se: uma porção de comida-cilada tem cerca de 300 calorias, então procure um máximo de 600 calorias de comida-cilada por dia.
- **Mantenha *quatro* atividades estimulantes por dia.** Dê preferência às atividades adequadas à sua química cerebral (baixa serotonina ou baixa dopamina), mas agora que sua química cerebral está se tornando equilibrada, qualquer atividade estimulante será proveitosa. Quem tiver serotonina baixa pode querer acrescentar atividades estimulantes em dopamina, especialmente ao sentir que precisa de uma ajuda energética. Quem tiver dopamina baixa pode querer acrescentar algumas atividades estimulantes em serotonina, especialmente quando precisar de paz e calma. Quem tiver ambas as deficiências pode continuar a acrescentar listas de atividades estimulantes em serotonina e dopamina.

Está procurando um atalho?

Eu gostaria que você lesse todas as palavras deste livro porque, quanto mais você entender a dependência alimentar e a química cerebral, mais preparado e proativo estará para implementar a Dieta das Emoções, fazendo com que ela funcione para você.

Porém, se estiver impaciente para começar e quiser saber apenas o que precisa fazer, veja como avançar rapidamente por este livro:

Vá até os questionários das páginas 66 e 92. Eles irão ajudar você a saber se é deficiente em serotonina ou dopamina, ou em ambas.

1. Com base no que aprender sobre sua química corporal, vá até a lista de alimentos e atividades estimulantes das páginas 174 e 187. Escolha quantos puder e prepare-se para acrescentá-los à sua dieta e ao seu estilo de vida diário.
2. Vá até a lista de comidas-cilada das páginas 182 e 195. Identifique quais fazem parte de seu regime atual.
3. Dê uma olhada no esquema da página 47. Selecione o número correto de alimentos e atividades estimulantes a acrescentar e de comidas-cilada a subtrair durante os 28 dias.

Essas são as regras básicas. Acrescente comidas e atividades estimulantes, aumentando-as gradativamente durante os 28 dias e, depois de duas semanas de programa, comece a cortar as ciladas até chegar a apenas duas ou ainda menos por dia (uma porção-cilada tem cerca de 300 calorias; então você pode chegar a um máximo de 600 calorias com essas ciladas). Se quiser ter um suporte adicional para evitar pensamentos do tipo cilada e acrescentar padrões estimulantes de pensamentos, continue lendo esse capítulo.

Padrões de pensamentos-cilada: os 7 P's a evitar

Como terapeuta cognitivo-comportamental, sou especializado na identificação de padrões de pensamentos. Você poderia resumir toda a minha profissão em uma simples frase: pensar em alguns tipos de padrões nos deixa feliz, pensar em outros tipos de padrões nos deixa pior. Na qualidade de terapeuta, ajudo meus pacientes a identificar os padrões de pensamento que os perturbam, incentivando-os a remodelar seus pensamentos segundo uma abordagem mais útil.

A terapia cognitivo-comportamental de fato é parte integral da Dieta das Emoções, porque os pensamentos-cilada ferem sua química cerebral e provavelmente são o resultado de baixos níveis de serotonina e dopamina – outro exemplo de espiral descendente.

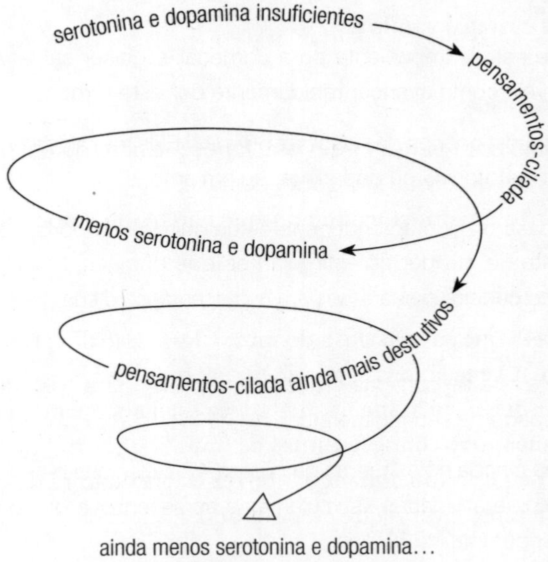

Como os pensamentos-cilada desgastam suas reservas de serotonina e dopamina? Alimentando a ansiedade, as dúvidas, o desânimo e o desespero, levando a comportamentos que causam sentimentos ainda mais desagradáveis. Os pensamentos-cilada podem fazer com que você se sinta perdido, inútil e inseguro, e contribuem para que se sinta emperrado, preso e entediado. Como já vimos, são estes os sentimentos que acompanham as reservas insuficientes de serotonina e dopamina, que é precisamente a condição da química cerebral que o faz correr atrás de hambúrgueres com queijo ou doces para melhorar o humor. De fato, mesmo que sua dieta esteja repleta de ótimas comidas estimulantes, os pensamentos-cilada podem anular seus bons hábitos, levando-o a tomar doses de açúcar ou gordura.

Felizmente, existe um jeito de remodelar os pensamentos-cilada; então, deixe-me mostrar-lhe como fazer. Para tanto, na próxima parte, vou ajudá-lo a identificar as características estimulantes que podem aumentar seus níveis de serotonina e dopamina – e encher sua vida de alegria.

Cilada #1: Personalização

A personalização ocorre quando você presume que algo está acontecendo por sua causa. Obviamente, às vezes você *é* responsável por um problema ou uma situação, e então você precisa entender e aceitar isso. Mas a cilada da personalização está armada quando você não tem explicação ou outra explicação – então você escolhe aquela que o faz carregar a culpa.

Pensamentos-cilada:

"Não me chamaram para a entrevista. É porque não sou tão inteligente assim."
"Ele não me ligou porque sou gorda demais."
"Essa dieta não está funcionando porque não tenho autocontrole."

Pensamentos remodelados:

"Tenho certeza que eu teria gostado muito desse trabalho. Então vou continuar procurando. A vaga já devia ter sido preenchida."
"Não sei por que ele não me ligou – talvez esteja ocupado demais, ou interessado em alguém que conheceu antes de mim."
"Essa dieta não está funcionando – talvez esteja na hora de eu fazer as coisas de forma diferente e ver o que preciso mudar."

Veja como você pode perceber se está personalizando algo: cada explicação sobre algo que deu errado começa e acaba com o fato de você não ser suficientemente bom.

Esse tipo de pensamento pode prejudicá-lo porque, em quase todas as circunstâncias, você normalmente é apenas *uma* parte da equação, e seus fracassos e falhas apenas são *uma* parte de você. A personalização atravanca todos os aspectos da vida e das relações com outras pessoas ou circunstâncias, de um modo geral. Ao se culpar e levar as coisas para o lado pessoal, você se sente desesperado, inútil e infeliz.

Agora, por favor, não se culpe por levar as coisas para o lado pessoal! Apenas tente remodelar seus pensamentos para imaginar outras explicações. Se quiser realmente evitar esses padrões de pensamentos-cilada, tente durante uma semana, ou até um dia, deixar de pensar que o fato de você "não ser bom o suficiente" é o motivo de *tudo*. Você pode ficar surpreso diante das explicações alternativas às quais vai chegar!

Cilada #2: Pervasividade

A pervasividade ocorre quando um problema em um aspecto de sua vida, de qualquer natureza que seja, invade todos os outros. Se uma parte de sua vida não está indo bem, você fecha todas as demais áreas. Claro, isso piora *tudo*, porque você deixou que uma fraqueza anulasse todas as suas forças.

Pensamentos-cilada:

"Engordei esta semana – amanhã vou ligar no trabalho para dizer que estou doente."
"Ele não me ligou – não vou fazer nenhum esforço com ele, nem com meus amigos, aliás."
"Estou preocupado com dinheiro – vou comer sorvete."

Pensamentos remodelados:

"Engordei esta semana – mas se eu for trabalhar amanhã, vou almoçar com a Maria e ela, e ela sempre me alegra, e sei que, quando eu estiver lá, com certeza vou esquecer boa parte de minha frustração."
"Ele não me ligou – e é nessa hora que as amizades são realmente importantes. Mesmo que eu não esteja muito a fim, vou ligar para alguns amigos e ver se podemos marcar algo juntos."
"Estou preocupado com dinheiro – mas a última coisa que quero é me preocupar com dinheiro *e* a minha saúde. Vou fazer uma caminhada de 10 minutos e então pensar nas mudanças financeiras que posso fazer."

Quando tudo está dando errado em um aspecto de nossa vida, é fácil deixar com que isso afete a nossa vida como um *todo*. O antídoto à pervasividade é a *perspectiva*. Na grande organização das coisas, suas tristezas, frustrações ou fracassos, mesmo que dolorosos ou irritantes, são apenas uma parte de sua vida. Não deixe que estraguem o resto.

Algumas pessoas acreditam que o antídoto contra a pervasividade seja a *gratidão*. Elas seguem a máxima: "Eu estava aborrecida com o fato de não ter sapatos, até que encontrei o homem sem pés". O objetivo de lembrar as coisas pelas quais você deve ser grato *não* consiste em solapar seus sentimentos ou ridicularizar seus problemas. Serve para ajudá-lo a se lembrar de que sempre há algo mais do que o momento presente, e algo maior que um simples revés ou um período de reveses. O fato de remodelar essa pervasividade em uma visão mais ampla da vida pode ajudá-lo a estimular sua química cerebral e reestabelecer o equilíbrio.

Cilada #3: Paralisia da análise

Esta cilada faz com que você fique preso em seus pensamentos, tentando analisar o que tem de errado com você, todas as vezes que afloram sentimentos de tristeza, cólera ou desagrado. Obviamente, às vezes é conveniente tentar entender um problema ou resolver uma situação difícil. Mas, se já tiver pensado bastante no problema sem ter encontrado nenhuma solução, ou se não houver nenhuma que possa ser aplicada de imediato, às vezes simplesmente é melhor se distrair do que ficar ruminando.

Pensamentos-cilada:

"O que está acontecendo comigo e faz com que eu não consiga perder peso?"
"Pergunto-me por que minha colega de trabalho está irritada comigo. Não sei por que ela demorou tanto para responder ao meu e-mail hoje – o que isso quer dizer?"
"Sinto-me deprimido e vou ficar pensando nos motivos até eu me sentir melhor."

Pensamentos remodelados:

"Fiz o possível hoje para pensar nos meus problemas de perda de peso – agora vou tomar banho, ler um bom livro e esquecer tudo isso!"
"São 20h e estou perdendo meu precioso tempo pensando nos meus problemas no trabalho! Vou aproveitar essa linda noite e levar meu cachorro para passar antes de dormir."
"Eu me sinto deprimido e vou cuidar do jardim. Isso sempre levanta meu astral."

Se você sentir que tem tendência a ficar preso nos seus pensamentos, aqui está uma sugestão: dê-se um limite de tempo para pensar em algo e coloque um despertador. Quando o despertador tocar, pergunte-se honestamente: "Estou fazendo algum progresso para resolver esse problema?"

Se a resposta for "não", diga para si mesmo – em voz alta se necessário – "posso voltar a cuidar disso mais tarde". Então, faça outra coisa que vai distraí-lo de seus pensamentos. Se tiver dificuldade, faça uma lista de bons "distraidores" e, quando tiver paralisia da análise, olhe para a lista. Quem sabe? Talvez a solução de seu problema apareça quando você estiver cuidando de outra coisa – isso acontece com frequência! Ou talvez seu problema *não* tenha solução, mas, mesmo assim, você pode se sentir melhor.

Cilada #4: Pessimismo

Neste contexto, pessimismo quer dizer o fato de acreditar no roteiro catastrófico do pior dos casos. Se houver provas de que algo não funciona ou que um perigo está iminente, então, por precaução, tome as medidas necessárias. Mas quando o pessimismo é sua resposta-padrão a qualquer revés, está na hora de remodelar seus pensamentos. Não confunda o possível com o provável.

Pensamentos-cilada:

"Engordei esta semana – não vou conseguir fazer essa dieta funcionar e vou ter um ataque cardíaco."
"As relações não funcionam comigo, então acho que essa nova também não vai dar certo. Vou ficar sozinha para sempre, e o que vou fazer quando tiver 60 anos?"
"Fui a uma entrevista de trabalho, mas tenho certeza de que não vou conseguir esse cargo. E se eu não tiver como pagar meu empréstimo imobiliário no ano que vem?"

Pensamentos remodelados:

"Engordei esta semana – mas ainda não experimentei a Dieta das Emoções. Embora seja possível que eu sofra um ataque cardíaco, não estou sentindo nenhum sintoma grave por enquanto. Consultei meu médico e ele disse que a melhor coisa que posso fazer para minha saúde é perder peso."
"Sou uma pessoa diferente da última vez que tive uma relação, então vamos ver o que vai acontecer agora."
"Não sei se vou conseguir esse trabalho, mas não vou parar de tentar até que eu encontre *algo* do que goste. Embora seja possível que eu não ache trabalho durante um ano e perca minha casa, contudo é bem improvável. Não vou ficar um ano sem trabalhar."

Os pessimistas sempre imaginam os piores roteiros, nos quais qualquer revés pode facilmente ser visto como o começo de catástrofe. Esse tipo de pensamento leva a depressão, ansiedade e desespero. Os otimistas têm uma abordagem diferente: eles imaginam as boas possibilidades de que algo *possa* acontecer, independentemente do que fizerem. O fato de imaginar possibilidades felizes com frequência dá aos otimistas a energia para explorá-las, o que quer dizer que os otimistas em geral acabam criando saídas na vida, simplesmente porque se comprometeram a procurar um jeito de fazer o melhor ou ver o potencial de uma situação difícil. Toda vez que é possível, eles pensam: "Talvez isso dê certo" ou "Tenho certeza de que algo de bom vai resultar disso" – e frequentemente, graças às suas atitudes positivas, eles enxergam possibilidades que os pessimistas podem perder.

Não estou sugerindo que você fique cego a perigos e tragédias reais. Quero incentivá-lo a desenvolver um estilo de raciocínio otimista e que encontre uma maneira de sair dos pensamentos pessimistas, em vez de mergulhar neles. O fato de criar uma atitude do tipo "posso fazer isso" ou "posso lidar com isso" certamente vai ajudá-lo nos momentos difíceis.

Cilada #5: Polarização

A polarização consiste em ver coisas em termos de "ou/ou": branco ou preto, sim ou não, possível ou impossível. Em vez de ver uma série de possibilidades, a polarização é uma cilada na qual você só consegue imaginar: "Isso funciona" ou "Isso não funciona". Em outros termos, quando algo está funcionando perfeitamente, você tende a acreditar que não está funcionando de forma alguma – e que provavelmente nunca funcionará.

Pensamentos-cilada:

"Não perdi peso esta semana – minha dieta é um fracasso. Na verdade, eu deveria começar outra dieta amanhã."

"Se ele não entende meu ponto, então essa relação não vai dar certo."

"Com certeza, nunca vou conseguir o respeito que mereço no meu trabalho atual – eu deveria sair de lá."

Pensamentos remodelados:

"Não perdi peso esta semana – mas fiz duas atividades estimulantes e sinto que fiz escolhas saudáveis. Acho que estou indo passo a passo e fazendo progressos, mesmo que o caminho seja longo."

"Eu e ele com certeza vemos as coisas de formas diferentes quando chega a esse ponto. Mas, em geral, concordamos sobre muitas coisas. Talvez isso acabe se tornando aquela situação em que cada um mantém sua posição."

"Acho que eu poderia obter mais respeito no meu trabalho – talvez eu encontre maneiras de acrescentar responsabilidades ou agende uma conversa com meu chefe na próxima semana para falar disso."

O fato de abrir mão da polarização não quer dizer que você deva parar de considerar os fatores negativos. Na verdade, você os coloca dentro de seu devido contexto. Ao tentarmos fazer várias mudanças, frequentemente andamos dois passos adiante e um para trás, ou, às vezes, um passo adiante e dois para trás. O fato de ver uma situação de maneira polarizada quer dizer que ficamos empolgados demais com o progresso – e então decepcionados demais quando recuamos. Se pudermos remodelar nossos pensamentos para acomodar todas as diferentes possibilidades, podemos operar de forma mais calma.

Cilada #6: Psíquica

Este é o estado de espírito em que acreditamos saber o que outra pessoa está pensando, acreditamos que *ele* ou *ela* deveria saber o que estamos pensando e do que precisamos, e também acreditamos saber o futuro. Em outras palavras, temos certeza de uma série de coisas que, na verdade, não podemos realmente saber.

Pensamentos-cilada:

"Se ele se importasse comigo, veria que estou lutando e me ajudaria comendo alimentos saudáveis comigo."

"Ela não vai entender por que não posso levar sobremesa para a festa."

"Sei que, se eu for lá, todo mundo vai achar que sou muito gorda."

Pensamentos remodelados:

"Vou contar o quanto é difícil para mim, e aposto que, se eu pedir para ele me ajudar a experimentar alguns alimentos estimulantes, ele vai aceitar."

"Ela pode entender ou não, mas vou tentar explicar e pedir sua ajuda – ela pode me surpreender!"

"Eu me sinto complexada, mas não faço ideia do que as outras pessoas pensam a meu respeito, nem mesmo se elas pensam algo."

Abrir mão de nossos pensamentos-cilada psíquicos pode ser muito difícil porque, frequentemente, é como se estivéssemos abrindo mão do nosso desejo de saber a verdade e de nos proteger. Às vezes, nossos instintos estão certos e precisamos ouvi-los; às vezes, alguém nos machucou ou decepcionou de forma repetida, e temos que nos proteger para evitar dar-lhe de novo tanta confiança.

Contudo, às vezes vivemos dentro de nossos próprios medos, desejos ou projeções, e o que "sabemos" não é a verdade, e sim simplesmente uma história que imaginamos. O fato de você ser rigoroso consigo mesmo sobre o que sabe e não sabe – ou, pelo menos, de ficar aberto à possibilidade de que talvez você não saiba – é um bom antídoto contra essa cilada "psíquica". Comprometer-se a dizer às pessoas o que gostaria que elas fizessem em uma linguagem positiva e especifíca – em vez de lhes dizer o que elas *não* fazem usando termos vagos – é outra ótima ferramenta para se reequilibrar.

CILADA #7: PERMANÊNCIA

O outro nome desta cilada é "usar o passado ou o presente para julgar o futuro." Pessoalmente, luto muito contra isso. Quando tento algo, várias vezes sem resultado, tenho dificuldade em acreditar que irá funcionar um dia, mesmo que a lógica e a racionalidade me digam que estou desistindo cedo demais. Também tenho tendência a pensar: "Sempre fui desse jeito – não posso mudar", embora eu tenha o privilégio de observar diariamente as transformações das pessoas no meu trabalho. A permanência também faz com que sintamos que nosso mal-estar atual será para *sempre* – o que acaba sendo uma profecia autossatisfatória, já que estamos menos dispostos a agir para criar uma mudança.

Pensamentos-cilada:

"Nunca fui capaz de perder peso, estou fadado a ser gordo para sempre."
"Sinto-me triste e sozinha. Estou sempre me sentindo assim."
"Nunca tive um cargo gerencial – acho que não sou esse tipo de pessoa."

Pensamentos remodelados:

"Embora eu nunca tenha perdido peso antes, encontrei uma nova maneira de comer que pode funcionar."
"Mesmo que eu esteja triste e sozinha agora, estou agindo para mudar esse quadro. Lembro-me de ter me sentido assim há uns dez anos, e embora na época as coisas tenham sido tão ruins quanto agora, consegui sair desse marasmo."
"Não sei se quero um cargo gerencial – mas seria divertido verificar se, combinando minha força pessoal com novas aprendizagens, eu não acabaria por me tornar um ótimo gerente."

É muito tentador julgar o futuro pelo passado, especialmente porque isso nos transforma em peritos. *Sabemos* o que aconteceu no passado, então agora podemos *saber* o que vai acontecer no futuro. Podemos nos proteger das decepções e talvez até evitar a labuta da transformação e do crescimento.

Insisto para que você resista ao engodo da "permanência". Em vez disso, aceite que o futuro é desconhecido e que você tem a oportunidade e responsabilidade de criar a vida que quer.

Características estimulantes: os 7 P's do controle

Assim como os pensamentos-cilada desgastam sua química cerebral, as qualidades estimulantes a *melhoram*. De fato, quanto mais você preencher a vida com características estimulantes, menores serão seus pensamentos-cilada. Na verdade, todas as atividades estimulantes miram uma ou várias dessas características, de maneira que, no final dos 28 dias, você olhe para trás e perceba que suas atividades estimulantes de serotonina e dopamina criaram uma vida rica com essas sete características estimulantes. Aliás, é mais fácil manter qualidades estimulantes quando você tem uma quantidade suficiente de serotonina e dopamina – veja o ótimo exemplo da espiral crescente!

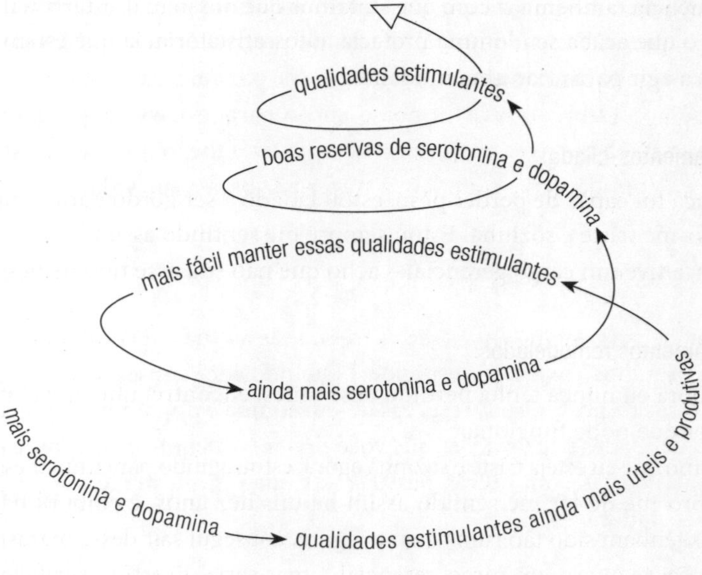

Veja abaixo as sete características estimulantes:

CARACTERÍSTICA ESTIMULANTE #1: PROPÓSITO

Preencher nossa vida com propósitos é a melhor maneira de cultivar uma felicidade duradoura e rica. Por que estamos aqui? Qual é o propósito de sua vida nesse planeta? Do que mais você se lembra quando olha para sua vida? Aposto que vai relembrar suas relações, as vezes em que você fez a diferença – mesmo em pequena escala – e o trabalho que realizou, pago ou não, em que teve a possibilidade de se expressar. Essas coisas têm grande impacto no seu bem-estar e em sua felicidade a longo prazo. Também são os comportamentos que lhe proporcionam duráveis altas de serotonina e dopamina. Se você mudar a pergunta "O que quero da vida?" para "O que a vida quer de mim?", pode ficar surpreso ao ver o quanto ela de repente parece rica e repleta de possibilidades.

Característica estimulante #2: Paz

O que preenche sua vida com sentimento de paz e calma? Quais crenças espirituais dão sentido à sua vida? Enquanto pensa nas respostas a essas perguntas, considere as práticas que ao mesmo tempo são espirituais *e* boas para sua serotonina: meditação, ioga, prece, escutar música. O fato de preenchermos nossa vida com paz também tem efeito direto sobre o peso. A falta de paz aumenta o cortisol, hormônio do estresse no cérebro, que avisa nosso corpo para armazenar gordura no lugar mais perigoso – a barriga. Então, descubra a atividade, o animal de estimação, a relação – e a comida – que o ajudam a trazer paz para a sua vida.

Característica estimulante #3: Preferência

Se alguém lhe perguntar: "Quais são as três coisas na sua vida que você prefere, das quais tem orgulho?", o que vai responder? Quando você consegue se sentir bem em relação a essas respostas, suas reservas de serotonina e dopamina aumentam. Desfrute das qualidades e realizações que você prefere – alegre-se por elas, e não hesite em compartilhá-las com outras pessoas –, e sua química cerebral e sua cintura serão beneficiadas.

Característica estimulante #4: Poder

O que lhe dá um sentimento de poder em sua vida? As pessoas que não sentem poder são propensas ao desespero, à cólera, à baixa autoestima e à tristeza. Todos nós precisamos sentir-nos poderosos, experimentar um sentimento de competência e de domínio em uma ou várias áreas, durante a vida. Você pode aumentar seu sentimento de poder ao saber que é um bom pai ou tem ótimo desempenho no *sudoku*. Você pode saber que é bom motorista, e quando usar esse dom para dar carona a alguém, será como se recebesse uma dose dupla de bem-estar. Seus níveis de serotonina e de dopamina vão aumentar e você se sentirá suficientemente forte para fazer mudanças em sua dieta e saúde. Mas, se você pensar que não é bom em *nada*, então tudo fica mais difícil. Pergunte-se: "Quais são as minhas forças e como posso usá-las da melhor forma possível?". Seu poder se encontra na sua resposta.

Característica estimulante #5: Paixão

Quais são as coisas neste mundo que lhe interessam mesmo? Em geral, você sabe disso por sua percepção do tempo: quando está envolvido em uma atividade apaixonante, o tempo parece voar. Nem mesmo duas pessoas são iguais, de forma que é importante que você preencha sua vida com coisas que *o* prendam. Quando seguimos essa abordagem, nossa vida parece ficar mais cheia. Na verdade, *queremos* ler sobre um assunto e passar tempo cuidando dele. Você pode encontrar paixão em vários lugares ou situações – trabalho, relações, passatempos ou atividades voluntárias. O que acontece quando existe mais paixão em nossa vida? Acertou: grandes doses de dopamina no cérebro, já que o fato de nos dedicarmos a uma atividade pela qual sentimos paixão é gratificante.

Característica estimulante #6: Produtividade

Uma das melhores coisas que podemos fazer quando estamos tristes é procurar uma distração para nos sentirmos produtivos. Limpar as gavetas. Ir trabalhar. Lavar a roupa. Mesmo que não esteja a fim... *especialmente* quando você não está a fim. Esse tipo de redirecionamento ajuda a diminuir o número de ciladas em nossa vida, particularmente a paralisia da análise, a pervasividade e o pessimismo. E isso também constrói nossa química cerebral, ajudando-nos a tomar decisões e inculcando um sentido de propósito. Nossa serotonina aumenta porque, de fato, existem coisas mais positivas em que podemos nos focar.

Característica estimulante #7: Prazer

Prazer, dopamina e serotonina combinam com sorvete e calda de chocolate – ou com morangos e iogurte. Então, quando estiver triste, faça uma massagem! Veja seu programa de TV predileto. Ria. Todos são ótimos estimulantes de serotonina e dopamina, e são, quem sabe, o que você precisa para sentir-se bem. Porém, lembre-se: uma vida realmente feliz e saudável requer que esses estimulantes estejam equilibrados – então não se entregue a uma vida feita somente de prazeres!

Sintonize sua química cerebral

Agora que você entendeu os princípios básicos da Dieta das Emoções, está na hora de sermos mais específicos. Vamos para a Parte 2, em que você descobrirá qual das substâncias químicas do seu cérebro precisa ser estimulada, e o que fazer isso.

PARTE II

Seu cérebro e a comida

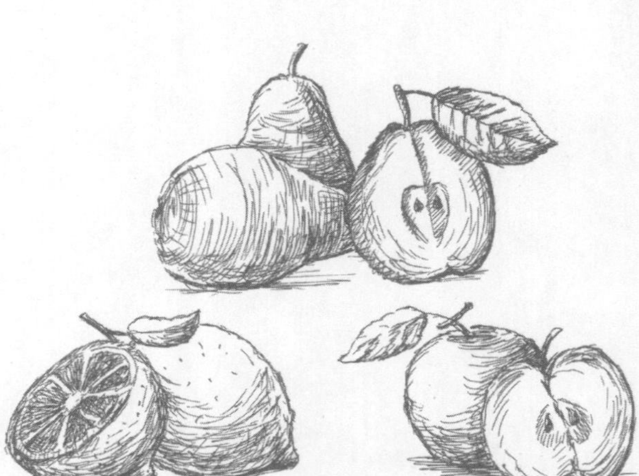

Capítulo 4

Sentindo-se ansioso: fome de serotonina

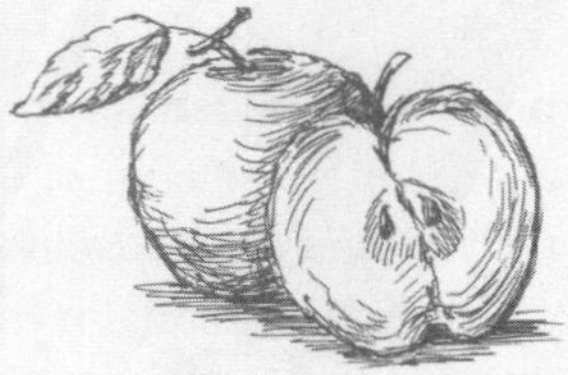

Como vimos na Parte I, a serotonina é uma substância cerebral crucial para qualquer função mental e física. Essa substância apaziguadora acalma, reconforta e incentiva. Altos níveis de serotonina fazem com que nos sintamos otimistas e esperançosos quanto ao alcance de nossas metas e a superação dos desafios. Baixos níveis de serotonina nos deixam ansiosos, amedrontados e pessimistas em relação às nossas metas e obrigações.

A importância da serotonina no nosso cérebro é mais bem ilustrada pelo caso de pessoas com nível seriamente baixo. Descobriu-se que pessoas com histórico de comportamento agressivo como piromania, assaltos e assassinatos podem apresentar níveis de serotonina drasticamente baixos. A violência dirigida contra si mesmo, como a automutilação e o suicídio, também foi associada a baixos níveis de serotonina. No nível mais extremo, a baixa serotonina foi vinculada a comportamentos obsessivo-compulsivos, dores crônicas, problemas digestivos crônicos, alguns tipos de problemas sexuais, alcoolismo, distúrbios do sono, síndrome de fadiga crônica, enxaquecas, cefaleias crônicas e distúrbios alimentares.

Então, quando você está se sentindo ansioso, irritado ou desesperado – especialmente se estiver com fome –, não se trata de um sinal de fraqueza emocional ou falta de caráter. Você está sentindo a necessidade desesperada do seu corpo de serotonina. A solução não consiste em se repreender, se refrear ou questionar. A solução está em se alimentar! O corpo, a mente e o espírito, todos vão se beneficiar com os alimentos e as atividades estimulantes que você vai acrescentar quando seguir a Dieta das Emoções de 28 dias. E você ficará surpreso de, talvez pela primeira vez na vida, não estar mais com fome, sentindo-se pleno, feliz e em paz.

Você tem fome de serotonina?

Em minhas observações pessoais e clínicas, a maioria das pessoas nos Estados Unidos tem falta de serotonina, motivo pelo qual alimentos doces e com amido fazem tanto sucesso. Falando com minha experiência de garoto que cresceu medicando suas próprias ansiedades com macarrão instantâneo e refrigerante cheio de açúcar, eu entendo! Nossa cultura é frenética e nossa obsessão em acompanhar informações principalmente assustadoras e preocupantes o dia todo serve apenas para alimentar a incerteza que a maior parte de nós sente. As pessoas em geral vivem mais sozinhas do que nas décadas anteriores e podem ter que lidar com um sentimento aguçado de solidão. Os pais que trabalham podem sentir uma preocupação constante – especialmente se for o único parente diretamente envolvido na vida da criança. Mas a solução existe.

O primeiro passo para resolver o problema consiste em identificá-lo. Se pudermos descobrir o que está faltando em nossa vida, então também poderemos entender o que precisamos acrescentar a ela para sentirmos a serenidade e a paz que tanto almejamos. Uma vez tratadas essas questões implicitamente emocionais com alimentos e atividades estimulantes, você pode ficar aliviado ao descobrir que sua luta contra a comida não parece mais ser algo constante. Então, vamos dar início ao primeiro passo e descobrir o que está acontecendo com sua química cerebral. Faça o teste para descobrir se você também está com fome de serotonina.

Tenha uma ideia exata

Sejam quais forem seus resultados, por favor não pare por aqui. Você também pode estar com fome de dopamina. Tenha você um resultado alto ou baixo no teste sobre a serotonina, vá ao capítulo 5 para garantir que sua informação esteja completa. Você precisa ter ambos os resultados para escolher a Dieta das Emoções que melhor *lhe* convém.

VOCÊ ESTÁ COM FOME DE SEROTONINA? – TESTE

Siga esta pontuação:
0 – nunca
1 – raramente
2 – às vezes
3 – com frequência
4 – sempre

1. Sinto falta de um ou vários dos seguintes itens: calma, serenidade, paz, ou tranquilidade.
2. Quando me sinto deprimido, minha ideia do reconforto inclui um ou vários dos seguintes itens: procuro carinho, um terapeuta, meditação, ioga, caminhada leve, filme romântico, música calma, ou conversar com alguém para me animar.
3. Anseio por chá, vinho, cigarros ou charutos.
4. Quando estou mal-humorado sinto ânsia de açúcar, carboidratos, alimentos com textura suave, como sorvetes, ou temperatura calmante, como sopas ou comidas caseiras.
5. Não gosto que as coisas fiquem fora do lugar.
6. Não gosto que as pessoas se atrasem.
7. Pergunto-me se serei capaz de alcançar as minhas metas.
8. Pergunto-me por que outras pessoas parecem mais equilibradas do que eu.
9. Sinto-me sozinho.
10. Prefiro um trabalho sem muita pressão ou em que eu possa trabalhar sozinho, sem competição nem exigências.
11. Gosto de cuidar dos outros cozinhando.
12. Vou comer junto com os outros, para ser educado.
13. Assusto-me e tenho medo facilmente.
14. Fico preso em pensamentos angustiantes.
15. Fico apreensivo.
16. Sinto tensão no corpo, especialmente no pescoço, nas costas, nos ombros, perto das têmporas ou nos maxilares.
17. Tenho enxaquecas.
18. Ao ter sintomas físicos, fico preocupado com uma possível doença fatal.
19. Tenho dificuldade para dormir.
20. Não gosto de ficar parado. Ando, faço algo com as mãos, ou ponho algo na boca. Masco chicletes, balas, mordo palitos, cigarros, mexo no cabelo ou faço qualquer outra coisa para ficar ocupado.
21. Fico nervoso.
22. Tenho uma impressão geral de que as coisas não vão dar certo.
23. Como para me acalmar.
24. Sinto-me esgotado.
25. Não gosto de mudanças.
26. Acho que tento evitar conflitos e agradar às pessoas.
27. Quando as coisas estão indo mal, tenho dificuldades para enxergar boas saídas.

28. Faço uso de remédios sedativos (por exemplo analgésicos, tranquilizantes, ou remédios contra a ansiedade) além da prescrição normal, ou faço uso de drogas sedativas ilegais (por exemplo: maconha, ecstasy ou heroína).
29. Tenho histórico de ansiedade, bipolaridade, ataques de pânico, distúrbios obsessivo-compulsivos, anorexia, agorafobia ou outras fobias específicas (se não, pontue 0 neste item; se sim, pontue 4).
30. Respondi positivamente à medicação contra a ansiedade, remédios para dormir ou aos seguintes antidepressivos ou seus equivalentes genéricos: Buspar®, Celexa®, Cipralex®, Cymbalta®, Effexor®, Lexapro®, Lustrol®, Luvox®, Paxil®, Pristiq®, Prozac®, Remeron®, Sarafem®, Seroxat®, Serzone®, Zoloft®. (se não, pontue 0 neste item; se sim, pontue 4).

PONTUAÇÃO

Some sua pontuação nos itens 28, 29 e 30.

Total (somente dos itens 28, 29 e 30): ________

Agora, multiplique esse número por 3.

X3 = ________________ **(A)**

Some sua pontuação nos itens de 1 a 27.

Total: ________________ **(B)**

Se for mulher, coloque 5 na linha C.

Se for homem, coloque 0 na linha C.

________________ (C)

A + B + C = ____________ (D)

Sua pontuação: __________

O fato de responder a este teste o deixou ansioso?

Nesse caso, não se preocupe. É uma reação perfeitamente normal – especialmente se estiver ávido por serotonina – e, de fato, isso não quer dizer que haja algo errado, apenas que sua reação padrão ao estresse consiste em sentir ansiedade.

A boa notícia é que, independentemente de seu resultado, há algo que você pode fazer quanto a isso – algo que não será difícil e pode até ser divertido. Lembre-se, a *desintoxicação gradativa* quer dizer que você vai continuar a comer tudo que lhe agrada, enquanto acrescenta estimulantes da serotonina à sua dieta e à sua vida. Ao adicionar essas novas comidas e atividades, você continua agindo para acalmar suas ansiedades e sentir-se ótimo. Então, respire fundo, solte lentamente o ar e continue lendo para descobrir seu resultado.

VOCÊ TEM FOME DE SEROTONINA? SEU RESULTADO

0 – 20: Satisfeito e em paz

Parabéns! Seus níveis de serotonina estão saudáveis, e você descobriu como mantê-los assim. A química equilibrada de seu cérebro está retribuindo por meio de um sentimento de bem-estar, autoconfiança e paz. Leia o restante deste capítulo para entender como identificar seu mantra e outros elementos-chave da Dieta das Emoções. Então, vá ao capítulo 5 para verificar se é ansioso por dopamina.

21 – 40: Faminto de serotonina (ansiedade moderada, frequente)

Se chegou a esta pontuação, sua ansiedade está sob controle, mas ocupa mais espaço em sua vida do que precisa. Você deve estar ciente de que sua ansiedade frustra seu prazer, ou pode estar tão acostumado a se sentir assim que nem pensa em querer sentir-se menos ansioso (demorei muito para conseguir identificar que eu *estava* ansioso – eu pensava que era apenas realista em relação a este mundo assustador e ao meu esforço para tentar não decepcionar minha família ou não ser uma má pessoa). Novamente, a boa notícia é que você pode dar início aos primeiros passos para sentir-se melhor seguindo a desintoxicação gradativa dos alimentos e os padrões de pensamentos que estão contribuindo para sua ansiedade. Leia o restante deste capítulo para saber como.

Acima de 40: Ávido por serotonina (ansiedade de moderada a intensa, quase sempre)

Se tiver pontuado acima de 40, seu nível de serotonina está muito baixo e você está compreensivelmente desesperado para alimentá-lo. É provável que experimente desejos frequentes e intensos de açúcar e amido, e que também esteja lutando com flutuações de humor vinculadas aos horários e à maneira de comer. Você pode estar frustrado, desanimado ou desesperado por sentir-se tão descontrolado, no humor ou no apetite. Por favor, não se culpe mais. Você está simplesmente fazendo o melhor para alimentar sua química cerebral, mas até agora não teve as ferramentas que vão ajudá-lo de forma efetiva. Agora você tem essas ferramentas: a Dieta das Emoções e a desintoxicação gradativa vão ajudá-lo a reequilibrar sua química cerebral sem que você sinta abstinência. Parabéns por ter encontrado este livro, e leia até o final deste capítulo para obter sugestões concretas e específicas rumo a sua jornada saudável.

Nota: se você tiver pontuado qualquer coisa diferente de 0 no resultado A, recomendo que trabalhe com um psiquiatra ou psicoterapeuta para implementar a Dieta das Emoções. Seu tratamento talvez precise ser acompanhado de medicação e/ou apoio de um profissional.

Se você tiver pontuado 40 ou mais, por favor consulte imediatamente um psiquiatra ou psicoterapeuta para ser monitorado e/ou tratado de depressão, ansiedade, dependência, distúrbios alimentares ou transtorno do déficit de atenção com hiperatividade (TDAH) antes de começar este programa.

Você tem distúrbio obsessivo-compulsivo?

Uma das mais extremas manifestações da fome de serotonina é o transtorno obsessivo-compulsivo (TOC). Entre os sintomas do TOC estão contagens repetitivas, verificações obsessivas e rituais de limpeza, regras alimentares extremamente rígidas, além de outros problemas de compulsão. Se você se reconhecer nesse retrato, consulte um psiquiatra antes de começar a Dieta das Emoções. Você pode precisar de medicamento estimulante de serotonina como o Luvox® ou o Prozac®; em geral, são de grande ajuda para quem sofre de TOC.

A serotonina e seu corpo

Você acaba de descobrir que tem insuficiência de serotonina e talvez queira começar a se informar sobre uma série de problemas com os quais terá que lidar. A baixa serotonina causa doenças emocionais como a ansiedade, a depressão e a falta de autoconfiança. Pode causar também distúrbios físicos, como perturbações do sono, da digestão e dores. A serotonina é crucial não apenas para nosso cérebro, mas para todo o nosso corpo.

Por exemplo, junto com a melatonina, a serotonina é essencial à nossa capacidade de adormecer, continuar adormecidos e dormir profundamente. Com frequência, desejamos doces e carboidratos tarde da noite, o que pode ser o jeito que nosso corpo encontra de procurar ajuda natural para o sono que é essa substância química cerebral essencial. O problema é que os doces e carboidratos que nos ajudam a adormecer funcionam da mesma forma que o álcool ingerido antes de ir para cama. Ambos podem causar sonolência, porém, a longo prazo, eles na verdade o impedem de dormir profundamente, condição para que você se sinta descansado e alerta no dia seguinte. Eles podem ajudá-lo a *adormecer*, mas o uso desses alimentos como ajuda ao sono também vai levá-lo a acordar no meio da noite quando o "efeito" se dissipar. Suprimentos estáveis e saudáveis de serotonina são essenciais para um bom sono.

A serotonina também é ativa em nosso sistema cardiovascular e regula a expansão e contração dos vasos sanguíneos, enquanto também regula as funções das plaquetas, que ajudam o sangue a coagular e fechar os ferimentos. A baixa serotonina pode estar implicada na doença de Raynaud e na hipertensão.

A digestão conta com a serotonina, boa parte da qual é produzida no intestino. A serotonina ajuda nossos músculos abdominais a se contraírem de maneira a empurrar a comida através do trato gastrintestinal. A baixa serotonina pode estar associada a uma série de problemas digestivos, entre os quais a síndrome de intestino irritável.

Finalmente, a serotonina é conhecida por aliviar a dor. É por isso que, quando nosso nível fica baixo, sentimos facilmente dor e abatimento depois de qualquer tipo de desafio físico. É por isso também que os antidepressivos estimulantes de serotonina às vezes são receitados para dores crônicas, mesmo que o paciente não mostre sinais de depressão.

Não quero que você se preocupe com essas doenças potenciais, mas que entenda: se suas reservas de serotonina estiverem baixas, será muito difícil que você funcione de maneira saudável e relaxada. O fato de comer comidas doces ou com amido é uma resposta compreensível a essa sensação de desconforto. Infelizmente, se alimentar seu cérebro faminto de serotonina com açúcar refinado e farinha de trigo, você acabará piorando o problema. Primeiro, devido ao fator da tolerância presente na dependência, você precisará cada vez mais de comidas doces apenas para sentir o mesmo conforto.

Segundo, devido à abstinência, você se sentirá péssimo todas as vezes que tentar abrir mão do açúcar. Você procurou as comidas viciantes antes de tudo porque achava que elas iam fazê-lo se sentir melhor – conseguem mesmo, temporariamente. Porém, também conspiram para que você se sinta pior, especialmente quando levam ao aumento do peso.

Qual é a solução? Primeiro, acrescente estimulantes saudáveis de serotonina à sua dieta e à sua vida. Então, gradativamente, quando tiver toda a serotonina da qual precisa, você poderá reduzir o número de alimentos-cilada que usava como bengala para a serotonina. Ao mesmo tempo, como veremos ainda neste capítulo, você pode começar a substituir os pensamentos-cilada por estimulantes – maneiras positivas de pensar que também ajudarão a aumentar seus níveis de serotonina.

A doçura do açúcar vai além do gosto

Os efeitos estimulantes do açúcar são tão viciantes que mesmo ratos que tiveram sua capacidade de sentir o sabor do açúcar removida optaram por água doce em vez da natural sempre que puderam. Claramente, não se tratava de gosto ou de "psicologia", os ratos estavam simplesmente respondendo aos efeitos químicos do açúcar.

Sono, serotonina, resistência à insulina: como o açúcar pode deixá-lo cansado e faminto

Como vimos, as comidas ricas em açúcar e amido agem com você como amantes sedutores e pouco confiáveis. Em um minuto, prometem satisfazer todos os seus desejos. No minuto seguinte, você está mais faminto do que nunca.

A razão desse apetite em forma de montanha-russa é a resistência à insulina. A insulina é o hormônio fabricado pelo pâncreas que transfere a glucose – glicemia – das correntes sanguíneas às células. Chamamos isso de *açúcar* no sangue, o que é um termo enganador. O açúcar no sangue sobe e desce de acordo com o que comemos: proteínas, legumes e verduras, assim como comidas ricas em açúcar e amido.

Contudo, as comidas com açúcar e amido fazem com que seus níveis de insulina aumentem vertiginosamente porque o açúcar e a farinha refinada metabolizam rapidamente, descarregando grande quantidade de açúcar em seu sangue de uma só vez. Dessa forma, a insulina inunda seu sistema porque está tentando diminuir esses altos níveis de glicemia transferindo o açúcar diretamente para as células.

Se sua insulina aumenta muito e com frequência, suas células vão começar a se adaptar, reduzindo sua resposta à insulina, deixando então a glucose flutuar sem rumo em sua corrente sanguínea em vez de transferir sua energia para as células. Sua glicemia fica alta demais e as células não estão obtendo-a em quantidade suficiente. Inicialmente, seu pâncreas vai responder fabricando ainda mais insulina para saturar seus receptores, mas, com o tempo, o pâncreas vai começar a reduzir a quantidade de insulina liberada.

Essa é a receita para o diabetes e a exaustão. E, de forma mais paradoxal, ela também leva a uma sensação permanente de apetite, já que as células famintas por açúcar enviam mensagens de fome ao cérebro, desavisadas de que todo o açúcar que precisam já está na corrente sanguínea.

Significativamente, os níveis de serotonina aumentam quando você come, ajudando seu cérebro a registrar quando você se sente satisfeito. Então, se seu cérebro tiver um nível baixo de serotonina, ele não vai entender que você está "cheio", e é provável que você continue comendo, mesmo que seu corpo já tenha sido abastecido. É por isso que frequentemente desejamos sobremesa, mesmo que nos sintamos "estufados" e que intelectualmente entendamos que a fome acabou. E, claro, todos nós já experimentamos essa sensação letárgica quando ingerimos carboidratos e doces demais, comumente conhecida como "coma alimentar".

A longo prazo, o peso que você ganhou com a penúria de serotonina pode levar a vários tipos de problemas: um exemplo é a apneia do sono que, por sua vez, pode provocar insônia de noite e sonolência durante o dia. Mais uma vez, você entrou na espiral descendente que consiste em usar a comida para disfarçar um sentimento geral de baixa energia, mesmo que a comida escolhida esgote sua energia mais adiante.

A solução? Substituir gradativamente as *ciladas* de serotonina – doces e amidos viciantes – por serotonina *estimulante*: comidas e atividades que vão ajudar a manter sua serotonina em um nível bom e estável. Se você não reverter essa espiral descendente, estará se predispondo a sérios problemas de saúde. É muito difícil simplesmente alimentar "um pouco" a dependência por serotonina, mantendo-se "um pouco" acima do peso. Considerando-se a natureza da tolerância, você vai desejar quantidades cada vez maiores de doces e amidos, e seu peso – assim com os riscos à saúde – vão continuar a aumentar.

A boa notícia é que, se você puder reverter essa situação, irá criar o efeito oposto. Cada mudança saudável lhe dará energia para fazer mais mudanças, tornando-o cada vez mais saudável.

Substâncias químicas cerebrais do bem-estar

Nosso cérebro está repleto de substâncias químicas que nos fazem seguir em frente na vida, energicamente, porém com calma. Até certo ponto, as comidas ricas em açúcar e amido incentivam o cérebro a produzir mais das sustâncias vitais, da mesma forma que motivam a produção de serotonina. Felizmente, os estimulantes saudáveis de serotonina que vou recomendar ao longo deste livro também vão aumentar os níveis dos seguintes suportes do cérebro:

A *oxitocina* promove a formação de agradáveis sensações de vínculo. É liberada durante o afago, explicando porque você em geral se sente próximo de seu parceiro depois do sexo. Também é liberada na amamentação, estreitando os vínculos entre mãe e filho. Finalmente, é liberada quando afagamos um animal de estimação.

As *endorfinas* são aliviadores naturais da dor que também deixam nosso espírito mais leve. Vigorosos exercícios de aeróbica liberam as endorfinas, assim como as comidas doces, o que novamente explica por que são tão desejadas. Fazem realmente com que você se sinta melhor. Felizmente, as endorfinas também são liberadas pelos estimulantes saudáveis de serotonina que recomendamos na Dieta das Emoções.

Cigarros e serotonina

Fumar vicia porque estimula a dopamina. Mas, em 2004, cientistas descobriram que fumar também leva o cérebro a reduzir a produção de serotonina. Então, embora o fato de fumar pareça aliviar a ansiedade, na verdade a nicotina o deixa **mais** ansioso. De fato, o motivo pelo qual muitas pessoas comem demais depois de largar o cigarro pode ser porque elas tentam repor a serotonina que o cigarro esgotou.

Enquanto você está fumando, a dopamina extra do cigarro disfarça a falta de serotonina. Mas, depois de parar de fumar, as reservas de dopamina e serotonina são curtas – o que leva muitos fumantes a comer comidas-cilada ricas em açúcar, amido ou gordura para compensar.

Por que você se sente miserável ao seguir uma dieta – especialmente se for mulher

Nos últimos tempos, as pessoas rapidamente adotaram dietas sem carboidratos, e agora, quando querem perder peso, elas geralmente começam por cortar os carboidratos. Porém, fazer isso pode afetar gravemente a química cerebral – especialmente se você for mulher.

Pesquisadores do Instituto de Tecnologia de Massachusetts (MIT) descobriram que os carboidratos levam o cérebro a liberar serotonina. Sem uma quantidade suficiente de carboidratos para executar essa função essencial, os seguidores de dietas restritivas acabam desprovidos de serotonina e podem sentir-se ansiosos, irritáveis e depressivos. Em um estudo, os animais desprovidos de triptofano – um aminoácido-chave usado na fabricação da serotonina – ficaram muito mais agressivos. Agora podemos ver que, quando os seguidores de uma dieta têm reações semelhantes, não se trata de falta de caráter, mas de uma resposta biológica.

As mulheres e aqueles que sofrem de estresse contínuo podem correr os maiores riscos. Por quê? Elas podem ter níveis mais baixos de serotonina no cérebro e processar isso de forma diferente dos homens, de maneira que não podem correr o risco de perder, mesmo que de forma ínfima, o resultado de uma mudança de dieta. As mulheres depressivas mostraram respostas mais favoráveis que os homens a antidepressivos que tratam a serotonina, sugerindo assim que um baixo nível desta última de fato é um problema significativo para as mulheres, tornando as dietas comuns muito problemáticas para a maioria delas.

Sabemos que as mulheres correm cerca de duas vezes mais risco de serem diagnosticadas com depressão que os homens, da mesma forma que são mais sujeitas a enxaquecas. A baixa serotonina é, em grande parte, responsável por essa diferença. Se as mulheres têm falta de serotonina por motivos inerentes à biologia ou porque enfrentam estressores sociais e condicionamentos negativos dos quais os homens são poupados, o resultado é o mesmo: a maior parte das mulheres sofre de falta de serotonina, e isso pode se tornar um problema sério caso um novo estresse ou uma dieta restritiva venha a esgotar suas reservas.

Os pesquisadores de outro estudo descobriram claras provas das dificuldades específicas das mulheres com dietas. Depois de três semanas de dieta com baixas calorias, homens e mulheres haviam perdido uma quantidade semelhante de peso. Entretanto, as mulheres estavam mais ansiosas e infelizes, e muito mais vulneráveis a mudanças de humor que seus parceiros homens. Diante da possibilidade de que a produção e o armazenamento de serotonina sejam mais baixos nas mulheres do que nos homens, as dietas restritivas as castigam mais. Se as dietas oferecessem às mulheres fontes alternativas de serotonina, as mulheres poderiam perder peso *e* sentirem-se melhores.

Você se preocupa com o que os outros pensam?

Se é esse o seu caso, você não está sozinho. Aqueles de nós que se sentem ansiosos – e têm fome de serotonina – frequentemente se preocupam com as reações de outros. Quando estamos bem, isso nos deixa sensíveis, afetuosos, agradáveis e querendo seguir os planos e desejos de outras pessoas. Mas tenha cuidado, porque os cientistas descobriram que ser agradável *demais* pode ter um preço muito alto – literalmente. Um estudo japonês de 2007 descobriu que as personalidades agradáveis têm mais tendência a ganhar peso, talvez porque sejam mais propensas a sucumbir à pressão dos outros em relação a onde, quando e quanto comer.

Encontre seu mantra: uma eficiente ferramenta para a autotransformação

Como já vimos, baixo nível de serotonina produz ansiedade. Mas também existe reciprocidade: a ansiedade e outras formas de estresse esgotam sua serotonina.

pensamentos ansiosos → níveis de serotonina mais baixos → mais pensamentos ansiosos → níveis de serotonina ainda mais baixos → mais pensamentos ansiosos...

Será que o problema começa com pensamentos ansiosos ou baixas sustâncias químicas cerebrais? Nenhum médico vai poder dizer como isso exatamente começou para você – e não há problema nisso. Uma vez engajado na espiral descendente, você não vai sair dela se não fizer algo deliberado para interromper isso. Ou você precisa mudar os pensamentos ou estimular seu nível de serotonina – ou ambos.

Os alimentos estimulantes podem aumentar seus níveis de serotonina; então, se quiser começar acrescentando alguns à sua dieta desde já, vá até a página 174. Como verá na Parte IV, seu plano de Dieta das Emoções de 28 dias vai acrescentar estimulantes de serotonina à sua dieta de maneira mais sistemática.

Porém, também existem muitas coisas que você pode fazer para substituir pensamentos-cilada que provocam ansiedade, pessimismo e baixa autoconfiança por pensamentos estimulantes que trazem paz, otimismo e confiança. Já vimos no capítulo 3 que existem sete padrões de pensamentos-cilada e sete características estimulantes que podem afetar radicalmente sua química cerebral. Existe uma forma ainda mais pessoal de aplicar essas ideias a si mesmo, que é trabalhando com uma das mais eficientes ferramentas de transformação dos pensamentos: seu *mantra*.

Seu mantra é a declaração curta mas eficaz sobre sua profunda crença em si mesmo e no mundo. Mantras estimulantes melhoram a química do cérebro, criando uma abordagem positiva, alegre e confiante da vida. Os mantras-cilada, que são negativos, fazem com que recorramos mais facilmente a comidas viciantes, álcool ou drogas, mantendo-nos consequentemente ansiosos, pessimistas e desanimados. Quanto mais você evitar os pensamentos-cilada que aprendeu no capítulo 3, e quanto mais características estimulantes acrescentar à sua vida, mais fácil será trocar um mantra-cilada por outro estimulante. Da mesma forma, quanto mais você trabalhar na transformação do seu mantra, mais fácil será evitar pensamentos-cilada e trazer caraterísticas estimulantes para sua vida.

Como você viu na Introdução, meu mantra quando criança era "nunca vou ser um filho suficiente bom para manter minha família a salvo, mas não posso deixar de tentar" – um mantra-cilada que nasceu quando vi o colapso da minha família na aparição da doença do meu irmão. Esse mantra me levou a me automedicar com comidas ricas em açúcar e amido que, como eu esperava, iam silenciar meus sentimentos de fraqueza. Também obrigou-me a procurar constantemente como as outras pessoas estavam se sentindo, o que pensavam de mim e o que eu podia fazer para deixá-las felizes e conquistá-las.

O problema com meu mantra era que me deixava em um mal-estar que nunca podia ser silenciado, e então a fome nunca podia ser satisfeita. Com certeza, eu nunca conseguira fazer o necessário para que a minha família estivesse bem enquanto a terrível doença de meu irmão e sua longa, lenta e incerta recuperação deixava-a aflita. Nem eu podia descobrir o que todas as pessoas na minha vida sentiam para, então, fazer a coisa certa para que elas estivessem se sentindo bem em relação a si mesmas e a mim. Se, para que eu me sentisse bem, o mundo precisava ser um lugar perfeitamente seguro em que cada pessoa ao meu redor estava feliz, então eu estava fadado a sentimentos contínuos de insegurança e desarmonia.

A automedicação com comida apenas piora o mantra-cilada e pode levar a uma espiral descendente se o "remédio" que você escolher for uma comida-cilada viciante. Como já vimos, o "prazer com açúcar" é inevitavelmente seguido de um "baque com açúcar", assim como a calma temporária trazida por massa e pão branco dá lugar a ansiedade e fome ainda mais intensas do que antes. Você *pode* melhorar o humor com comidas estimulantes – grãos integrais, simples iogurtes, frutas vermelhas e outros alimentos ricos em serotonina que nutrem seu cérebro de maneira saudável e estável, e na Parte II deste livro vamos descobrir como. Mas, antes de tudo, eu gostaria também de ajudá-lo a cercar os pensamentos e sentimentos que exacerbam sua ansiedade.

A chave para tanto consiste em entender seu mantra-cilada e substituí-lo por uma mensagem mais positiva. Isso vai interromper o ciclo de pensamentos ansiosos, libertando-o dessa espiral descendente. Um mantra positivo e estimulante vai fazer com que você se sinta melhor consigo mesmo, com sua vida e seu futuro antes mesmo de você ter alcançado seu peso saudável.

Isso lhe parece bom? Então, vamos começar. O primeiro passo consiste em identificar seu mantra.

Identifique seu mantra

Se estiver lutando com problemas de serotonina baixa é provável que seu mantra atual reflita ansiedade, pessimismo e falta de confiança. Veja alguns dos mais comuns mantras "famintos de serotonina":

- Algo de ruim vai acontecer.
- Se isso acontecer, então qualquer coisa pode acontecer.
- Não estou bem.
- Se eu não fizer as coisas certas, algo de ruim vai acontecer.
- Não sou uma pessoa bem-sucedida, sou um fracasso total.
- Se eu não me pesar com frequência, posso virar um balão.
- Se eu não controlar meus sentimentos, vou desmoronar.
- Se eu decepcionar alguém, então serei um verdadeiro fracasso.
- Se os outros se aproximarem de mim, podem me machucar.

Isso lhe parece familiar? Se uma ou várias dessas declarações descrevem a maneira com você enxerga a si mesmo e ao mundo, não procure mais. Você encontrou seu mantra-cilada. Vá diretamente à próxima parte e descubra como esse mantra afeta seu peso.

Se nenhuma dessas declarações lhe parece familiar, reflita um pouco e defina qual é seu mantra-cilada. Vale a pena gastar um pouco de tempo nisso porque quero que você seja capaz de reconhecer essa maneira de pensar todas as vezes que ela mostra sua cara feia. E pode acreditar que o fará. Uma das coisas que aprendi com meu próprio crescimento e o dos meus pacientes é que, assim que começamos a fazer mudanças positivas, todos os velhos pensamentos e sentimentos-cilada do passado se precipitam para tentar nos desviar do caminho. Se você tiver como reconhecer seu mantra-cilada, terá muito mais chances de transformá-lo em um mantra estimulante.

Então, pegue caneta e papel, ou sente-se por um momento diante do computador, e escreva seu próprio mantra-cilada. Quais são as palavras que o deixam ansioso, diminuído ou pessimista? Depois de escrevê-las, observe-as por uns instantes e então continue até a próxima parte.

Como seu mantra afeta seu peso

Seu mantra-cilada pode ser diferente do meu, mas, definitivamente, eles têm algo em comum: todas as vezes que repetimos os mantras-cilada, nossos níveis de serotonina despencam.

Quando você sente fome de serotonina, o mantra-cilada o leva a ter comportamentos-cilada de ansiedade – e esses comportamentos também provocam a queda do nível de serotonina. Todas as vezes que agimos com medo ou ansiedade – obcecados diante de cada pedaço de comida ou grama de peso a mais, ou ainda recusando-nos a marcar encontros até perdermos aqueles últimos 5 quilos – reforçamos nossas atitudes medrosas e diminuímos nossa serotonina.

Essa interação entre a química cerebral e a experiência remete à nossa infância. Vamos dizer que você vem de uma família conturbada e briguenta cujo pai tinha acessos de raiva e cuja mãe era conhecida por sua crítica permanente. Quando criança, muitas vezes você sentiu medo e ansiedade, assustado com o fato de que o mais ínfimo erro pudesse provocar seus pais. Esse estado de medo pode ter ajudado a "manter" sua serotonina em um nível cronicamente baixo. E esse baixo nível de serotonina pode ter contribuído para seu estado de ansiedade.

Mas as coisas não param por aqui. Seus sentimentos de ansiedade podem tê-lo levado a escolher comportamentos de medo, como o fato de se afastar das outras crianças na escola ou querer fugir de casa até que sua aparência fosse perfeita. Esses comportamentos de medo, por sua vez, reforçam a ideia de que o mundo é um lugar perigoso (as crianças vão zombar de você, sua aparência não o valoriza), levando-o a se tornar ainda mais cauteloso. A combinação de pensamentos de ansiedade e comportamentos baseados no medo baixa ainda mais seu nível de serotonina. Agora temos todos os elementos de um círculo vicioso, em que atitudes, comportamentos e química cerebral trabalham em conjunto para mantê-lo ansioso e infeliz.

ambiente estressante → pensamentos ansiosos → baixo nível de serotonina → pensamentos ainda mais ansiosos → comportamentos medrosos → aumento do estresse → nível de serotonina ainda mais baixo → mais pensamentos ansiosos...

Não é surpreendente que a deficiência de serotonina provoque dependência alimentar e aumento de peso! Ao sentir-se ansioso e com medo, é mais fácil procurar comidas ricas em açúcar e amido que vão aliviar sua mente, estimulando seu nível de serotonina. Você está faminto por qualquer coisa que o faça se sentir melhor e a comida parece o único reconforto com o qual você pode contar.

Transforme seu mantra

Agora que você identificou seu antigo mantra-cilada e viu como ele afeta sua vida e seu peso, vamos mudar para uma nova visão mais positiva de si mesmo e do mundo. Por exemplo, se sua crença íntima for "Eu não estou a salvo", vou lhe dar as ferramentas para mudar isso em uma mensagem mais otimista, do tipo *está tudo bem*. Seguem alguns mantras estimulantes para você escolher:

- Sou uma pessoa cheia de recursos e posso lidar com o que vier.
- As coisas vão ficar bem... como já aconteceu antes.
- Sou bom em várias áreas, e se nem tudo estiver perfeito, tudo bem.
- Faço o que posso... e, por mim, tudo bem.
- Fiz o melhor que eu podia... e meu melhor não é pouco.
- Mesmo que as coisas estejam difíceis, imagino que tudo vá ficar melhor.

Olhe esses mantras positivos e veja se um deles funciona para você. Vamos voltar a isso mais a frente. Se nenhum desses for perfeito, pare um momento e tente criar o seu. Você merece um mantra estimulante que expresse exatamente a atitude e a crença íntima segundo as quais você quer modelar sua vida.

Como a Dieta das Emoções vai transformar seu mantra

Maya era uma adolescente que já passara por três psicoterapeutas. Seus pais eram advogados e nunca tiveram problema com peso, já ela pesava cerca de 90 quilos. O alto padrão e o corpo sarado de seus pais faziam com que Maya se sentisse um fracasso, da mesma forma que os bem-intencionados esforços que eles faziam para abastecer a cozinha com a "comida especial de dieta" de Maya. Então, quando os pais não estavam em casa, Maya medicava sua solidão comendo caixas de bolachas no meio da noite.

Maya estudava em uma prestigiosa escola privada em que tinha bons amigos – porém nenhum namorado. Ela compensava seu problema de peso comprando roupas caras. De fato, nunca a vi usar a mesma roupa duas vezes, e seu conhecimento da moda era surpreendente. Ela era doce, charmosa, engraçada e incrivelmente inteligente. Eu sabia que ela poderia arrumar todos os namorados que quisesse, independentemente do peso, se ao menos acreditasse em si e deixasse que os outros a vissem como eu a via. Contudo, eu via também que seu mantra "ninguém nunca vai verdadeiramente me amar por mim mesma" a estava impedindo que qualquer rapaz se aproximasse. E disfarçar quem realmente era por trás de todas aquelas roupas era exatamente o que impedia que ela fosse vista, conhecida e amada.

Juntos, listamos todos os seus pensamentos-cilada, mas nenhuma conversa lógica ia mudar o fato de que nenhum garoto já a convidara para dançar. Nada que disséssemos seria suficiente para que Maya se sentisse bonita e amasse seu corpo. E, até que se sentisse bem em relação a si mesma, ela nunca teria as reservas de serotonina que precisava para abrir mão das comidas ricas em açúcar e amido que usava como remédio para sua tristeza.

"Sei que logicamente eu *deveria* me sentir suficientemente bem", disse-me Maya um dia. "Isso não muda o fato de que eu ainda me *sinto* triste e horrível. Sei que sou inteligente, mas não deixo de comparar minha vida com a de outras pessoas. Ser a melhor aluna da classe não parece valer muita coisa. Honestamente, se eu pudesse trocar minha inteligência por 25 quilos a menos, eu o faria. Você sabe que todas as minhas amigas já beijaram rapazes, mas eu nunca tive namorado. E todas as vezes que experimento roupas *sinto-me* terrível – e então nada do que estiver bom na minha vida parece ter importância. Minhas amigas me convidam para ir a lugares, mas acabo ficando em casa. Na verdade, estive procurando escolas na Costa Leste porque quero ir embora, e a ideia do tempo mais frio em que eu possa usar jaquetas pesadas e mangas longas o ano todo seria um alívio para mim."

O que Maya estava me dizendo – e que talvez agora mesmo você esteja dizendo a si mesmo – é que as palavras e a lógica não são suficientes para mudar seus sentimentos. Para criar um novo mantra, você precisa se entregar a novas experiências.

Você precisa experimentar algumas novas ações, prestar atenção às consequências e permitir que essas consequências o afetem.

Seguem alguns exemplos simples. Será que você reconhece algumas destas falas?

ANTIGA CRENÇA	NOVA AÇÃO	NOVA CONSEQUÊNCIA	NOVA CRENÇA
Preciso ser perfeito.	Fiz alguma coisa imperfeita todos os dias desta semana.	Nada de terrível aconteceu.	Talvez não seja necessário ser perfeito o tempo todo.
Não mereço ser amado.	Sorri e disse "olá" a desconhecidos cinco vezes neste fim de semana.	Duas pessoas me ignoraram, mas três sorriram e me responderam.	Talvez haja algo de bom em mim que as pessoas possam gostar.

O poder que as ações e consequências têm de transformar crenças íntimas está no centro da Dieta das Emoções. Inscrever-se em um curso sobre um assunto que sempre lhe interessou, reatar contato com antigos amigos, oferecer-se uma massagem ou manicure, entrar para um grupo social ou político, estender a mão para ter certeza de receber apoio na vida – todas essas novas ações estimulantes vão melhorar a química de seu cérebro, abrindo-o para novas consequências e permitindo que você possa realmente começar a acreditar em seu novo mantra. Agora, transformamos uma espiral descendente em espiral ascendente:

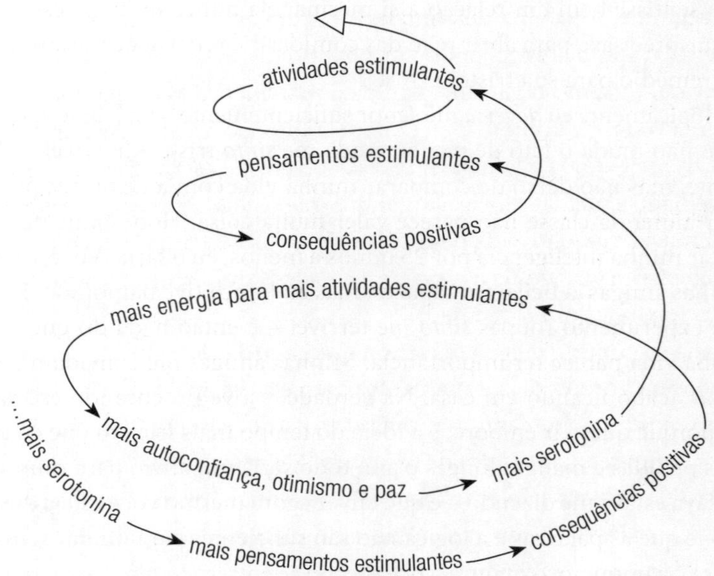

Esse é o resultado da Dieta das Emoções. Conseguir transformar e manter seu novo mantra pode requerer algum tempo, e você pode experimentar alguns altos e baixos nesse caminho. Mas você pode fazer uma mudança significante em apenas 28 dias, e depois disso o impulso da espiral ascendente vai ajudar a mantê-lo na direção certa. Apenas comece acrescentando algumas comidas e atividades estimulantes. Com a ajuda de um novo mantra, mais positivo, você pode ficar surpreso com o que irá acontecer.

Foi o que Maya descobriu. Ela mudou a maneira como se sentia ao mudar sua experiência. Depois de entender que tinha que mudar sua tática para obter o que queria, parou de ser a garota bem-vestida, engraçada e inteligente. Maya foi a uma festa do colégio – e, dessa vez, não comprou uma nova roupa para a ocasião. Decidiu correr o risco e começou a conversar com um garoto de sua aula de matemática, e, em vez de tentar ser a pessoa mais engraçada da sala, apenas disse o que estava pensando. Quando disse a ele que essas festas a deixavam incomodada, o rapaz a surpreendeu, respondendo que ele também sentia a mesma coisa. Imagine – ela não era a única!

Maya estava aprendendo que o que cria intimidade e vínculo não é ser perfeito – a intimidade vem do fato de o indivíduo ser autêntico e ter experiências que as demais pessoas possam entender. Maya e esse rapaz acabaram conversando durante boa parte da festa, e quando Maya voltou em casa, ela não se sentia sozinha. A caixa de bolachas que ela costumava comer ficou na prateleira.

No dia seguinte, a escolha de alimentos estimulantes de fato se tornou mais fácil, porque Maya estava recebendo em quantidade maior o que ela realmente desejava na vida. Quando o garoto da aula da matemática ligou para saber se ela queria dar uma volta, ela aceitou. E na noite seguinte, ela fez algo pela primeira vez – comeu na frente dele. Maya ficou surpresa ao ver que estava mesmo com fome de frango grelhado e salada, e foi exatamente o que comeu. E assim, simplesmente, a perda sustentável e gradativa de peso se tornou possível para ela. Não tinha nada a ver com a dieta. Era porque ela havia acrescentado estimulantes à sua vida – como o fato de relacionar-se com alguém.

Na semana seguinte, o garoto se tornou o primeiro rapaz que ela beijou. Maya viu que esse jovem gostava dela exatamente como ela era, inclusive com seu peso a mais. Este foi o último estimulante que a ajudou a perder equilibradamente 25 quilos nos 10 meses seguintes. Com cerca de 65 quilos, Maya ainda não era a garota mais magra da classe, mas isso não era mais um problema para ela. Ela alcançara um peso saudável, e sua vida estava repleta de estimulantes, como falar todos os dias com aquele rapaz – que se tornou seu namorado.

Estimule sua autoconfiança

Um dos mantras relacionados a desafios que dou aos meus pacientes é o exercício "Porque...". Peço que eles escolham uma afirmação positiva sobre si mesmos, que eles logicamente sabem ser verdadeira, e que apresentem quantos motivos possíveis *pelos quais* isso é verdade. Por exemplo:

Estou bem porque:

... amo minha mãe.

... sou uma pessoa amigável.

... minha vida tem potencial.

... gosto de onde moro.

... meu talento para cantar me deixa feliz.

... sei que por dentro sou uma boa pessoa.

Às vezes, peço aos meus pacientes que levem essa lista consigo e descubram pelo menos três itens para acrescentar a ela no decorrer do dia. Peço também que a releiam antes de cada refeição. Esses pensamentos estimulantes realmente alimentam a química cerebral, afetando a maneira como nos sentimos e o que queremos comer. Por que você não experimenta? Isso o obriga a colocar o que chamo de óculos "do que está certo". Você está se treinando a procurar a realidade e a prova onipresente que sustenta seu novo mantra.

Você tem o gene da felicidade?

Embora eu nunca o tenha encontrado para um diagnóstico, posso lhe dar a resposta: não. *Porque ele não existe.*

Assim como o peso corporal não é determinado apenas pela genética, tampouco é a felicidade. Em ambos os casos, há uma interação entre genética, experiência de vida e escolhas pessoais que nos ajudam a formatar nossa percepção e nosso corpo.

É verdade que parte do nosso potencial para a felicidade *pode* estar contido nos níveis de serotonina, dopamina e outras substâncias químicas cerebrais para as quais somos codificados. Alguns de nós nascem com níveis mais altos dessas substâncias químicas, e isso influencia nossa personalidade, nossa percepção e o sentimento geral de bem-estar.

Você tem o gene da felicidade?

Também é verdade que nossa experiência de vida afeta a química cerebral, especialmente durante a infância. Aqueles de nós que cresceram em ambientes ansiosos e agressivos provavelmente foram acostumados a níveis mais baixos de substâncias químicas de bem-estar do que as pessoas vindas de ambientes mais calmos e solidários.

Contudo, nenhum desses fatores em si é suficiente para determinar nosso destino. E vimos, no decorrer deste livro, que nossas decisões diárias – a escolha de comidas, atividades e pensamentos-cilada ou estimulantes – têm profundo impacto sobre a maneira como nos sentimos. Sua herança biológica ou certos fatos da infância pode levá-lo a superar maiores desafios, mas está em seu poder criar uma vida feliz, pacífica e satisfatória.

Como Cindy mudou seu mantra

Minha paciente Cindy foi vítima de abuso quando criança – primeiro física e sexualmente por seu pai e depois emocionalmente por uma série de homens, entre os quais dois ex-maridos. Como muitos sobreviventes de abusos, ela ficara com sobrepeso, talvez como uma maneira de se proteger de atenções não desejadas, mas também porque seu nível de serotonina estava baixo e ela quase literalmente estava faminta de afeição. Seu mantra era "eu não mereço amor, e é assim que devo ser tratada".

Eu queria convencer Cindy de que ela merecia *mesmo* amor, e eu sabia que essa convicção só poderia vir de dentro. Entretanto, o que eu podia fazer era ajudar a fortalecer a parte de Cindy que era capaz de escutar e acreditar nessa mensagem.

Quando Cindy iniciou a Dieta das Emoções, começamos por acrescentar o maior número possível de estimulantes de serotonina. Cindy sabia que podia se dar o prazer de todos os alimentos ricos em açúcares e amidos que queria – comidas doces e consoladoras que ajudavam a manter seu nível de serotonina –, mas ela acrescentou algumas novidades à sua dieta: iogurte natural, macarrão integral e chá de camomila.

Contudo, eu não queria que Cindy ficasse focada inteiramente na comida, então perguntei que outro trato ela poderia se dar durante a primeira semana da Dieta das Emoções. Ela pensou por alguns instantes e sorriu.

“Um banho de espuma”, disse ela. Cindy adorava banhos de espuma quando criança, mas, quando adulta, se acostumara à rápida ducha matinal. Achei que o banho de espuma era uma forma incrível de Cindy se mimar, e o calor relaxante do banho também parecia ser um ótimo estimulante de serotonina. Sugeri que Cindy escolhesse sete perfumes diferentes, um para cada dia da semana, de maneira a realmente dedicar-se a esse trato noturno. Também pedi a ela que, 30 segundos antes e 30 segundos depois de cada banho, dissesse em voz alta o novo mantra que escrevera para si mesma: “Mereço esse trato, mereço ser amada”.

Cindy achou isso absurdo, porém concordou. Quando nos vimos no final da primeira semana, perguntei-lhe como as coisas tinham ido.

“Você sabe como me senti idiota dizendo aquele negócio?”, disse-me Cindy. “Mas no fim da semana, não sei. Algo estava diferente.”

Pensei na resposta de Cindy em termos quase matemáticos. Antes, 100% de Cindy acreditava que ela não merecia amor. Agora, talvez somente 99% sentia isso. Cindy havia acessado uma minúscula parte de si mesma – talvez inferior a 1% – que acreditava que ela podia ser amada e merecia isso. Ela havia nutrido essa parte com estimulantes de serotonina na forma de comidas mais saudáveis e seu ritual especial. Era um pequeno passo adiante – mas já era um começo.

Durante a segunda semana, Cindy acrescentou mais atividades estimulantes de serotonina à sua vida. Ela detestava ir à academia, onde sentia que as pessoas olhavam com desdém para seu corpo fora de forma, mas estava querendo fazer uma caminhada de 10 minutos pelo bairro todas as noites. Pedi que ela aproveitasse essas caminhadas para focar o momento presente – sentir o ar contra sua pele, o cheiro do gramado, o canto dos pássaros, o aspecto das árvores, dos gramados e dos jardins da vizinhança. Esse exercício consciente ajudou Cindy a mergulhar no momento presente, permitindo que ela parasse de ouvir a voz negativa em sua cabeça. Às vezes, precisamos discutir com nossas vozes negativas, porém em outras precisamos apenas aumentar o tempo que passamos sem ouvi-las. Dar-se a chance de estar no “agora” foi a maneira que Cindy escolheu para se afastar do seu mantra-cilada e apenas apreciar o fato de estar viva.

Cindy continuou a acrescentar alimentos estimulantes de serotonina – agora estava comendo frutas frescas e arroz integral, além do iogurte, do macarrão integral e do chá –, e continuava tomando os banhos noturnos. Pedi que ela olhasse seu mantra (“Mereço esse trato, mereço ser amada”) pelo menos quatro vezes por dia – antes e depois da caminhada e do banho –, e anotasse as razões pelas quais isso era verdade todas as vezes que algumas delas lhe surgiam à mente.

No final da segunda semana, Cindy trouxe a seguinte lista:

Mereço esse trato, mereço ser amada porque…

… tento ser gentil com todo mundo na minha vida.

… trabalho duro e faço o meu melhor.

… sou justa e honesta.

… não digo coisas feias mesmo quando estou aborrecida.

Eu tinha orgulho pelo fato de Cindy ter trazido quatro motivos pelos quais merecia ser amada. Apenas duas semanas antes, ela não conseguia pensar em um único.

"Mas, Dr. Mike", disse ela, "ainda não *sinto* que mereço... qualquer coisa. Escrevi essas coisas, mas eram apenas motivos. Eu não sinto isso de verdade."

"Sei", respondi com compaixão. "Mas suas ações estão mudando, e assim seus pensamentos estão mudando e logo seus sentimentos também irão mudar.". De fato, já estavam mudando. Cindy esperava chegar a hora dos banhos e das caminhadas. Ela apreciava o gosto de seus novos alimentos estimulantes. Sentia-se mais calma e mais feliz. Seus níveis de serotonina estavam subindo e seu corpo, sua mente e seu espírito sentiam a diferença. Quando lhe perguntei quanto dela agora acreditava no novo mantra – "Mereço esse trato, mereço ser amada" –, ela meneou a cabeça e disse calmamente: "10%?".

Na terceira semana da Dieta das Emoções, começamos gradativamente a reduzir as comidas-cilada de Cindy. Em vez de várias rosquinhas no café da manhã, ela se contentava com uma, junto com o iogurte e as frutas. Embora ela ainda comesse sorvete de sobremesa no almoço, mudou seu lanche do meio da manhã bebendo chá de camomila adoçado com estévia, um adoçante estimulante e natural, em vez de refrigerante cheio de açúcar. Para seu lanche do meio da tarde, ela ainda comia bolo, mas era capaz de parar depois de um pedaço de doce em vez de dois ou três. Também comia sobremesa no jantar – às vezes torta com sorvete, às vezes bolo de chocolate –, mas, em vez de batatas fritas com frango frito, ela escolhia carne grelhada, grãos integrais e legumes frescos. Suas refeições estavam se tornando saudáveis, seu nível de serotonina subia, e ela não se sentia como se estivesse se privando ou punindo.

Qualquer nova comida precisa ser experimentada pelo menos umas dez vezes antes de ser aceita e apreciada, de maneira que ela ainda estava se acostumando ao gosto de alguns de seus alimentos estimulantes após algumas semanas. Como são necessárias cerca de quatro semanas para criar um hábito, as caminhadas e os banhos passaram de obrigações a aspectos normais de sua rotina.

A quarta semana foi transformadora para Cindy. Com seu novo nível de serotonina estabilizado, ela começou a ter uma sensação de otimismo. Podia se ouvir dizendo coisas como "talvez eu experimente" em vez de "tenho certeza de que isso nunca vai dar certo". Como estava se tratando bem, começou a sentir que outras coisas em sua vida além do que ela procurava lhe davam a sensação de valer a pena.

Na quarta semana, Cindy e eu conversamos sobre outras atividades que ela poderia querer acrescentar à sua vida. Cindy surpreendeu totalmente a nós dois ao dizer: "Sempre gostei de crianças. Talvez eu pudesse trabalhar com elas agora". Ela me surpreendeu ainda mais ao me dizer que sua igreja tinha um programa para adultos voluntários que quisessem trabalhar com adolescentes com problemas, e que o próximo treinamento ia começar logo.

"É algo que você quer mesmo fazer?", perguntei-lhe.

Cindy meneou a cabeça. "Não sei", disse ela com sua voz suave. Mas, na semana seguinte, ela me informou que de fato tinha ido ao treinamento. Antes, Cindy estava tão deprimida com sua aparência que não suportava a ideia de encontrar estranhos, mas, de repente, ir a uma reunião lhe parecia possível. É verdade que ela demorou uma hora para se arrumar, mudando de roupa três vezes antes de escolher a que lhe parecia apropriada. Porém, logo que chegou à reunião, teve que conversar com outra mulher aproximadamente da mesma idade, e no final da noite haviam marcado de tomar café na semana seguinte.

Cindy também começara a preencher sua vida com algumas das características estimulantes que lhe descrevi no capítulo 2: no caso de Cindy, paixão, propósito e preferência. Ao expor sua experiência pessoal e ajudar a mudar a vida de outras pessoas, Cindy também começou a encontrar certa paz.

Eu incentivara Cindy a não se pesar antes do 28º dia de sua Dieta das Emoções. Como nunca se sentira com fome nem abstinente, ela lamentava não ter perdido peso ou até mesmo ter ganhado alguns quilos. Na realidade, porém, Cindy havia perdido 4 quilos, o que a surpreendeu profundamente.

"Não me parece que eu tenha feito muita coisa", disse ela. Quando lhe lembrei de todas as mudanças que fizera, ela meneou a cabeça de novo.

"Acho que cada coisa tornou a próxima mais fácil", disse ela. "Porque a primeira coisa que fiz foram aqueles banhos, o que não era muito difícil. E cada coisa ficou mais fácil depois disso."

O que me inspirou na história de Cindy foi precisamente a maneira como cada mudança ajudou aquilo que vinha depois. Cada uma das experiências positivas de Cindy reforçava sua nova maneira de enxergar o mundo, enquanto as comidas e atividades estimulantes levantavam seu nível de serotonina, que, por sua vez, aumentava sua confiança e seu senso de autoestima. Quando lhe perguntei quanto ela acreditava no seu novo mantra *agora*, Cindy riu.

"Em um bom dia, uns 75%", disse-me ela. "E ultimamente tive *muitos* dias bons." Ambos percebemos que mais progressos – na química cerebral, na atitude e no peso – estavam chegando, lenta mas certamente.

Serotonina satisfatória

Quando começar sua Dieta das Emoções de 28 dias, você vai trabalhar no estímulo e equilíbrio dos seus níveis de serotonina. Durante as duas primeiras semanas, assim como Cindy, você não vai cortar nada, mas vai alimentar seu corpo e seu espírito com muitas comidas e atividades estimulantes para a serotonina.

Enquanto faz novas escolhas de comidas saudáveis, garanta que tenha todas as informações necessárias. Um dos motivos pelos quais é tão difícil evitar o açúcar é que ele está *por toda parte* – até mesmo em comidas que você jamais imaginaria que houvesse açúcar. Açúcar, xarope de milho com alta frutose e os outros adoçantes viciantes são adicionados a pães, cereais, *ketchup*, sucos de frutas e muitas outras comidas que você provavelmente nunca qualificaria como "sobremesas". Os alimentos que você considera como "doces" também podem conter muito mais adoçante do que você imagina. O café com creme de leite desnatado das redes de cafés pode parecer um substituto saudável ao refrigerante, certo? Afinal de contas, o café tem poucas calorias e o leite desnatado lhe faz bem. Porém, na verdade, essa bebida tem a mesma quantidade de açúcar que um milk shake do McDonald's!

Não deixe que uma propaganda enganosa sabote seus esforços para equilibrar a serotonina. Leia as etiquetas, procure se informar na internet sobre suas comidas prediletas de *fast-food*, e arme-se com a lista de mudanças de comida estimulante da página 210.

Quando você começar a sentir um apoio positivo – como pessoas reparando que perdeu peso, seu próprio olhar diante do espelho e o fato de sentir mais energia e humor renovado –, será mais fácil continuar a transformar seu mantra em algo positivo e de afirmação da vida. Seus desejos por açúcar e amido vão desaparecer, e sua glicemia ficará equilibrada. Você sentirá fome de vez em quando, não constantemente, e sua comida vai satisfazê-lo. E se ainda desejar uma guloseima ocasional – vá em frente! Divirta-se! Quando o nível de serotonina está alto, tudo na vida – inclusive as sobremesas – parece melhor. Seu mantra, sua dieta e sua química cerebral vão ajudá-lo a seguir adiante para criar a vida que você nasceu para viver.

Capítulo 5

Sentindo-se triste: ávido por dopamina

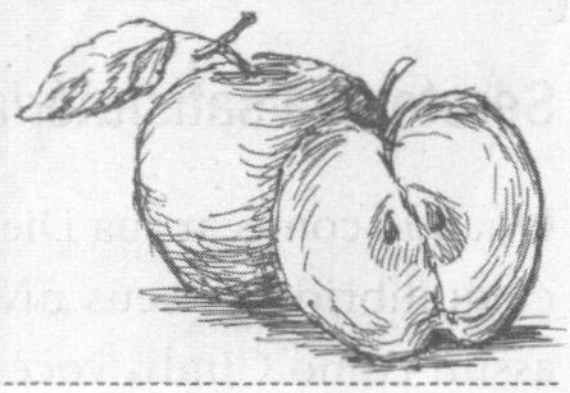

Quando se sente ansioso e com medo, você tem fome de serotonina. Mas quando está triste, sozinho ou apático, você está ávido por dopamina.

A dopamina é a substância química cerebral associada à excitação e aos desafios. Quando descemos uma montanha de esqui, vamos a um primeiro encontro romântico ou visitamos um país estrangeiro pela primeira vez, nosso nível de dopamina aumenta. Sentimos aquele fluxo de ânimo que faz com que a vida pareça realmente valer a pena ser vivida.

A dopamina vem principalmente da expectativa – mais a excitação da busca do que a satisfação de vencer a competição. É a substância química que nos leva a procurar sexo e que alimenta nossos sentimentos quando estamos apaixonados. Aqueles seis primeiros meses de paixão ardente? É a dopamina. Aquele calmo e estável calor de um casamento feliz? É a oxitocina, a "substância química do laço". Não é surpreendente que a gente se sinta bem com a dopamina!

Substâncias ou comportamentos que avisam nosso cérebro para liberar dopamina

- Cafeína.
- Cocaína.
- Dirigir em alta velocidade.
- Apaixonar-se.
- Jogar.
- Heroína.
- Caçar.
- Nicotina.
- Carne vermelha.

Substâncias ou comportamentos que avisam nosso cérebro para liberar dopamina
• Sexo /desejo sexual. • Compras (não as comuns, porém as conhecidas como "terapia de varejo"). • Esportes, especialmente radicais. • Aplicar na bolsa de valores. • Correr riscos. • Videogames. • Assistir a excitantes jogos esportivos. • A dopamina também é liberada depois de 20 minutos de exercícios moderados.

Quando nosso nível de dopamina está saudável, a vida parece ser divertida e interessante, e frequentemente estamos bastante animados. Quando nosso nível está baixo, tendemos a sentir apatia e tristeza, como se estivéssemos presos em uma vida tediosa e sem saída.

A falta de dopamina também pode ser responsável pela desmotivação. Torna-se mais difícil focar metas a longo prazo, dar satisfações e ter paciência para aguentar uma situação árdua até o final, quer se trate de um projeto de trabalho ou problemas pessoais com alta carga emocional.

O baixo nível de dopamina pode fazer com que corramos atrás de comidas e comportamentos de reposição a curto prazo, em parte porque não temos os recursos mentais e bioquímicos de que precisamos, e sabemos que uma guloseima com alto teor de gordura ou um comportamento estimulante vai dar, pelo menos temporariamente, um alívio à depressão de nossa química cerebral. As comidas ricas em gordura avisam nosso cérebro para liberar uma quantidade inviável de dopamina, provocando precipitações químicas de excitação e prazer – levando-nos rumo à dependência alimentar.

Você pode acabar sofrendo de deficiência de dopamina por uma série de motivos. Talvez as recentes circunstâncias de sua vida tenham sido constringentes, tediosas e irritantes. A falta de sono e o estresse também podem causar deficiência de dopamina, o que explica por que você procura comidas gordas com mais frequência quando está cansado ou sob pressão. E talvez esteja saindo de um período intenso e excitante – uma paixão, uma série de desafios, algumas atitudes arriscadas – e está sentindo o baque. Pode ter herdado uma tendência a níveis baixos de dopamina ou desenvolvido essa característica através de uma infância marcada por situações altamente estressantes, como quando as crianças crescem com familiares doentes mentais ou viciados, ou familiares propensos a acessos de raiva, birra ou cometendo abusos. Ao mesmo tempo que esse tipo de infância estressante pode afetar os níveis de serotonina, isso às vezes cria um tipo de viagem emocional em "montanha-russa" para as crianças, que estão "presas" nos desafios alimentados por adrenalina de situações críticas de alto risco, entre as quais como acalmar um pai fora de controle ou como lidar com problemas financeiros.

Outra possibilidade é que, assim como os ratos do estudo do Instituto Scripps, você tenha danificado seus neurônios de bombeamento de dopamina com uma dieta rica em gordura. Você pode ter subjugado a capacidade do seu cérebro de processar a substância química, o que frequentemente leva a uma produção natural reduzida.

Qualquer tipo de deficiência em dopamina faz com que nos sintamos por baixo e apáticos, de forma que naturalmente procuramos as comidas ricas em gordura que vão nos revigorar. Mais uma vez, estamos presos em uma espiral descendente:

baixo nível de dopamina → sensação de apatia → comida mais gordurosa →
→ danos aos neurônios enquanto o cérebro produz menos dopamina →
→ nível de dopamina ainda mais baixo → maior sensação de apatia →
→ comida ainda mais gordurosa → mais danos aos neurônios enquanto o cérebro produz menos dopamina → nível de dopamina ainda mais baixo...

No capítulo 4, vimos como os baixos níveis de serotonina eram vinculados à ansiedade, ao pessimismo e à falta de autoestima. O baixo nível de dopamina pode levar a seu próprio conjunto de posturas-cilada, que logo se manifestam por meio de comportamentos-cilada (veja o quadro abaixo). Ironicamente, a resposta a sentimentos desagradáveis e comportamentos irritantes frequentemente parece ser a automedicação com comidas ricas em gordura. Ao mesmo tempo em que fornecem um alívio temporário, elas nos amarram de forma ainda mais firme dentro da espiral descendente.

Posturas e comportamentos associados a baixos níveis de dopamina

Posturas	Comportamentos
Depressão	Comportamento de risco
Solidão	Comer emocionalmente
Sentimento de não ser amado	Isolamento
Adiamento	Períodos curtos de atenção
Tédio	Desejo sexual baixo
Distração	Desempenho fraco no trabalho
Hiperatividade	Escolhas impulsivas

Você está ávido por dopamina?

Uma rápida olhada às gigantescas porções nos restaurantes americanos deveria ser suficiente para nos dizer que, além de estarem famintos de serotonina, muitos de nós também estão com falta de dopamina. Por que outro motivo caçamos comida rica em gordura na forma de carne vermelha gorda, alimentos fritos, sobremesas gordurosas e lanches de salgadinhos? Por que outro motivo consumimos tanta cafeína? Por que as rádios e televisões ficam tão repletas de anúncios sobre bebidas energéticas e pílulas de cafeína? Estamos todos esgotados, sem energia e com o sono atrasado – e nossos hábitos alimentares refletem isso!

Também concordo totalmente com isso. Vejo meus pacientes, que frequentemente têm vários empregos ou estão chegando ao limite ao tentar trabalhar o dia todo *e* criar uma família, e mal imagino o quanto eles estão estressados. Todos nós estamos ansiosos devido a demissões, ao encerramento de atividades ou outras ameaças econômicas, e ficamos sob pressão não somente no trabalho como também gastando uma enorme energia para criar os filhos. Muitos de nós não gostam do trabalho que fazem ou estão presos em situações que os esgotam. A deficiência de dopamina é o resultado – e o desejo por gordura, cafeína e talvez também açúcar é a consequência.

Mais uma vez, para resolver o problema, precisamos identificá-lo. Examine de perto seu nível de dopamina fazendo o seguinte teste.

Para você ter uma ideia exata

Faça o teste abaixo e aquele do capítulo 4 para verificar se você está apenas precisando de serotonina, dopamina ou ambas. Seu plano individualizado de 28 dias da Dieta das Emoções vai depender da sua própria química cerebral. Então, tenha certeza de que você considerou todos os fatos.

VOCÊ ESTÁ ÁVIDO POR DOPAMINA? – TESTE

Siga esta pontuação:
0 – nunca
1 – raramente
2 – às vezes
3 – com frequência
4 – sempre

1. Sinto que não tenho suficientemente um ou mais dos seguintes itens: aventura, excitação, novas ou estimulantes experiências de vida.

2. Quando estou deprimido, minha maneira de melhorar o astral se baseia em um ou mais dos seguintes itens: filmes de ação, esportes de aventura, música alta, gritar, bater em algo, representar, jogar, gastar muito dinheiro ou ter sexo casual.
3. Sinto desejo de café, bebidas energéticas, refrigerantes, sexo, cigarros, charutos, bebidas fortes ou cerveja.
4. Sinto desejo de comidas gordurosas; de comidas novas, estranhas ou apimentadas; de comidas com texturas estimulantes, como batatas *chips* crocantes ou pipoca salgada, especialmente quando estou de mau humor.
5. Não me importo que as coisas estejam fora do seu lugar.
6. Costumo adiar compromissos ou chegar tarde.
7. Sinto-me atraído por trabalhos que envolvam risco, competição ou altos desafios.
8. Em geral, trabalho com grandes grupos de pessoas e costumo gostar disso.
9. Costumo me isolar e não gosto de contatos quando estou mal-humorado.
10. Quero ter as coisas quando sinto desejo por elas.
11. Não sou uma pessoa detalhista.
12. Se eu não alcançar minhas metas, não é minha culpa.
13. As pessoas dizem que tomo decisões impulsivas.
14. Tenho dificuldade para escutar.
15. Pergunto-me com frequência o que há de errado nas outras pessoas.
16. Não consigo terminar as coisas.
17. Tenho dificuldade para dormir.
18. Perdi o interesse nas coisas em que eu costumava ter prazer.
19. Gosto de aventura e mudança.
20. Costumo dizer o que penso, mesmo que isso possa ferir sentimentos alheios.
21. Tenho dificuldade para me concentrar.
22. Sinto-me entediado.
23. Minha energia está baixa.
24. Sinto-me inquieto.
25. Sinto-me desesperado.
26. Tenho vontade de chorar.
27. Em geral, estou insatisfeito com a minha vida.
28. Tomo estimulantes de um jeito que sei que o médico não receitou, ou faço uso de drogas estimulantes ilegais (cocaína, cristal de metanfetamina, anfetamina, esteroides), ou fórmulas de dietas baseadas em éfedra/efedrina.
29. Tenho histórico de depressão, distúrbios de bipolaridade ou transtorno de déficit de atenção sem ou com hiperatividade (TDA/TDAH) (se não, pontue 0 neste item; se sim, pontue 4).

30. Respondi favoravelmente à medicação estimulante de TDA/TDAH, ao Strattera® não estimulante de TDA/TDAH ou aos seguintes antidepressivos ou seus genéricos: Cymbalta®, Effexor®, Pristiq®, Remeron® ou Wellbutrin® (se não, pontue 0 neste item; se sim, pontue 4).

Pontuação

Some sua pontuação nos itens 28, 29 e 30.

Total (somente dos itens 28, 29 e 30): ___________

Agora, multiplique esse número por 3.

X 3 = _______________ **(A)**

Some sua pontuação nos itens de 1 a 27.

Total: _______________ **(B)**

Se for mulher, coloque 5 na linha C.

Se for homem, coloque 0 na linha C.

_______________ **(C)**

A + B + C = _____________ (D)

Sua pontuação: _____________

O fato de responder a este teste o deixou ansioso?

É normal ter essa reação, porque – especialmente se lhe faltar dopamina – frequentemente você sente que não consegue dar conta do recado, não consegue fazer o trabalho ou não tem os recursos internos para fazer o que gostaria.

Quero insistir no fato de que isso não é consequência direta de quem você é ou é capaz de alcançar. O fato de sentir-se inadequado é uma reação comum à falta de dopamina e, quando sua química cerebral estiver equilibrada, você provavelmente vai sentir-se bem diferente. A boa notícia é que, independentemente de sua pontuação, há algo que você pode fazer a respeito disso – algo que não será difícil e deverá lhe fazer bem. Lembre-se: a desintoxicação gradativa quer dizer que você continua comendo todos os alimentos que aprecia enquanto acrescenta estimulantes de dopamina a sua dieta e a sua vida. Esses estimulantes vão ajudá-lo a encontrar motivação para seguir adiante, paciência para alcançar a meta e energia para chegar lá. Então, esqueça esse sentimento de inadequação, prepare-se para agir e continue lendo para descobrir sua pontuação.

ESTÁ ÁVIDO POR DOPAMINA? SUA PONTUAÇÃO

0 – 20: Motivado e energético

Parabéns! Seu nível de dopamina está saudável e você descobriu como mantê-lo assim. Sua química cerebral equilibrada está retribuindo com sensação de excitação e antecipação agradável diante do futuro. Não se esqueça de ler o capítulo 4 para verificar se está com fome de serotonina. Então, vá para a Parte III e aprenda a compor sua dieta com alimentos e atividades que vão estimular seus níveis de serotonina e dopamina, ajudando-o a mantê-los saudáveis.

21 – 40: Faminto de dopamina (apatia moderada, impaciência e sentimento de inadequação)

Se você pontuou nesta faixa, seu nível de dopamina está moderadamente baixo, deixando-o abatido. Você não está tão motivado quanto gostaria e com frequência pensa coisas como "Para que serve?", "Não vou fazer isso", ou "Nem vejo finalidade em tentar". Você pode reencontrar sua energia e redescobrir os prazeres da vida começando sua desintoxicação gradativa dos padrões alimentares e de pensamento que contribuem para sua apatia. Leia o restante deste capítulo para saber mais.

Acima de 40: Ávido por dopamina (depressão persistente, às vezes avassaladora, apatia ou fadiga)

Se sua pontuação superou 40, sua dopamina despencou a um nível criticamente baixo e você pode estar desesperado para tentar aumentá-los. É provável que sinta um intenso desejo de comidas ricas em gordura, e talvez esteja lutando contra sensações de fadiga, depressão ou desespero que melhoram apenas temporariamente quando você come ou toma muita cafeína. Você pode estar desolado ou confuso quanto aos motivos que fazem com que você não consiga mais sentir a energia ou excitação usuais. Por favor, não fique preocupado. Sua química cerebral ficou desequilibrada e, embora você esteja tentando o possível para recuperar a saúde, talvez não tenha obtido a informação apropriada para fazê-lo de forma eficiente. Agora você pode agir começando seu programa de desintoxicação gradativa da Dieta das Emoções. Continue lendo e descubra as ferramentas de que precisa para montar um plano de ação.

Nota: se tiver pontuado qualquer valor diferente de 0 na linha A, recomendo que trabalhe com um psiquiatra ou psicoterapeuta para implementar a Dieta das Emoções. Seu tratamento pode precisar ser acompanhado de medicação e/ou apoio de um profissional.

Se tiver pontuado 40 ou mais, por favor consulte imediatamente um psiquiatra ou psicoterapeuta para que ele o monitore e/ou trate sua depressão, ansiedade, dependência, distúrbios alimentares ou transtorno de déficit de atenção sem ou com hiperatividade (TDA/TDAH) antes de começar este programa

Perda de dopamina: maior para os homens?

Sou testemunha viva de que muitas pessoas não se encaixam nos estereótipos dos gêneros, que proclamam que os homens tendem a ter falta de dopamina enquanto as mulheres precisam de serotonina. Como homem que luta mais com problemas de serotonina, sei que muitas pessoas *não* se encaixam nessas generalizações.

Uma vez dito isso, preciso reconhecer que muitos estudos associam as mulheres com o desejo por doces e sorvete, enquanto os homens parecem atraídos por carne vermelha e comidas ricas em gordura. Essa diferença parece ter uma base biológica, seja porque nascemos com ela ou porque a desenvolvemos em resposta a um condicionamento cultural, ou por ambas as razões.

Sejam quais forem os motivos, os homens adultos podem produzir mais serotonina, estocando-a de forma mais eficiente do que as mulheres. Quando homens e mulheres foram submetidos aos mesmos estímulos estressantes durante a pesquisa, o centro emocional do cérebro das mulheres recebeu oito vezes mais fluxo de sangue do que o dos homens, o que indica que as mulheres usam suas reservas de serotonina mais rapidamente que os homens e são mais facilmente esgotadas pelo estresse. As mulheres correm duas vezes mais risco de sofrer depressões devido à baixa serotonina, e também são mais suscetíveis à ansiedade, outro sinal de serotonina baixa. Alguns estudos mostram que as mulheres respondem melhor aos antidepressivos que afetam a serotonina, o que indica que a questão reside em seu nível, e os problemas diminuem quando este é estimulado.

Os homens, por outro lado, parecem mais dependentes da dopamina. Um estudo em 2006 descobriu que os homens são mais suscetíveis aos efeitos de drogas que afetam ativamente o nível de dopamina. Nos casos em que homens e mulheres receberam as mesmas doses de anfetamina, o cérebro dos homens foi irrigado com muito mais dopamina do que o das mulheres. Os homens são mais facilmente diagnosticados com TDA/TDAH, transtornos também associados à baixa dopamina.

Alguns pesquisadores especulam que os homens na verdade respondam a um gene exclusivamente masculino que regula a produção de dopamina de seu cérebro. Talvez essa seja a razão que explica por que os homens têm mais tendência do que as mulheres a desenvolver doenças relacionadas à dopamina, como a esquizofrenia ou a doença de Parkinson, condição em que os neurônios produtores de dopamina da parte traseira do cérebro começam a morrer, provocando tremores e paralisia no corpo que revelam a falta dessa substância neuroquímica.

A recompensa da dopamina

Se estiver lutando contra a baixa dopamina, talvez tenha notado a maneira sutil como a própria dopamina age para manter todos os tipos de dependência. Toda vez que sentimos algum tipo de prazer ou satisfação com um desejo, recebemos uma pequena descarga de dopamina. Isso é verdade quer estejamos procurando dopamina, serotonina ou qualquer outro elemento químico cerebral – ou quer estejamos desejando uma pessoa, uma experiência, um objeto ou uma substância. A dopamina nos dá uma potente recompensa que torna mais difícil resistirmos aos nossos desejos.

Ao mesmo tempo, se nosso nível de dopamina está baixo demais, não recebemos a descarga pela qual esperamos da comida rica em gordura que escolhemos – e podemos continuar a desejar gordura até que o nível de dopamina finalmente suba. Essa relação apareceu em um estudo quando os pesquisadores pediram a grupos de jovens mulheres que bebessem milk shake enquanto eles monitoravam os efeitos da bebida sobre os níveis de dopamina. As mulheres cuja atividade cerebral mostrava o mais baixo nível de dopamina no estudo foram as que mais haviam engordado quando os pesquisadores voltaram a encontrá-las um ano depois. Os pesquisadores especularam que se o nível de dopamina de uma mulher era relativamente baixo mesmo depois de um delicioso milk shake, é porque provavelmente ela devia desejar comidas mais gordas em outros momentos.

O que isso significa para você? Se estiver tentando superar um desejo de dopamina, seja extremamente indulgente consigo mesmo, porque você pode sentir como se seu corpo inteiro estivesse conspirando para levá-lo de volta à dependência. Já que a dopamina em si é a recompensa para qualquer tipo de prazer – quer esteja satisfazendo uma dependência ou algo mais saudável –, é difícil não querer cada vez mais desse prazer. É por isso que quero que você seja especialmente cauteloso ao preencher sua dieta e sua vida com estimulantes de dopamina enquanto está tentando abrir mão de escolhas não saudáveis que, ao mesmo tempo, o fazem se sentir bem e mal.

TDAH e Dopamina

Muitos estudos têm relacionado a dopamina com os transtornos do déficit de atenção sem ou com hiperatividade (TDA/TDAH). Em um recente estudo que envolveu o mapeamento do cérebro de pessoas com TDA/TDAH que nunca tinham tomado medicação para esse transtorno, o resultado revelou um nível de dopamina significativamente mais baixo que o normal. Isso tem sentido, porque entre as medicações usadas para tratar TDA/TDAH estão o antidepressivo Wellbutrin® e estimulantes como Adderall® e Concerta®, e todos eles aumentam o nível de dopamina do cérebro.

Outros estudos indicaram que portadores de TDA/TDAH são mais vulneráveis a outros tipos de vício porque assim estão inconscientemente se automedicando, tentando desesperadamente aumentar seu baixo nível de dopamina da única maneira que conhecem.

O preço que você paga pelo estímulo da cafeína

O estimulador-chave da dopamina é a cafeína, que cerca de 90% de todos os americanos adultos consomem diariamente, principalmente na forma de café, bebidas energéticas e refrigerantes. Assim como o açúcar, o amido ou a gordura, a cafeína nos dá uma rápida descarga de energia seguida de uma desconfortável queda. Em muitos casos, nossa resposta a essa queda consiste em procurar novamente comidas ricas em carboidratos ou em gorduras. Embora a cafeína suprima seu apetite durante essa descarga energética, é possível que você sinta mais fome do que nunca logo depois.

A cafeína também pode interferir em sua capacidade de ter um sono verdadeiramente reparador – e a falta de descanso também diminui os níveis de dopamina e serotonina. Se já estiver dormindo menos do que precisa – assim como a maior parte das pessoas –, talvez esteja recorrendo a uma combinação de comidas ricas em açúcar, amido ou gorduras, além de várias formas de cafeína, apenas para aguentar o dia.

Qual é a solução? Primeiro, dormir mais – sei que é mais fácil na teoria do que na prática, porém é crucial para sua saúde, seu bem-estar e perda de peso. Além de reduzir seus níveis de substâncias químicas cerebrais vitais e predispô-lo a ter desejo de comida, a falta de sono aumenta a produção de cortisol que, como vimos no capítulo 1, informa seu corpo de que ele precisa armazenar gordura.

Em segundo lugar, preste atenção à maneira como a cafeína pode afetar seu descanso. A meia-vida da cafeína é de 6 horas, o que quer dizer que o café ou a bebida energética que você consome às 16h00, faz com que você ainda esteja com meia dose de cafeína às 22h00. Mesmo que você não tenha problemas para dormir, a cafeína interfere na profundidade do descanso. Se você acordar no dia seguinte sentindo-se cansado, estará predisposto a desejar mais cafeína – e então o açúcar, o amido e a gordura que o ajudam durante seu ciclo de cafeína.

Claro, se você tomar qualquer uma das deliciosas bebidas aromatizadas com café que são tão populares hoje em dia, é bem provável que, de qualquer modo, esteja adicionando açúcares e gorduras à sua cafeína. Essa combinação torna esse tipo de guloseima irresistível – e também o predispõe especialmente a dependência, exaustão, mudanças de humor e aumento de peso.

Em seu plano da Dieta das Emoções de 28 dias vou incluir sugestões para reduzir os níveis-cilada de cafeína, seja na forma de café, refrigerante ou bebida energética. Lembre-se: não vou pedir que você corte algo – nem um pouco! – até que tenha passado duas semanas estimulando seus níveis de dopamina e serotonina com alimentos e atividades que vão lhe dar o mesmo estímulo que a cafeína. Se a simples ideia de ter que cortar a cafeína o deixa ansioso, por favor, esqueça. Você não vai tentar viver sem seu estimulante de cafeína até que tenha conseguido o mesmo efeito de outra forma – prometo!

Por que o refrigerante *diet* é ruim para sua cintura

Tudo bem, eu fui viciado em refrigerante, por isso sei como vai parecer horrível a frase seguinte, mas preciso ser direto com você, então prepare-se: o refrigerante *diet* interfere na perda de peso.

Por quê? Porque é tão doce que, uma vez que tenha caído no seu gosto, nada mais vai lhe parecer suficientemente doce. Seu paladar vai sentir dificuldade em dar preferência a uma deliciosa maçã bem doce enquanto a opção do refrigerante ainda existir. Então, o refrigerante *diet* pode verdadeiramente impedir que você escolha comidas que vão evitar doenças e ajudar na perda de peso. Não surpreende que, segundo vários estudos, as pessoas que bebem refrigerante *diet* são mais suscetíveis ao sobrepeso.

A boa notícia é que você pode consertar isso por meio da recalibragem do gosto. Pense nisso como se seu carro precisasse de novo alinhamento depois de passar por um grande buraco. Após essa nova calibragem, você de fato vai *parar de gostar* desse sabor centenas de vezes mais doce que o açúcar. Assim como as pessoas que seguem a dieta com baixo sódio acabam declarando que suas antigas comidas prediletas são salgadas demais, o mesmo pode acontecer com a maneira como seu gosto percebe o doce (para mais informações sobre a recalibragem do gosto, veja o capítulo 11).

Mais uma vez, não vou pedir que você *pense* em cortar o refrigerante *diet* até que sua vida e sua dieta estejam repletas de estimulantes de serotonina e dopamina. Então, não se preocupe com isso agora. Mas não esqueça que o refrigerante *diet* é uma comida-cilada e, quando estiver elaborando seu plano da Dieta das Emoções de 28 dias, ele deverá ser visto como uma ameaça.

Está viciado em refrigerante?

Se a simples ideia de cortar o refrigerante lhe dá vontade de subir pelas paredes, pense no fato de que talvez você esteja usando altas doses de cafeína ou açúcar para se automedicar de outros problemas. Na minha experiência, os grandes consumidores de refrigerante – *diet* ou normal – às vezes tentam tratar uma depressão subjacente ou sintomas de TDA/TDAH com cafeína estimulante de dopamina, ou lidar com a ansiedade subjacente ou baixa autoestima carregando no açúcar estimulante de serotonina contido no refrigerante normal. Mais uma vez, o consumo excessivo de refrigerante e cafeína quer dizer que seu corpo simplesmente precisa de um pouco mais de descanso.

De qualquer modo, juntar essas necessidades bioquímicas a um hábito que você desenvolveu durante anos pode dar vazão a uma compulsão nociva. Felizmente, as comidas e atividades estimulantes de dopamina da Dieta das Emoções podem ajudá-lo a alcançar o mesmo efeito de forma saudável. Estimulantes como a meditação também foram apontados como sendo clinicamente eficientes no tratamento de TDA/TDAH, de forma que você vai precisar de menos cafeína para se sentir focado.

Se estiver recorrendo à cafeína porque se sente exausto, os estimulantes de serotonina vão ajudá-lo a alcançar a paz que você deseja. Uns 30 minutos a mais de sono ou uma caminhada de 10 minutos fora do escritório são ótimo remédios contra o esgotamento e o estresse. Um jogo de *sudoku* ou uma xícara de chá verde podem perfeitamente substituir o refrigerante quando você precisa de um pequeno estímulo. Você não precisa diminuir *nada* antes que comecemos a *acrescentar* à sua vida. E lembre-se: em momento algum a Dieta das Emoções lhe pede que corte algo inteiramente de sua dieta. Você sempre pode manter um pouco das coisas de que realmente gosta.

Então, se realmente quiser tomar refrigerante *diet*, não hesite! Mas aposto que seu desejo vai diminuir depois que você tiver completado o programa. Se ainda perceber a existência de sintomas significativos, como incapacidade de se concentrar, hiperatividade, depressão ou ansiedade, pense em consultar um psiquiatra ou psicoterapeuta.

Estimule seu cérebro — naturalmente

A dopamina costuma funcionar com duas outras substâncias químicas que ativam o cérebro e que, felizmente, também se beneficiam de nossos estimulantes de dopamina: a adrenalina (também conhecida como epinefrina) e a noradrenalina (também conhecida como norepinefrina). Esses hormônios do estresse são projetados para nos estimular a "lutar ou fugir", e são elementos-chave para nos sentirmos motivados, excitados, desafiados e entusiasmados.

As pessoas que sofrem de TDA/TDAH em geral são tratadas com estimulantes de dopamina ou com Wellbutrin®, um antidepressivo que estimula a dopamina. Às vezes, contudo, são medicadas com o não estimulante Strattera®, um "inibidor de recaptação de norepinefrina" que, basicamente, aumenta a norepinefrina disponível no cérebro. As pessoas que sofrem de depressão frequentemente são medicadas com tipos de remédios conhecidos como ISRSN – inibidores seletivos de receptação de serotonina e norepinefrina –, que aumentam a serotonina e a norepinefrina disponíveis no cérebro.

A Dieta das Emoções também está direcionada para lidar com essas substâncias químicas cerebrais vitais. Ao obter estimulantes de dopamina, você também estará ajudando seus níveis de adrenalina (epinefrina) e noradrenalina (norepinefrina).

Baixa dopamina: frustração, tédio e sentimentos de inadequação

Agora você entende que um baixo nível de dopamina provoca apatia, frustração, tédio e sentimentos de inadequação e, em alguns casos, alta depressão clínica. Mas as coisas também funcionam no outro sentido: o fato de estar preso em uma situação frustrante, entediante ou desestimulante reduz sua dopamina.

pensamentos desanimadores → nível de dopamina mais baixo → mais pensamentos desanimadores → nível de dopamina ainda mais baixo → mais pensamentos desanimadores...

Quem veio primeiro, a química cerebral ou os pensamentos? Como no caso do ovo e da galinha, não podemos dizer com exatidão – e isso não importa. O que importa é interromper seus pensamentos-cilada enquanto você revitaliza sua química cerebral.

As comidas estimulantes de dopamina são cruciais para lhe dar aquele impulso que você pode obter por meio da cafeína, nicotina ou comidas ricas em gordura. Se quiser acrescentar imediatamente esses estimulantes à sua dieta, vá até a página 187. Quando chegar à Parte IV, você vai aprender a estabelecer seu plano de Dieta das Emoções de 28 dias e a acrescentar estimulantes de dopamina à sua dieta diária, que lhe darão o suporte emocional e bioquímico que você precisa para sair da montanha-russa da cafeína "estimulante/derrubadora".

Você também pode aproveitar o poder da mente para substituir pensamentos--cilada, que provocam desânimo, fadiga e falta de motivação, por pensamentos estimulantes, que provocam excitação, energia e determinação. Como vimos no capítulo 4, transformar seu mantra acrescentando atividades estimulantes é um dos mais eficazes pensamentos e ferramentas de transformação de humor que você possui.

Novidade e obesidade

Os tipos de personalidade que procuram novidade são mais propensos a querer gastar dopamina – e também são mais propensos à obesidade, segundo uma pesquisa recente. Em 2006, um estudo descobriu que as pessoas obesas provavelmente eram mais propensas a procurar novidades do que o grupo de controle. Já que a busca por novidade também é associada à busca por impulsividade e gratificação, uma possível explicação para o sobrepeso é que esse tipo de personalidade cede mais facilmente aos seus desejos, enquanto não consegue considerar as consequências a longo prazo.

Identifique seu mantra

Se tiver pulado o capítulo 4, volte e leia "Encontre seu mantra" (páginas 75 a 82), e descubra o que é um mantra e como ele pode ajudá-lo a substituir pensamentos-cilada por pensamentos estimulantes. Se estiver lidando com dopamina baixa, é provável que seu mantra esteja expressando desânimo, derrota e sentimentos de inadequação. Seguem alguns dos mais comuns mantras de "ávidos por dopamina":

- Algo tem que mudar.
- Não sou bom o suficiente.
- Nunca tive êxito.
- Decepciono facilmente as pessoas.
- Minha vida não está seguindo o rumo que eu esperava.
- Não consigo terminar nada.
- Ninguém realmente me entende.
- É só isso que tem para oferecer?
- Não consigo dar a partida.

- Não faço nada bem.
- Há algo de errado comigo.
- Não consigo pôr ordem na minha vida.
- Sinto-me impotente.
- Eu gostaria de estar em outro lugar.

Sei que não é agradável olhar para declarações tão negativas, mas, como um cirurgião prestes a fazer a ablação de um tumor, temos que identificar o problema com precisão antes de podermos fazer algo a respeito dele. Todos nós formulamos uma história sobre o mundo e sobre quem somos – uma história que está personificada no nosso mantra. O mantra nos diz o que podemos esperar, do mundo e de nós mesmos. Se quisermos mudar nosso comportamento e obter novos resultados, obteremos muita mais se começarmos mudando o nosso mantra. Mas não podemos *mudar* nosso mantra até *identificá-lo.*

Então, qual é *seu* mantra? Será que qualquer um daqueles acima resume sua visão de si mesmo e do mundo? Nesse caso, esse é seu mantra-cilada. Escreva-o e então vá até a próxima parte, para descobrir como esse mantra afeta seu peso.

Se nenhuma dessas declarações que providenciei o descreve perfeitamente, está na hora de você escrever seu próprio mantra-cilada. Dedique alguns minutos a escrever a frase ou declaração que melhor descreva suas mais íntimas crenças sobre quem você é o como o mundo reage a você. Que palavras você costuma ouvir que o desanimam, desmotivam e fazem com que se sinta inadequado? Por favor, escreva-as em algum lugar em que você possa encontrá-las facilmente e então vá para a próxima parte.

Como seu mantra afeta seu peso

Como vimos no capítulo 4, seu mantra-cilada tem forte efeito sobre sua química cerebral. Todas as vezes que você o repete para si mesmo – ainda que inconscientemente –, seu nível de dopamina baixa um pouco. Se você se sente preso nesses pensamentos, então se sente preso dentro de sua vida – e sua química cerebral vai refletir isso:

ambiente restritivo → pensamentos raivosos e/ou desanimadores → nível de dopamina mais baixo → mais desespero e menos motivação para mudar → sem ação, ou apenas ação imprudente → mais restrições em sua vida → nível de dopamina ainda mais baixo → mais pensamentos desesperadores...

Você pode ver facilmente como a falta de dopamina provoca dependência alimentar e aumento de peso. Quanto mais desmotivado e desanimado você se sentir, mais você vai recorrer à cafeína para despertar, enquanto as comidas ricas em gordura vão lhe dar um prazer momentâneo. Você está ávido por sentir-se vivo e por um propósito – e a cafeína, a gordura e talvez comportamentos arriscados e excitantes devem lhe parecer o único prazer que você pode esperar.

Transforme seu mantra

Vendo como seu antigo mantra-cilada está mantendo você dentro de um círculo de insatisfação – e como isso contribui para os problemas de peso –, agora talvez você esteja pronto para escolher um mantra novo e positivo para substituí-lo. Seguem algumas propostas de mantra estimulante:

- Todas as vezes que faço um verdadeiro esforço para me comunicar com as pessoas que amo, elas querem me ajudar.
- Existem muitas coisas nas quais sou bom, e quanto mais eu focar as minhas forças, melhor vou me sentir.
- Tenho êxito em vários aspectos da vida, e as fraquezas são oportunidades para crescer.
- Há muitas pessoas que gostam de mim.
- Minha vida não é exatamente como eu a imaginava, mas existem várias coisas das quais tenho orgulho e outras tantas que eu gostaria de alcançar.
- Quando uso estratégias bem-sucedidas, consigo resolver as coisas.
- Existem muitas coisas que me deixam feliz. O vazio que ainda sinto é o sinal de que preciso mudar ou acrescentar algo em minha vida.
- Estou aqui, e vou viver essa vida que me foi dada.
- Estou aqui na Terra para descobrir o que a vida quer de mim – e não o que quero da vida.

Escolha um mantra estimulante dessa lista ou crie o seu próprio, escrevendo a frase que melhor expressa como você gostaria de se ver e de ver o mundo. Vamos voltar a esse assunto mais tarde, então eu gostaria que estivesse pronto. O mantra estimulante certo pode ser uma forte ferramenta para modelar sua vida, sem falar do seu corpo, e quero que você escolha um que, a seu ver, articule perfeitamente o ser e a vida que você deseja.

Use a Dieta das Emoções para transformar seu mantra

Como vimos no Capítulo 4, mudar seu mantra não é uma tarefa necessariamente fácil. Não importa quantas vezes você disser a si mesmo que *deveria* se sentir diferente consigo, o fato é que você se sente desse jeito. Se estiver desanimado, desmotivado ou deprimido, então esses são seus sentimentos, e a lógica não tem necessariamente algo a ver com isso.

Contudo, o que muda seu conceito e seu mantra é a *experiência*. Tentar novas ações e perceber as consequências permite que você recrie sua vida.

Veja estes exemplos de antigas crenças transformadas em novas. Você tem relação com alguma delas?

ANTIGA CRENÇA	NOVA AÇÃO	NOVA CONSEQUÊNCIA	NOVA CRENÇA
Não sou bom o suficiente.	Vou entrar nessa aula de espanhol em que estive pensando.	Percebi que tenho facilidade para aprender línguas estrangeiras. Sou inteligente.	Sou bom em várias áreas.
Algo tem que mudar.	Vou listar as três coisas pelas quais sou mais grato e passar 10 minutos escrevendo sobre o aspecto da minha vida que mais quero mudar.	Sinto-me feliz por reconhecer o que está dando certo na minha vida. E quando fui realmente honesto comigo mesmo, entendi que não estava totalmente satisfeito com meu trabalho. Agora, vou até a universidade para saber se há um curso que eu possa seguir a longo prazo.	A vida oferece muitas oportunidades para crescer e mudar.

Fazer você agir para criar novas experiências é o que torna a Dieta das Emoções eficiente. Viajar para um lugar aonde nunca foi, desafiar a si mesmo com um quebra-cabeça ou jogos de estratégia, experimentar vários tipos de comida, começar um novo *hobby* ou novos exercícios – todas essas ações são estimulantes de dopamina que lhe permitem enxergar novas possibilidades, em sua vida e para si mesmo. Essa é a maneira de transformar uma espiral descendente em espiral ascendente:

atividades estimulantes → consequências positivas → pensamentos estimulantes → mais dopamina → mais ânimo, vitalidade e motivações → mais energia para mais atividades estimulantes → consequências positivas → mais pensamentos estimulantes → mais dopamina...

Você não precisa necessariamente ser capaz de mudar tudo de um dia para o outro. Mas pode fazer pequenas mudanças que farão com que se sinta bem. Com o tempo, passo a passo, mudança por mudança, você vai descobrir que criou um novo mantra – e uma nova vida. O primeiro passo é simples: acrescente algumas comidas e atividades estimulantes a sua dieta e a sua vida. Depois disso, quem sabe?

Uma base para seu novo mantra

Como vimos no capítulo 4, sempre peço aos meus pacientes que criem uma boa base para seu novo mantra explicando os motivos pelos quais eles são verdadeiros (veja a página 82). Veja em um exemplo de como isso funciona no caso de um mantra estimulante de dopamina:

Tenho sucesso em várias áreas da minha vida...
... porque me esforço.
... porque tenho talento no que faço.
... por causa de quem sou.
... porque quando surge um desafio, gosto de encará-lo.

O novo mantra de Jim: perder peso, ganhar entusiasmo

Jim era um homem de 39 anos e boa aparência que gostava de ir aos bares na maior parte das noites depois do expediente, onde ele encontrava seus amigos e conversava com mulheres. Era orgulhoso de sua capacidade de atração e costumava ir para casa com uma nova mulher várias vezes por semana. Ele vivia comendo pizza e hambúrguer e nunca cozinhava nada, apoiando-se no cigarro para controlar o apetite e manter o peso sob controle.

Contudo, mais tarde, percebeu que estava engordando. Também tentara parar de fumar sem sucesso, e essas duas situações frustrantes o levaram a procurar uma psicoterapia comigo.

"Estou tentando parar de fumar", disse-me ele, "mas três dias é o máximo até onde fui sem cigarro. Sinto-me desesperado e não consigo fazer nada sem fumar".

"O que faz quando *não* está fumando?", perguntei-lhe.

Jim riu amargamente. "Em geral, eu como", disse ele. "Está meio fora de controle. Outro dia comi pizza no café da manhã e então um enorme prato de batatas fritas com queijo e pimenta no almoço. Sempre comi muito, mas isso está ficando ridículo".

No final, Jim me contou que estava ficando aborrecido com outros aspectos de sua vida. O fato de caçar mulheres – embora ainda se considerasse bem-sucedido nesse aspecto – perdera parte do seu apelo. Ele estava cansado de gastar tempo com mulheres de que realmente não gostava, que queriam mais do que ele estava a fim de lhes dar ou cuja falta de interesse o deixava ainda menos satisfeito com o sexo rotineiro. Seu trabalho como vendedor de anúncios comerciais exigia que ele fosse constantemente charmoso, disposto e "para cima". Porém, Jim me disse: "Ninguém se preocupa realmente comigo. Apenas querem saber o que posso fazer por eles".

Jim se enxergava com um homem selvagem, um rebelde atrevido que jogava segundo suas próprias regras. Quando jovem, passara muito tempo praticando esportes radicais, e quebrara alguns ossos praticando *skate* e rúgbi. Aos 20 anos, tinha energia e era bastante ativo fisicamente, ainda que fumasse, bebesse e dormisse pouco. Agora, tinha a impressão de que tudo tinha consequências, e se perguntava por quê. Quando ele se sentou no meu consultório, vi um homem deprimido, com sobrepeso e solitário, sem energia, motivação nem entusiasmo pela vida.

Juntos, Jim e eu concordamos em embarcar em um programa de Dieta das Emoções de 28 dias projetado para estimular seus níveis de dopamina com escolhas saudáveis e sustentáveis, de maneira que ele pudesse abrir mão de fumar, controlar a bebida e perder o excesso de peso que o fazia se sentir inchado, letárgico e pouco atraente. Expliquei que precisávamos "reiniciar" sua produção natural de dopamina que, a meu ver, estava severamente debilitada por sua longa dieta de alta gordura.

Durante as duas primeiras semanas da Dieta das Emoções, eu disse a Jim que podia fumar e beber como ele costumava fazer e comer as mesmas comidas ricas em gordura que ele tanto gostava. Porém, fiz com que ele acrescentasse algumas comidas estimulantes de dopamina a cada semana: muita carne magra e peixe, alguns bastonetes de salsão com molho, algumas porções de folhas verde-escuras e pimentões. Para aumentar sua motivação, pedi que ele olhasse minha lista de troca para comidas estimulantes e algumas receitas, de maneira que ele pudesse continuar a comer pizza e hambúrgueres sem aumentar o peso porque *a maior parte* de sua comida vinha de fontes mais saudáveis.

Também incentivei Jim a acrescentar atividades estimuladoras de dopamina à sua vida. Como Jim se sentia apático e desmotivado, ele não estava afim de começar algo novo, mas, após um pouco de reflexão, percebeu que poderia gostar de *sudoku*. Ele começou a levar consigo uma revista de jogos naquela primeira semana, e achou esse leve desafio agradavelmente estimulante.

Na segunda semana da Dieta das Emoções, Jim estava procurando outra atividade estimulante de dopamina, e lembrou-se de que gostava de caminhar. Embora relutante, entrou em um clube de caminhadas, obrigando-se a levantar cedo em um ou outro final de semana para uma revigorante caminhada pelas montanhas. Quase contra a sua vontade, ele se divertiu – em parte porque encontrou uma mulher que, segundo ele me disse, "era a primeira garota que o excitava havia muito tempo". Aquela mulher acabara de sair de um divórcio complicado e não estava pensando em se envolver. Para Jim, o desafio de cortejá-la e conquistá-la acabou sendo a atividade estimulante de dopamina que estivera procurando, além de lhe dar motivação para prosseguir com mais duas semanas de Dieta das Emoções.

Alguns meses depois dos primeiros 28 dias da Dieta das Emoções de Jim, ele finalmente aceitou o fato de essa mulher não ser exatamente para ele. Mas, naquele momento, já havia perdido parte do peso do qual queria se livrar, desenvolvera um novo interesse nas caminhadas e havia mudado suas escolhas alimentares. Ainda adorava pizza e hambúrguer, mas não estava mais comendo esse tipo de alimento de forma compulsiva. Talvez duas vezes por semana comesse hambúrguer e pizza, mas nos demais dias da semana suas refeições eram muito mais equilibradas – e, agora que Jim havia regulado sua química cerebral, essas novas refeições também o satisfaziam.

Durante o decorrer da Dieta das Emoções de 28 dias, Jim também se esforçou para mudar seu mantra. Originalmente, uma mistura de "Não sou bom o suficiente" e "Minha vida não está indo como eu esperava" havia se transformado em "Existem muitas coisas pelas quais sou grato, e meu sentimento de vazio é uma informação que me convida a fazer algumas mudanças".

Jim ainda está lutando pelo que ele realmente quer da vida. Está reavaliando se está fazendo o trabalho que quer, pensando no tipo de mulher com a qual gostaria de se relacionar e tentando elaborar um plano de vida. Ao acrescentar comidas e atividades estimulantes de dopamina a sua dieta e a sua vida, recuperou a motivação.

Ah, ele parou de fumar. "Pela primeira vez, há muito tempo", disse-me Jim recentemente, "estou excitado em relação ao futuro, em vez de me sentir deprimido com ele". Suas palavras são um tributo ao poder da química cerebral – e ao poder pessoal de Jim para recriar sua vida.

Revitalize sua dopamina

Sua meta no decorrer dos 28 dias da Dieta das Emoções é restaurar a produção de dopamina natural de seu corpo que, por sua vez, vai restaurar sua capacidade de apreciar a vida. Durante as duas primeiras semanas, como Jim, você não vai se privar de nenhuma coisa que queira, mas simplesmente adicionar estimulantes de dopamina, como comidas ricas em proteínas e com pouca gordura, além de atividades desafiadoras. Esses alimentos estimulantes vão dar o sinal para que seu corpo produza uma quantidade sustentável de dopamina, fazendo com que você saia do ciclo "estimulante/derrubador" que a cafeína e comidas ricas em gordura podem criar. Seu desejo de gordura vai desaparecer, enquanto seu desejo por cafeína vai definhar. Você vai começar a perder peso mesmo sem tentar, embora continue a apreciar suas comidas prediletas – porém, com moderação e não de forma excessiva. Sua recompensa vai ser um prazer renovado em todos os aspectos de sua vida e uma motivação renovada para seguir adiante e fazer a escolhas que quer.

Capítulo 6

Sentindo-se fraco: desprovido de tudo

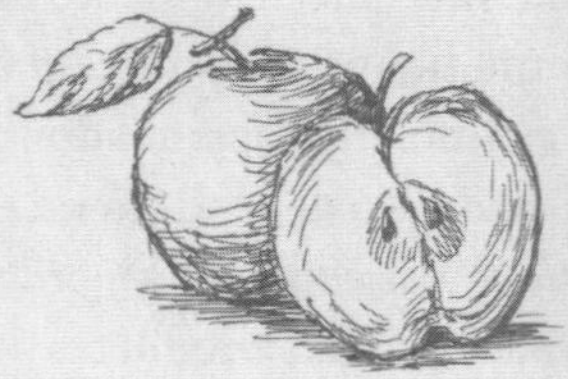

Se um dos mantras mais comuns da deficiência de serotonina é "Não estou me sentindo seguro", e um da deficiência de dopamina é "Não sou bom o suficiente", o mantra da dupla deficiência é "Socorro! Estou fora de controle!". Se seu teste mostrou baixos níveis em ambas as categorias, você pode estar sentindo que você e sua vida estão fora de controle. Você pode ter passado por uma série de eventos estressantes – talvez a doença de um parente, o fim de um relacionamento, a crise de um filho ou dificuldades no trabalho. Pode estar sentindo que antes tinha uma relação fácil com comida e a forma de comer, e que agora, pela primeira vez em sua vida, não é mais assim. Ou talvez sempre tenha lutado na sua relação à comida, mas agora sente que perdeu o controle. Ou talvez sinta que nunca tivera controle no que diz respeito à comida – e talvez a outras situações da vida – e está querendo fazer a Dieta das Emoções na esperança de poder finalmente reaver o controle e restaurar seu senso de poder pessoal.

O que quer dizer sentir-se fora de controle? Veja abaixo algumas possibilidades. Nem todas as descrições se aplicam a todas as pessoas; existem várias maneiras de se sentir e se comportar. Você se reconhece em alguma dessas descrições?

Baixo nível de serotonina	Baixo nível de dopamina	Baixos níveis de serotonina e dopamina
Posturas: ansioso, medroso, impotente, pessimista, indeciso, desconfiado.	Posturas: cólera, depressão, desespero, fadiga, inutilidade, apatia, desmotivação.	Posturas: "com a corda no pescoço", confuso, exausto, frenético, paralisado, histérico, impotente.
Comportamentos: constante obsessão e preocupação com relacionamentos, dinheiro, trabalho ou o futuro; evitar decisões, sentir-se carente, dependente e necessitado; ter dificuldade para dormir, frequentemente por causa da preocupação; ter desejo frequente ou contínuo de comidas açucaradas ou com amido.	Comportamentos: perder o controle com pequenas coisas; sentir-se, com frequência e de forma inesperada, incapaz de executar uma simples tarefa; ser incapaz de se concentrar; repreender-se por erros e lembrar-se de suas insuficiências; calar pensamentos e sentimentos para evitar sentir-se inadequado; talvez se comportar de forma arriscada no jogo, nas drogas ou no sexo, ou ainda sofrer riscos físicos; dificuldade para dormir; ter desejo frequente ou contínuo de comidas ricas em gordura.	Comportamentos: procurar e rechaçar pessoas alternativamente; chorar de forma que parece descontrolada; esquecer coisas ou tornar-se facilmente confuso; isolar-se; dormir demais ou de menos e geralmente sentir-se impotente no que diz respeito ao sono; querer sexo muito mais ou muito menos do que o usual; ter desejo frequente ou contínuo de comidas ricas em açúcar, amido ou gorduras.

Como você pode ver, quando os níveis de serotonina e dopamina estão baixos demais, você tende a desejar comidas ricas em açúcar e amido, que mostram deficiência em serotonina, e comidas ricas em gordura, que denotam falta de dopamina. Já que sua química cerebral está desequilibrada, seus desejos podem ser ainda mais intensos que os de uma pessoa com falta de apenas *uma* substância química vital, assim como também suas outras respostas. Onde alguém com leve déficit de serotonina se sente um pouco carente, você cai em prantos quando uma amiga diz que precisa desligar o telefone; onde alguém com leve déficit de dopamina pode se tornar irritável, você tem irrupções de raiva quando sua esposa esqueceu de comprar leite. Seu mundo, tanto interno quanto externo, está além do seu controle, exacerbado por desejos frequentes ou contínuos de comida e por seu apetite aparentemente sem limites.

Seja uma condição familiar ou uma manifestação recente, de qualquer modo isso é profundamente desanimador, levando-o a cair nos sete padrões de pensamentos-cilada descritos na página 50. Você tentou reaver o controle da sua forma de comer, da sua vida e de suas próprias respostas, e não teve 100% de êxito, ou não conseguiu manter o controle que recuperou, e provavelmente sente-se pior consigo mesmo. Esses sentimentos ruins esgotam suas reservas de serotonina e dopamina ainda mais, levando-o para outra versão da espiral descendente:

vida ou situação familiar estressada recentemente ou a longo tempo → baixos níveis de serotonina e dopamina → sentir-se impotente, esgotado e sem controle → níveis mais baixos de serotonina e dopamina → sentir-se ainda mais impotente, esgotado e sem controle...

Se essa for a sua situação, não se preocupe. Quanto mais intensos, esgotantes ou descontrolados se tornaram seus sentimentos em relação à comida, mais provavelmente sua química cerebral está desequilibrada. Isso, na verdade, é uma boa notícia por dois motivos: um, o problema não é algo essencialmente vinculado a você mesmo, à sua personalidade ou força de caráter, mas trata-se de um problema que pode ser resolvido com novas escolhas de comida e estilo de vida. Dois, estou lhe oferecendo uma abordagem da comida que começa acrescentando alimentos e atividades estimulantes, *sem* retirar nada. Ao contrário das dietas que fracassaram no passado, o fato de acrescentar atividades e comidas sem pedir que você abra mão de algo vai permitir que você aproveite de forma sustentável os benefícios da desintoxicação gradativa. Antes de tudo, qualquer dieta quase sempre fracassava porque colocava-o em estado de abstinência, o que é especialmente penoso para alguém com falta de serotonina e dopamina. A Dieta das Emoções vai aliviá-lo durante o período de abstinência sem que você perceba o que aconteceu. Então, vamos começar. Está na hora de ajudá-lo a mudar seu mantra de "Estou descontrolado" para "Conheço minhas forças e fraquezas, e posso tomar decisões saudáveis".

Reescreva seu mantra

Se for necessário, reveja as partes sobre mantras dos capítulos 4 e 5 (páginas 75 e 103), então identifique seu mantra-cilada atual. Seguem algumas possibilidades:

- Não consigo lidar com nada – sou tão atrapalhado!
- Estraguei tudo, e agora estou pagando o preço.
- Por que as coisas na minha vida sempre dão errado?
- Qualquer coisa que eu faça, nada nunca dá certo – e estou ficando cansado de só tentar.
- Socorro! Estou fora de controle.

Você também pode escrever seu próprio mantra-cilada, aquele que descreve seu estado mental e emocional.

Em seguida, escolha um novo mantra estimulante que vai ajudá-lo em seus esforços para restaurar sua química cerebral e recuperar sua vida. Veja algumas opções:

- Está na hora de começar a lidar com meus problemas, e com alguma ajuda serei capaz de fazer isso.
- Aconteceram coisas comigo das quais não tenho culpa, e agora está na hora de cuidar das coisas que estão sob meu controle.
- Minha vida não foi perfeita, mas aprendi muitas lições e me tornei mais forte. Com esse crescimento, estou pronto para criar a vida que quero viver.
- Tenho minhas forças e qualidades que me tornam amável. Vou começar por amar a mim mesmo.
- Não vou me sentir assim para sempre. Esses sentimentos desagradáveis são um sinal para eu criar algo diferente e melhor para mim.
- Quanto mais coisas eu faço para me sentir no controle de minha vida, melhor vou me sentindo.
- Vou ficar bem.

Ou, de novo, você pode escrever seu próprio novo mantra estimulante – um que o ajude a criar exatamente a vida que você quer. Passe alguns minutos formulando-o exatamente como quer antes de escrevê-lo.

Finalmente, pegue esse novo mantra e acrescente algumas explicações ("porquês") a ele. Eu gostaria que você continuasse acrescentando novas explicações à medida que elas lhe vêm à mente, mas comece adicionando umas três ou quatro desde já:

Vou ficar bem porque...
... dessa vez vou fazer as coisas de forma diferente e obter a ajuda que preciso.
... já me senti assim no passado e superei isso.
... quero fazer o que for necessário para me levar ao lugar onde quero estar.
... sou amado, capaz e bonito.

Agora, como eu já disse, não espero que você apenas embarque nessa nova maneira de ver o mundo e sua vida. Você vai precisar de tempo para criar as experiências que vão lhe provar que seu novo mantra funciona. Vou ajudá-lo com quatro exercícios que podem lhe dar apoio em seus esforços para estimular sua química cerebral.

Aprenda com os erros anteriores

Você se lembra do padrão de pensamento-cilada chamado permanência? Quando você está preso em um sentimento intenso e desagradável, a permanência em geral está presente para piorar tudo. A permanência simplesmente diz: "Você sempre vai se sentir assim!", e é muito difícil não acreditar nisso.

Mas, não é verdade, e vou ajudá-lo a provar isso para si mesmo. Pense na época em que você se sentia realmente preocupado e com raiva de algo que acabou sendo um problema efêmero. Talvez tenha sido uma ruptura difícil que você pensou nunca ser capaz de superar. Ou talvez uma briga com um amigo, uma discussão no trabalho ou um conflito familiar. De uma maneira ou outra, o problema foi resolvido. Talvez até você tenha pensado: "Por que motivo fiquei tão preocupado?". Mas, quando estava enfrentando-o, o problema parecia consumir tudo. Era algo extremamente pesado e permanente.

Fique calmo por uns instantes e tente reviver esse momento doloroso – inclusive a lembrança de que, afinal de contas, nada de realmente terrível aconteceu. Permita-se assimilar a verdade: aqueles sentimentos não eram permanentes de forma alguma. Pense em uma imagem ou palavra que você possa associar a essa lição e, da próxima vez que tiver certeza de que nunca mais poderá sentir-se tão bem quanto agora, visualize a imagem ou diga a palavra. Não deixe que a permanência solape *sua* química cerebral – use esse exercício para revidar.

Fale ao seu coração

Imagine que sua mente e seu coração têm voz e que estão conversando um com o outro. Seu coração representa o que você sente, o que às vezes são padrões de pensamentos-cilada e sentimentos desagradáveis. Quando você ouve uma voz dizendo: "As coisas sempre vão ser assim" ou "Você provavelmente não vai conseguir superar isso", é seu coração que está falando. Ele também poderia dizer "Por que se preocupar?".

Há um motivo para que o coração nos dê esse recado. Os sentimentos são informações importantes e, às vezes, essas palavras desanimadoras são uma maneira de dizermos a nós mesmos: Mude! Isso não está dando certo! Faça algo diferente!

Então, por favor, nunca ignore seu coração. Mas escute o que sua mente está respondendo. Quando a emoção diz: "Sou um traste e me odeio", imagine o cérebro e sua razão dizendo: "Você não é um traste. Você tem boas intenções na vida". Quando o coração diz: "Por que se preocupar? Nada vai mudar mesmo", deixe que o cérebro responda: "Mas estamos embarcando na viagem de 28 dias em que faremos coisas que nunca fizemos antes. Pelo menos, pense na possibilidade de sentir-se diferente de uma forma que você não consegue imaginar por enquanto".

Deixe seus sentimentos flutuar

Imagine que está sentado à beira de um rio tranquilo, debaixo de uma árvore em um dia de sol. De fato, sinta-se sentado lá, com a grama debaixo de você e as pernas juntas. Agora, imagine que esse rio representa sua mente e contém todos os pensamentos e sentimentos que está experimentando no presente momento. Sinta a separação entre você e o rio. O que flutua pode ser o que você pensa e sente, mas não é *você*. Você está na margem do rio, e não na água.

Perceba a diferença entre essa *essência* de você e seus pensamentos e sentimentos. Apenas observe-os, deixando cada pensamento ou sentimento flutuar. Veja, está passando *Eu não bom o suficiente!* E agora *Nada nunca vai mudar mesmo!* E agora vem *Você não consegue perder peso, então nem tente*. E dessa vez *Ninguém nunca vai amar você, Você fracassa em tudo* e *Para que serve?* Você talvez reconheça todos esses pensamentos e sentimentos mas, sentado aqui na beira do rio, você pode ver que não são *você*? Não discuta, não reclame nem tente mudá-los. Apenas olhe enquanto eles passam flutuando...

Apenas faça algo

Guardei o exercício mais simples para o fim: *Apenas faça algo*. Nos dias em que você sente que está caindo em cada um dos padrões de pensamentos-cilada e que sua vida parece completamente descontrolada, apenas acrescente atividades que trazem posturas estimulantes de prazer e produtividades para seu dia. Escolha uma tarefa, não importa seu tamanho – guardar um livro que ficou na mesa de centro, colocar o lixo na rua, até tomar uma ducha. Diga a si mesmo para fazer isso e então faça-o. Depois, escolha uma forma de prazer – ver um filme tolo, caminhar por cinco minutos, ligar para um amigo – e faça-o. Se não tiver certeza do que você quer fazer, dê uma olhada na lista de atividades estimulantes das páginas 178 e 191 e escolha uma. Qualquer uma. Às vezes, é apenas o fato de fazer algo que importa.

A coisa que gosto mais de fazer em um dia ruim é ir sozinho ao cinema no meio da tarde, usando um boné de beisebol. Se o fato de assistir uma comédia alivia pelo menos 20% de meu cérebro, vou assisti-la! Se fazer algo tão simples quanto levar o carro para ser lavado faz com que eu me sinta produtivo, também vou fazer isso! Às vezes, o primeiro passo adiante é tudo o que você precisa.

Restaurar o equilíbrio, reaver o controle: a história de Michaela

Michaela era o tipo de pessoa a qual todos recorriam em caso de crise. Como enfermeira de UTI, ela estava acostumada a lidar com situações extremamente tensas, talvez pelo fato de ter sido criada com uma mãe alcoólatra que criava constantemente crises que o resto da família devia resolver. Essa experiência deixou Michaela acostumada ao que imagino ser uma montanha-russa de dopamina, um padrão permanente de descarga de atenção para enfrentar emergências seguida por um enorme desapontamento depois de passada a crise... que, mais cedo ou mais tarde, ia ser seguida por outra crise.

Quando criança, Michaela se automedicou contra os ataques constantes às suas reservas de dopamina ao desenvolver um gosto por carnes gordas, batatas fritas e queijos fortes. Sua dieta rica em gordura não a levou a engordar porque ela era atleta, mas acredito que tenha sido nessa época que se desenvolveu sua dependência alimentar.

Mais tarde, na faculdade, Michaela se sentiu sozinha longe da família, mesmo que estivesse gostando de sua independência. A essa altura, ela adquiriu um gosto por bolachas de banana com nozes e chocolate que comia na cafetaria local, lugar que ela estudava e ficava para não ter que sentar sozinha no seu quarto. Finalmente, ela fez amizades, encontrou um namorado com quem se casou mais tarde e sentiu-se como se os anos de faculdade tivessem sido bem-sucedidos. Mesmo assim, ela também criou uma dependência potencial de comidas doces e gordas.

Michaela engordou um pouco depois que seus dois filhos nasceram e ela tinha menos tempo para praticar esportes e se exercitar. Mas as coisas só começaram a ficar fora de controle quando sua mãe ficou doente – realmente doente –, com problemas cardíacos que exigiam uma cirurgia e uma série de internações hospitalares. Embora Michaela vivesse em outra cidade e tivesse sua própria família, ela tentou cuidar da saúde da mãe à distância todas as vezes que podia, e ia visitá-la de avião quando necessário. Mais ou menos na mesma época, uma de suas filhas começou a ter problemas na escola e a outra quebrou a perna em um acidente de ginástica. As dificuldades das filhas e as ausências de Michaela acabaram naturalmente atingindo seu casamento e as relações no trabalho. Na época em que me procurou, Michaela sentia que sua vida estava completamente descontrolada.

"Engordei 22 quilos nos últimos seis meses", confessou Michaela, sentada e agitada no meu consultório. Ela era um exemplo de contradições – inquieta e agitada num momento, apática e exausta logo depois. "Não consigo acompanhar o ritmo de nada, minha vida está desmoronando como um todo, estou um traste – e veja como fiquei gorda!", e começou a chorar, tentando expressar uma desculpa entre dois soluços. "Me desculpe, Dr. Mike, não sei o que fazer, não consigo acreditar como consegui estragar tudo..."

Obviamente, Michaela estava lutando com vários problemas. Ela precisava descobrir como impor limites a sua mãe, como resolver as coisas com seu marido e como reconectar-se com suas filhas, que se sentiam abandonadas pela mãe, que, para elas, preferia cuidar da própria mãe do que delas. Da mesma forma, ela precisava reaver o controle de sua relação com a comida. Para mim, era como se ela tivesse desenvolvido dependência de comidas ricas em açúcar, amido e gordura em uma tentativa desesperada de repor a serotonina e a dopamina que sua vida altamente estressada e guiada por crises havia esgotado.

Michaela começou o programa da Dieta das Emoções como todas as outras pessoas: acrescentando comidas e atividades estimulantes sem retirar nada. Como estava extremamente esgotada, eu teria preferido que ela acrescentasse o máximo possível de estimulantes a sua vida e a sua dieta, mas também via que Michaela se sentia exausta demais para conseguir fazer tanto quanto meus outros pacientes. Sugerir que ela tomasse um banho à noite, como Cindy, teria sido tão fora de cogitação quanto correr uma maratona. Mencionar o clube de passeios de Jim teria sido um insulto, mostrando que eu não entendia nada sobre seu nível de estresse e esgotamento. "Dr. Mike, o senhor não está entendendo", ela continuava dizendo. "Não consigo fazer *nada*. Mal consegui chegar até aqui!"

Então começamos devagar. Acrescentamos apenas uma caminhada de 5 minutos à tarde e uma xícara de água quente com limão quando ela sentia que não ia aguentar mais um minuto de trabalho. Ela também concordou em experimentar um novo caminho para voltar do trabalho até sua casa, o que acrescentava um pouco de novidade estimulante de dopamina, ajudando-a ao mesmo tempo a evitar os restaurantes *fast-food*, que são armadilhas comuns e automáticas. Claro, fiz questão de assegurar a Michaela de que ela não ia ter que pensar em abrir mão de qualquer pedaço de bolo ou batata frita até que pudesse fazê-lo sem sentir a dor da abstinência.

A estrada que levou Michaela de volta à saúde foi longa e envolveu uma série de mudanças em sua vida, seu mantra e seus relacionamentos, assim como em sua dieta. Mas, no 28º dia da Dieta das Emoções, sem ter abandonado nenhuma das coisas das quais não estava pronta a abrir mão, ela já havia perdido 3,5 quilos e estava começando a sentir-se menos descontrolada. Uma dupla deficiência é um poderoso desafio, mas Michaela provou ser uma mulher forte. Ao dar pequenos passos adiante, ela se pôs no caminho da recuperação. Tive orgulho dela – e, mais importante, ela também sentiu orgulho de si mesma.

Alimente seu cérebro para controlar sua vida

O fato de ter desejo de tudo é um sentimento terrível. É difícil você não se sentir culpado por essa penosa situação, mesmo que sinta-se deprimido, inseguro ou confuso demais para começar alguma mudança. Se estiver faminto de serotonina e desesperado por dopamina, lamento o desconforto que deve estar sentindo – mas quero lhe assegurar que existe uma solução para o seu problema. Comprometa-se com o primeiro dia do programa de Dieta das Emoções de 28 dias, e então, quando esse dia acabar, comprometa-se com o segundo dia, e então com o terceiro, e o quarto. Talvez seja mais fácil se comprometer sabendo que você não precisa abrir mão de *nada* até que esteja pronto para fazê-lo. Quando a hora chegar, você dará o passo seguinte – e retomará o controle de sua vida.

Parte III

Liberte-se da dependência alimentar

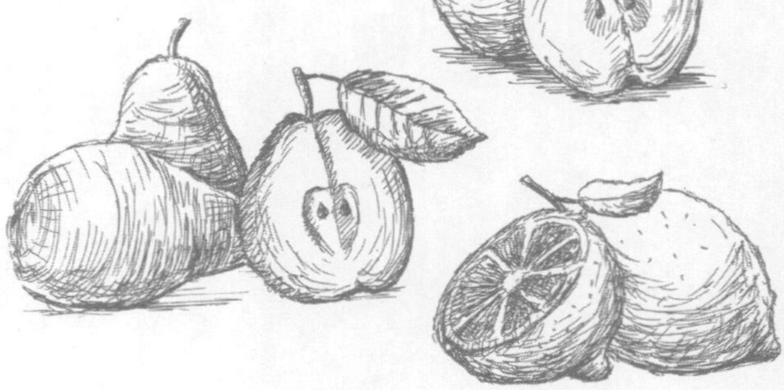

Capítulo 7

Comer obsessivamente: busca de segurança

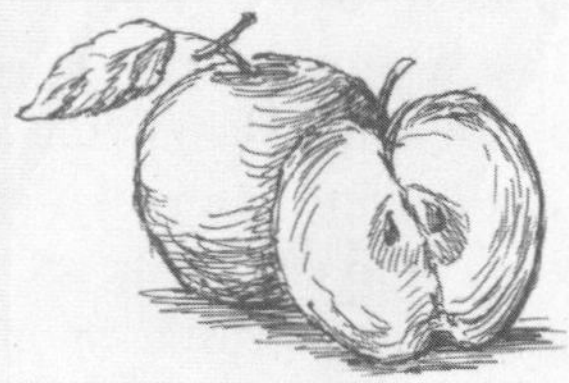

Quando Jennifer entrou pela primeira vez no meu consultório, ninguém teria apostado que ela fosse uma mulher insegura cujo mantra era "Não estou a salvo". Vestia-se lindamente com roupas de grife e usava um corte de cabelo chique de Beverly Hills. Divorciada havia pouco tempo, Jennifer se sentia frustrada pelas relações insatisfatórias em que continuava apostando e lutava permanentemente contra a comida.

Da mesma maneira que ninguém podia perceber as inseguranças de Jennifer, ninguém jamais ia suspeitar de sua dependência alimentar. Entretanto, para ela, cada dia se tornava uma longa batalha. Em toda refeição ela lutava para restringir sua dieta à quantidade de calorias que determinara como sendo apropriada para o peso que queria manter. De manhã, empenhava-se para não comer algo na banca situada no saguão de seu prédio. A caminho do trabalho, lutava para não parar na doceria. Embora Jennifer fosse esbelta e tivesse boa aparência, não se sentia nem um pouco à vontade com a comida.

À medida que fui conhecendo Jennifer, descobri que nos tempos de colégio ela havia sido levemente anoréxica, e depois tinha sofrido crises de bulimia no ensino secundário e na faculdade. Agora suas ansiedades haviam tomado a forma de dietas constantes e exercícios obsessivos. Se engordava, mesmo que fossem 100 gramas, entrava em pânico. Se perdesse um único dia de academia, tinha certeza que logo ia "parecer gorda e feia". E quando escorregava ou desrespeitava seu estrito regime, passava fome nos dias seguintes, desesperada que estava por recuperar o que lhe parecia ter sido uma perda de tempo.

A ansiedade de Jennifer e sua relação obsessiva com a comida eram características de alguém com falta de serotonina. Eu a incentivei a consumir mais alimentos estimulantes de serotonina e tentei ajudá-la a mudar seu mantra. Porém, para Jennifer, a chave consistia em se desfazer dos hábitos viciantes que havia desenvolvido. Ela precisava provar a si mesma que a comida era algo seguro para ela – e, de fato, que o mundo era um lugar seguro.

Como terapeuta cognitivo-comportamental sou fascinado pela interação entre comportamento e posturas. Sei que o caminho para mudar pensamentos e sentimentos consiste frequentemente em mudar a maneira de agir. Na verdade, as ações podem nos levar a pensar de forma diferente – ou podem reforçar os pensamentos que já temos.

Jennifer via o mundo como um lugar assustador e, consequentemente, estava continuamente ansiosa. Via a comida como uma poderosa força que podia perturbar seu corpo e sua vida e, como resultado disso, ela se tornava objeto de medo. Meu propósito consistia em ajudá-la a provar para si mesma que podia abrir mão de alguns de seus comportamentos obsessivos e dar uns passos adiante para mudar seus pensamentos sem pôr em risco sua segurança.

Obsessão por comer e por serotonina

As pessoas que manifestam comportamentos obsessivos por comer costumam ter deficiência de serotonina. Se seu resultado no teste da fome de serotonina do capítulo 4 foi alto, você talvez descubra que também está preso em comportamentos obsessivos. Essa pode ser uma das várias formas raras de baixa serotonina. Se seu resultado no teste da fome de serotonina do capítulo 4 não foi alto e se você também não pontuar muito no teste abaixo, sobre a obsessão por comer, pode seguir diretamente para o capítulo 8.

Os comportamentos obsessivos costumam aparecer como o esforço para reaver um senso de controle e segurança por meio de nossas ações. Procuramos segurança, previsibilidade e estabilidade na esperança de que, se controlarmos nosso consumo de alimentos, poderemos controlar nossa vida.

Os alimentos estimulantes de serotonina listados na página 175, no capítulo 12, vão ajudá-lo a reduzir sua ansiedade e a abandonar comportamentos obsessivos. Você também vai encontrar ótimas refeições e sugestões de lanches estimulantes de serotonina na página 206. Darei-lhe um apoio adicional para superar suas obsessões vinculadas à comida. Vamos começar descobrindo se você *é* comedor obsessivo. Para saber, responda ao seguinte teste.

Sou um comedor obsessivo?

Dê uma olhada na seguinte lista. Marque todos os itens que se aplicam a você.

1. Preciso comer exatamente as mesmas coisas todos os dias.
2. Sinto-me extremamente mal-humorado e ansioso quando não posso ter o que costumo comer no café da manhã, almoço e jantar.

3. Preciso sentar e comer no mesmo lugar todos os dias.
4. Recuso com frequência convites para ir ao restaurante porque prefiro comer uma comida especial em um momento especial.
5. Preciso ter meus próprios talheres.
6. Não consigo comer alimentos de determinadas cores.
7. Digo às pessoas que tenho alergia, embora eu nunca tenha verificado e não existam provas físicas de que eu tenha.
8. Não gosto de comidas diferentes no meu prato.
9. Tenho um jeito de comer que as pessoas acham estranho.
10. Peso minha comida (sem que seja a pedido de um profissional).
11. Fico muito ansioso se não completar minha sequência diária de exercícios.
12. Fico contando mentalmente as calorias o tempo todo.
13. Se eu como algo de minha lista "proibida", então me privo disso durante um tempo ou dobro os exercícios diários.
14. Quando vejo alguém em forma, preciso saber o que ele come.
15. Às vezes, sinto tanto desejo de comida que acabo chorando.
16. Não me permito comer até ter tomado banho, acabado o trabalho, limpado a casa e cumprido meus rituais.
17. Gosto de seguir dietas rápidas, baseadas em sucos ou suplementos nutricionais, mais de uma vez por ano.
18. Acho que a solução para perder peso é não comer gordura nem carboidratos em absoluto.
19. Escondo as provas do que comi (embalagens, pratos sujos).
20. Prefiro cozinhar para os outros e olhá-los comer a ter que comer eu mesmo.
21. Costumo tentar empurrar a comida para meus amigos de maneira a sentir-me menos culpado.
22. Levo minha própria comida em eventos porque tenho medo de novas comidas.
23. Já sofri alguma forma de anorexia ou bulimia.
24. Tenho outros rituais para não comer que preciso seguir para sentir-me seguro.
25. Faço questão que minha comida seja de determinada marca ou restaurante.

Se você marcou uma dessas escolhas, seu comportamento para comer tem aspectos obsessivos e as intervenções destacadas neste capítulo vão ajudá-lo a livrar-se deles progressivamente. Se seus hábitos compulsivos tomam-lhe uma quantidade significativa de tempo, se você se acha incapaz de mudá-los mesmo que levemente ou se suas obsessões provocam-lhe uma grande ansiedade, consulte um psiquiatra para elaborar e receitar um tratamento contra distúrbios obsessivo-compulsivos. Se você estiver sofrendo de anorexia ou bulimia, tratam-se de distúrbios que potencialmente são perigosos para sua vida e requerem um tratamento imediato por um profissional especialista em saúde mental.

Como posso mudar?

A boa notícia aqui é que, assim como você adquiriu progressivamente esses rituais obsessivos em relação à comida, também pode perdê-los gradativamente. Se tiver sido atraído por padrões obsessivos em relação à comida, então vamos encarar isso como uma informação que indica que você precisa de mais estabilidade, previsibilidade ou paz em sua vida. Felizmente, os estimulantes de serotonina listados nas páginas 174 e 178 vão ajudá-lo a criar uma fonte de estabilidade, previsibilidade e paz no lugar que lhe diz respeito: em suas relações, seu senso de propósito na vida e confiança em si. Essas mudanças vão acontecer enquanto você embarca na sua própria Dieta das Emoções, e também farão com que as intervenções seguintes, para dissolver as obsessões, se tornem cada vez mais concretizáveis.

Como sabe agora, a maneira mais eficiente de provocar mudanças é pela mudança de sua experiência. Mesmo que tenha regras específicas em relação à comida, como o fato de um alimento não poder estar em contato com outro, você já sabe *logicamente* que sua saúde não estaria correndo risco se você não seguisse estritamente essa regra. Mas, *emocionalmente*, isso ainda parece assustador. As seguintes intervenções vão progressivamente ensinar à sua parte emocional que você, de fato, vai ficar bem, mesmo que adote uma postura mais relaxada em relação à comida.

1. Pare hoje de pesar, medir e contar calorias

Para algumas pessoas, pesar e medir pode ser uma ótima maneira de ficar alerta quanto ao que come. Mas se você estiver ficando obcecado em relação à sua alimentação, com certeza vai ser bom abandonar a balança e descartar as fitas métricas, e definitivamente parar de contar calorias e medir a comida.

A ideia de abandonar esses métodos de controle pode parecer contrária ao que se espera, mas estamos tentando mudar de um mundo de restrições para um universo de abundância, em que você possa comer o que quiser e ter o que precisar. Confie em mim e comece a agir como se você não *precisasse* pesar, medir e contar, porque tudo que você quer simplesmente vai dar certo.

Prepare-se para o sucesso começando devagar. Escolha uma situação de baixa ansiedade, como um jantar em que esteja comendo sozinho. Diga para si mesmo *apenas nessa refeição*: "Não vou contar as calorias". Depois de preparar um jantar com quantidades razoáveis e equilibradas, jogue fora as embalagens que contêm as informações nutricionais.

No decorrer da refeição, quero que você converse consigo mentalmente. Talvez a sua parte emocional lhe diga: "Sinto-me ansioso. Se eu não calcular a quantidade exata de calorias, não vou ficar bem". Então, imagine a parte lógica respondendo: "Isso talvez seja como você se sente agora, e faz sentido, já que você vem reproduzindo esse comportamento há anos. Mas, logicamente, você sabe que na verdade não há perigo nenhum se não contar as calorias quando se trata de uma refeição razoável que tem os elementos nutricionais dos quais vocês precisa. Você vai ficar bem".

À medida em que você fizer isso, sua parte emocional vai ficar menos ansiosa. Talvez a mudança seja pequena, mas pelo menos você se sentirá menos ansioso do que antes. E a pessoa que vai lhe ensinar essa lição é você mesmo, porque sua experiência vai começar a reduzir esse medo.

Depois que tiver tido êxito na primeira refeição, faça o mesmo na seguinte. E então, de passo em passo, você vai progressivamente obter novos êxitos, como não contar calorias quando estiver comendo em grupo. Se prestar atenção à maneira como seu corpo está se sentindo, e se souber que está tomando decisões saudáveis sobre os alimentos que seu corpo precisa, então você estará no caminho certo para administrar sua ansiedade. O resultado será: "Sou uma pessoa forte e cheia de recursos. Estou trabalhando nisso, e estou ensinando a mim mesmo que posso lidar com os percalços da vida". Use esse progresso com sua autoestima como uma maneira de se ajudar a alcançar suas metas em todas as áreas da vida.

2. Mude algumas coisas em relação aos seus hábitos ou rituais alimentares, apenas para provar a si mesmo que pode

Um dos meus pacientes aprendeu sem querer os benefícios disso. Spencer era um bem-sucedido advogado de 40 anos que vivia em estado permanente de uma ansiedade paralisante. Estava obcecado com a ideia de que talvez pudesse cometer erros no trabalho e de que, se saísse do escritório antes das 22h00, não estaria trabalhando o suficiente. Spencer sempre lutara com seu peso e se levantava às 5h00 todas as manhãs para trabalhar. Mas seus rituais alimentares eram tão tediosos para seu paladar e tão pouco satisfatórios que, com frequência, ele desejava comida *fast-food* e gastava muito tempo e estresse nessa luta mental. Quando por deslize comia algo "fora do cardápio", ele se obrigava a correr 8 quilômetros; e me confessou que uma vez fora correr às 2h00 da manhã porque havia comido algumas batatas fritas.

Todas as noites, Spencer pedia o mesmo bife com salada, no mesmo lugar, e o comia na sua mesa de trabalho. E uma noite, quando o restaurante mudou o cardápio, aconteceu como que um desastre. Apesar de ele implorar, suplicar e finalmente ficar furioso, o novo *chef* do restaurante se recusou a preparar a antiga salada.

"Fiquei tão aborrecido que as palmas de minhas mãos ficaram suadas!", disse-me Spencer. "Eu não conseguia mais trabalhar! Precisava de minha salada para me sentir bem. É difícil explicar, mas ela era uma das únicas coisas que eu queria comer no jantar. Era perfeita, e eu sempre me sentira bem ao comê-la."

Spencer estava acostumado a se acalmar com comida. Para ele, comer era um momento de ordem e segurança na sua vida intensa e frenética. Quando criança, Spencer havia usado açúcar e carboidratos para ajudar a medicar um sentimento geral de imprevisibilidade e caos durante o divórcio dos seus pais. O fato de manter um controle rígido de sua alimentação ajudava-o a sentir-se no comando, mas sob essa racionalidade ele tentava impor, de forma subjacente, uma dependência de comidas que liberavam a serotonina da qual Spencer precisava desesperadamente para ajudar a equilibrar sua química cerebral.

Primeiro, ajudei Spencer a ver quais emoções ele projetava no bife com salada. "Sei exatamente o que vou ter" era realmente um sentimento de familiaridade e estabilidade. Spencer e eu passamos algum tempo procurando outros lugares em que ele pudesse projetar essa necessidade emocional, de maneira que pudéssemos desassociar a necessidade da comida. Felizmente, seus estimulantes de serotonina o ajudaram a satisfazer essa necessidade chamando amigos, perdoando aos seus pais e fazendo caminhadas diárias. Todos esses estimulantes deram a Spencer um sentimento geral de "Vou ficar bem".

Ao mesmo tempo, Spencer começara a se dedicar intensamente a um projeto de pesquisa: ele ligou para todos os restaurantes dos arredores à procura de um bife com salada parecido com seu predileto. Infelizmente, descobriu que nenhum o fazia do jeito do antigo endereço e acabou pedindo um bife com molho de pimenta acompanhado de legumes grelhados.

Havíamos ensaiado a maneira como Spencer iria lidar com o desafio de comer algo novo. Instruí-o para que instaurasse uma conversa mental entre seus lados lógico e emocional. Assim, quando seu lado emocional dizia "Não posso comer isso. Não está como deveria!", o lado lógico de Spencer respondia: "Sei que é difícil, mas você sabe que esse novo bife com salada não vai machucá-lo. A cada pedaço, as coisas vão ficar mais fáceis, e isso vai ajudá-lo a sentir-se menos ansioso".

Sob certo aspecto, Spencer estava se tornando o carinhoso pai de sua própria criança interna e raivosa. Embora não fosse fácil, esse exercício ajudou-o a passar por essa experiência. No final, ele ficou surpreso ao descobrir que o novo prato era delicioso.

"Quando comi esse novo prato, percebi que eu estava prestando atenção aos sabores mesmo!", disse-me Spencer. "É estranho. Depois disso, fiquei verdadeiramente feliz e orgulhoso de mim mesmo. Entendi que eu teria parecido doido se as pessoas tivessem me visto comendo a mesma salada todas as noites. Claro que isso nunca aconteceu porque eu tinha o ritual de comer sozinho na minha mesa de trabalho. Mas agora, ao experimentar algo novo, sinto-me livre. Entendi que, se eu me soltar um pouco, isso não vai me matar - posso até sentir prazer. Uma noite cheguei a chamar meus colegas e fomos jantar juntos. Continuei trabalhando até às 22h00, mas pelo menos dei os primeiros passos!"

3. Se os rituais em torno da comida fazem com que você se sinta seguro, crie um novo ritual que não seja organizado em torno da comida

Se você descobrir que está usando um comportamento repetitivo em relação à comida, transfira parte dessa energia para as relações de sua vida. O fato de ter um encontro marcado e ritualizado com a pessoa que você ama ou uma noite em que costuma sair com amigos funciona como ótima terapia de substituição.

Bethany, de 31 anos, era obcecada por sucos emagrecedores. Ela fazia uma dieta de suco a cada duas semanas, ou ficava tomando sopa a semana inteira para "se limpar". O que pude ver foi que, em vez de ajudar seu organismo, Bethany estava passando fome.

Quando pedi a Bethany que compartilhasse seus sentimentos sobre si mesma e o que comia, ela meneou a cabeça com ar de infelicidade: "Estou gorda", disse simplesmente, referindo-se aos 4 a 6 quilos contra os quais lutava constantemente. "E se eu comer como uma pessoa normal, vou ficar enorme! Sei que vou. Preciso controlar minha maneira de comer, ou vou explodir."

De fato, a realidade era exatamente o oposto: ao se privar, Bethany estava arruinando seu metabolismo, incentivando seu corpo a agarrar cada grama de gordura que ela tinha e cada miserável caloria que consumia. Em sua dieta sem carboidratos, Bethany nunca tivera energia para fazer exercícios, de maneira que seu nível de serotonina, já baixo em si, também não estava tendo nenhum estímulo.

Apesar dos protestos de Bethany, peguei um atalho ao falar de emoções e relações em vez de comida e peso. No começo, ela não conseguia ver exatamente em que essas coisas estavam relacionadas. Porém, perguntei-lhe: "O que você realmente quer, Bethany?".

Bethany me disse que o que ela mais queria era estar envolvida em uma relação realmente apaixonada com um homem que a amasse. Então perguntei de que forma suas obsessivas dietas com sucos emagrecedores a estavam ajudando a alcançar essa importante meta. Quando Bethany me disse que precisa se livrar desses 4 a 6 quilos, respondi: "Então, seu mantra atual é: 'Sou gorda e ninguém vai me amar desse jeito'". Ela sorriu e concordou que eu estava certo.

Então observamos como seu mantra autocrítico afetava, a longo prazo, sua antiga necessidade de perder peso. Ironicamente, seu mantra tornava a perda de peso mais difícil, e não mais fácil. O fato de estarmos em um estado em que acreditamos que não podemos ser amados esgota nossa serotonina. E adivinhe o que precisamos fazer quando nossa serotonina está baixa? Sentimo-nos obrigados a comer carboidratos e açúcar, e certamente não nos vemos fazendo exercícios.

Para Bethany, o fato de perder de 4 a 6 quilos era a precondição para ser amada. Em nosso trabalho, descobrimos que era exatamente o contrário: sentir-se amada era a precondição para que ela perdesse de 4 a 6 quilos. Se os estimulantes de serotonina pudessem ajudar Bethany a *se sentir* amada, então ela não precisaria realmente de sucos emagrecedores. E em vez de pensarmos em uma relação romântica – que em geral fica totalmente fora do nosso controle –, observamos as relações sobre as quais Bethany tinha controle.

Examinamos que o fato de marcar uma saída entre garotas ou uma noite de TV ajudava realmente Bethany a não se sentir sozinha. Quando ela estava com suas amigas, estas sempre faziam-na sentir que aquilo pelo que ela passava não era tão incomum. Todos nós lutamos com problemas de autoestima de vez em quando. Mais importante, Bethany entendeu quanto amor ela já tinha em sua vida.

Outro estimulante de serotonina para Bethany foi criar um ritual noturno de ioga toda segunda-feira. A natureza calma e espiritual do exercício lhe fazia muito bem, enquanto a regularidade e a repetitividade dos movimentos faziam com que Bethany se sentisse mais segura e tranquila. Claro, o fato de a ioga ser em si um estimulante de serotonina também ajudava. Para Bethany, era a atividade perfeita e, acima de tudo, ela podia praticá-la em casa, todas as vezes que se sentisse ansiosa. Quando era tentada a automedicar-se com carboidratos e doces, de fato ela podia fazer outra coisa que lhe fazia bem enquanto satisfazia seu desejo de estimulante de serotonina.

Com esse apoio e com amor, Bethany abriu mão de seus ritualísticos sucos emagrecedores em prol a uma maneira sustentável de comer. Mudou de uma mentalidade de corrida de velocidade para uma de maratona. No final, Bethany acabou perdendo, sem recuperar, 3,5 quilos. Embora ainda não fosse seu peso "ideal", isso a colocava na categoria saudável. E, ao receber amor de tantos lugares em sua vida e perceber que merecia esse amor, Bethany se sentiu perfeitamente feliz sendo a pessoa que ela era.

Ah, agora Bethany está namorando *e* comendo comidas sólidas todos os dias. O sucesso foi total!

4. Se você se sente ansioso com a ideia de não ter o controle total de sua dieta, delegue a um amigo a responsabilidade de escolher uma nova refeição saudável para você uma vez por semana

Vivian, 43 anos, era gerente de marketing e lutava contra seu peso e seus pensamentos obsessivos sobre o que comia. Todos os dias, ela gostava de levar ao trabalho uma salada de atum que fizera em casa a seu próprio modo. Às vezes, ela pensava em comer algo diferente ou sair para almoçar, mas, de certo modo, sentia-se paralisada e inquieta todas as vezes que saía da rotina.

Sugeri que ela literalmente delegasse o controle do que comia a um amigo – apenas uma vez por semana –, mas essa simples ideia a aborrecia. Mais tarde, ela me disse que era como se o "momento privado" que ela passava com seus rituais de comida tivesse sido arrancado dela.

Contudo, Vivian estava cansada de suas obcecadas escolhas por comida, e finalmente concordou em experimentar essa sugestão. "Quando deixei minha namorada decidir o que eu devia comer no almoço, fiquei furiosa!", disse-me ela depois da primeira tentativa. "Era ridículo! Na verdade, *pedi* que ela fizesse isso, então não sei o que aconteceu comigo, mas fiquei louca."

Com o sucesso arrebatador que Vivian desfrutava no trabalho, não fiquei surpreso de que o fato de abrir mão de certo controle pessoal fosse difícil para ela. De certo modo, era reconhecer que ela tinha fraquezas. Mas, para Vivian, admitir que ela era um ser humano que precisava de ajuda de vez em quando era algo terapêutico em si. De fato, a namorada de Vivian disse que se sentiu aliviada. Sempre vira Vivian como alguém perfeito, e às vezes sentia um pouco de medo de confiar nela. Agora, ela se sentia capaz de se aproximar ainda mais.

Depois de algumas semanas, Vivian e sua namorada passaram a chamar seus almoços de quarta-feira de "almoço da quarta". As primeiras duas semanas foram difíceis mas, depois disso, as coisas se tornaram mais fáceis. Ela substituíra seu ritual alimentar por um alegre almoço de quarta-feira, em que ela e sua amiga experimentavam novos restaurantes, comemoravam sua rotina e planejavam o fim de semana. Isso acabou sendo um estimulante de serotonina muito mais eficiente e ajudou Vivian a criar a vida que ela realmente queria viver. Depois de outro mês, elas concordaram em escolher novos restaurantes paras suas saídas de quarta-feira, já que, para Vivian, o fato de ir a novos lugares e comer novas comidas não provocava mais ansiedade. De fato, ela esperava por isso. Ironicamente, a maneira como ela tinha tentado se sentir segura havia servido apenas para aumentar sua ansiedade. Paradoxalmente, ao abrir-se e tornar-se menos isolada e mais flexível, Vivian se sentiu mais segura.

Outro beneficio da mudança de comportamento alimentar e da melhoria dos relacionamentos foi que Vivian se sentiu mais satisfeita e, consequentemente, menos afim de beliscar. Ela descobriu que não precisava das doses calmantes de açúcar que haviam feito com que, desde os 25 anos, ela tivesse 9 quilos de sobrepeso. Alguns outros estimulantes de serotonina, como uma meditação de 5 minutos que ela carregou em seu iPod®, constituíam ferramentas complementares. No final, Vivian não somente abriu mão de seu ritual obsessivo como obteve o que ela realmente precisava em sua vida.

5. Mude suas escolhas de comida lançando uma moeda. Se for cara, coma normalmente. Se for coroa, obrigue-se a fazer novas escolhas

Isso funciona para quem planeja fazer exercícios demais ou conta obsessivamente as calorias. Por exemplo, se você costuma correr 8 quilômetros ou ir à academia uma hora por dia, tire um dia de folga quando, ao jogar a moeda, der coroa. Ou, no dia de folga, limite-se a caminhar rapidamente em vez de cumprir sua exigente rotina.

Com todos esses exercícios transformadores de comportamento, você poderá alcançar duas metas. Primeiro, vai aprender que, mesmo que não tenha o controle total de sua comida, ficará bem. Segundo, você se sentirá obrigado a focar seus problemas de controle menos na comida e mais em outras fontes de estabilidade e prazer: família, vida, trabalho e sua própria felicidade.

Abra-se para o sucesso

Lembre-se, a primeira vez que você fizer algo será mais difícil que a segunda, a terceira ou a quarta vez. Como eu disse antes, enquanto seu coração diz "Não posso fazer isso!", sua mente lógica diz: "Estou apenas mudando minha rotina, isso não vai me ferir". Você pode escolher qual das vozes escutar, mesmo que, no começo, seu coração fale bem mais alto. Porém, todas as vezes que você escutar a voz da lógica, ela se tornará 1% mais forte.

Obviamente, o processo como um todo é lento, porque até agora sua voz emocional tem comandado sua maneira de comer. Então, seja paciente consigo mesmo. Disponha-se a ganhar essa luta sendo gentil e compassivo com suas emoções. Elas vão acabar mudando!

Capítulo 8

Comer emocionalmente: busca de alegria

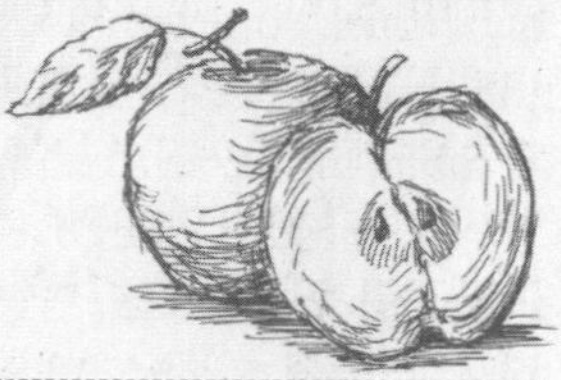

Dede estava apenas 3 quilos acima do seu peso ideal, mas esses 3 quilos tomavam virtualmente toda a sua atenção. Se o comportamento carente de serotonina de Jennifer no capítulo 7 era provocado pela obsessão por comer, a cilada alimentada por dopamina e serotonina de Dede era provocada pelas emoções. Enquanto Jennifer era prisioneira de seus medos, Dede era escrava de sua crença de que nunca seria atraente ou digna de ser amada. "Não sou boa para nada", declarava seu mantra – e a aparência abatida de Dede, suas roupas largas e ombros caídos gritavam esse recado em alto e bom som.

Como comedora emocional, Dede recorria às suas comidas-cilada de serotonina e dopamina todas as vezes que se deparava com a confirmação de seu autoconceito negativo. Claro, já que estava sempre procurando essa confirmação, costumava encontrá-la! Dede tinha tanta certeza de ser inútil que confirmava essa opinião para si mesma antes que o mundo o fizesse. Quando ela encontrava um homem em que pudesse ficar interessada, em vez de tentar um flerte ou começar um relacionamento, ela comia. Quando tinha oportunidade de ser promovida ou conseguir um novo emprego, em vez de correr atrás dessa possibilidade, ela comia. Quando passava um domingo difícil com sua mãe, em vez de enfrentá-la ou encontrar uma maneira mais satisfatória de passar o fim de semana, ela comia.

Dede se exercitava de forma excessiva, de maneira que estava somente 3 quilos acima do seu peso ideal. Mesmo assim, sua relação com comida não era menos dependente do que a de outros pacientes com sobrepeso muito maior. Em vários aspectos, a vida de Dede era ainda mais dominada pela comida do que a de alguns deles.

Da mesma forma que no caso de Jennifer, minha meta com Dede era proporcionar-lhe situações em que ela pudesse provar a si mesma que seu mantra-cilada estava errado, assim como suas mais íntimas crenças. Se Dede pudesse realmente agarrar a possibilidade de considerar que era digna de ser amada e merecedora, ela estaria no caminho certo para libertar-se dos mecanismos viciantes que faziam com que ela procurasse consolo em um pacote de batatas *chips*.

Um dia, o homem do qual Dede gostava havia muito tempo, porém sempre evitara, começou a namorar uma nova mulher. Dede reagiu comendo uma pizza inteira sozinha. Pedi a ela que lembrasse e me contasse o momento em que soube que queria comer. O simples fato de reconhecer esse mecanismo ajudava a fazer com que Dede olhasse para si mesma e seu comportamento com mais clareza. Eu também queria que Dede reescrevesse sua história perguntando-se: "O que a Dede ideal com mantra estimulante teria feito naquele momento?".

Consegui que Dede escrevesse todas as coisas que lhe faziam bem na vida. Todos os dias eu lhe pedia que acrescentasse algo à lista. Ela começou relutantemente por "meu trabalho está bem", mas por volta do décimo dia estava escrevendo sobre seu gosto pela moda e como se sentia feliz.

Durante a terceira semana, a mãe de Dede passou a tarde toda queixando-se de seus problemas junto à sua filha. No passado, Dede teria saído da casa da mãe sentindo-se ao mesmo tempo esgotada e de certa forma culpada por sua própria existência. Normalmente, no momento em que chegaria em casa, ela saberia que precisava de sorvete e teria parado numa loja para comprar sorvete de chocolate com cobertura de creme. Mas, dessa vez, Dede deu à sua mãe alguns minutos de conforto e escutou compassivamente, mas não a ponto de se sentir esgotada. Então, ela se levantou e disse que estava na hora de ela ir embora. Sentiu-se um pouco culpada enquanto se dirigia para o carro. Mas ficou bem – não ótima, mas bem –, e não precisou do sorvete.

Na semana seguinte, quando a mãe de Dede começou a se queixar, também criticou Dede por não prestar atenção aos seus problemas. Mas, dessa vez, Dede tinha uma nova resposta para a mãe.

"Mãe, eu amo você", disse ela. "Mas acho que nós duas precisamos nos divertir juntas. Às vezes, sinto-me esgotada no final de um longo dia de trabalho. Não tem nada a ver com não *querer* ouvir. É apenas que, às vezes, *não posso*." Dede até contou à sua mãe sobre o conceito de "paralisia da análise", em que você fica ruminando seus problemas sem realmente seguir adiante.

Então, Dede tirou um DVD da bolsa – uma comédia romântica engraçada, com um ator do qual ambas gostavam – e sugeriu que vissem juntas. Depois disso, sua mãe ficou surpreendentemente animada, e Dede soube que havia dado um grande passo adiante no sentindo de abrir mão de sua fome emocional.

Fazer algo que lhe dá um sentimento de prazer como assistir a um filme pode ser uma estratégia simples porém eficiente para voltar a comer de forma mais responsável. Dede também testara sua capacidade de ficar fora da maneira de pensar "cilada" do tipo paralisia da análise de sua mãe, e descobrira que nada horrível havia acontecido por causa disso.

Seis semanas depois, Dede me contou que tinha encontrado um homem. Havia um rapaz novo trabalhando no seu prédio. Dede o achava bonito, mas nunca pensara que ele pudesse atrair-se por ela. Ela não ficava à vontade ao sentir-se paquerada, mas dera um jeito de olhá-lo nos olhos e sorrir.

Dede continuou a lutar por si mesma, sentindo-se uma pessoa valiosa e evitando reprimir suas emoções, enquanto comia alimentos estimulantes e praticava as atividades que eu havia recomendando em seu plano da Dieta das Emoções. Ela começou com 20 minutos, toda manhã, de aulas de francês de um programa na internet, e abriu uma poupança para a viagem dos seus sonhos até Paris. Dede precisava dessas atividades estimulantes para lembrar que sua vida estava repleta de experiências a serem descobertas – experiências que ela podia escolher. Toda vez que ela resolveu cozinhar comidas estimulantes em casa em vez de medicar seus sentimentos com pratos prontos e caros, colocou os 5 dólares que havia poupado no fundo que abrira para sua viagem a Paris. Ela não estava focando aquilo que tirava, mas o que ela havia escolhido acrescentar.

À media que reprogramava seu comportamento, Dede começou a notar que não estava mais sentido necessidade de comer automaticamente quando passava por um momento difícil ou de baixo-astral. De fato, ela sentia esses momentos de depressão com muito menos frequência. Tornou-se amiga de um homem do escritório, e ele a convidou para tomar uma bebida.

Um dia ela percebeu que 2 dos 3 quilos que ela carregava havia anos tinham sumido. E não queriam voltar. Mas, mais importante ainda, o estado de espírito de Dede havia melhorado. Ela até gostava de si o suficiente para perceber que o quilo que ainda sobrava não era perceptível nem valia sua preocupação. Seu hábito de comer por motivos emocionais havia desaparecido, e ela era capaz de relaxar e se divertir.

Sou um comedor emocional?

Às vezes, acho que todos nós fomos treinados a comer para responder a emoções. Os anúncios mostram pessoas sorrindo e se divertindo depois de terem comido rosquinhas doces, um pacote de batatas *chips* ou terem bebido uma lata de refrigerante. E também somos instruídos a associar os momentos mais felizes da vida com alimentos – como um bolo de aniversário.

Claro, não há nada de errado no fato de celebrar ou de se reconfortar de forma ocasional com comida. Mas quero que suas escolhas sejam conscientes e deliberadas.

Alguns agrados, como um pedaço de bolo de aniversário de vez em quando, ainda podem fazer parte de sua maneira de comemorar. Mas você precisa de algo que o faça se sentir melhor no dia a dia, então, quero que procure alimentos estimulantes de serotonina e dopamina e, melhor ainda, uma atividade. Uma ação concreta vai ajudá-lo a arrancar a causa profunda de sua forma emocional de comer trazendo a paz e o ânimo de que você realmente está faminto.

Algumas das estratégias no fim deste capítulo – se você estiver com níveis baixos de serotonina, dopamina ou de ambas – serão especialmente úteis se você estiver lutando contra a fome emocional. Mas vamos começar descobrindo se a comida emocional constitui um problema em sua vida. Responda ao seguinte teste para descobrir.

Sou comedor emocional? – Teste

Leia a seguinte lista. Marque cada item que se aplica a você.

1. Sempre senti culpa pelo fato de comer.
2. Quando criança, eu comia mais que as outras crianças.
3. Tenho pelo menos um amigo que faz com que eu me sinta mal, mas não consigo me afastar dele (ou dela).
4. Tenho problemas de relacionamento com a minha família.
5. Estou frequentemente sozinho.
6. Quando como, não fico realmente satisfeito, mesmo comendo muito.
7. Como apenas para ter algo a fazer.
8. Sempre gosto de comer algo quando estou em casa, porque é reconfortante.
9. Como quando outras pessoas comem, mesmo que eu não esteja com fome.
10. Sinto-me impotente em relação à comida.
11. Sinto-me deprimido com frequência.
12. Fico muito irritado quando não posso comer meu prato predileto.
13. Quando criança, meus pais costumavam recompensar-me com comida.
14. Às vezes, sinto-me bastante desconectado do meu corpo.
15. Costumo repreender-me diante do espelho.
16. Meu desejo de comida vem muito mais de uma fome emocional do que de uma fome física.
17. Passei por uma fase em que eu tentava limitar minha maneira de comer mas, às vezes, como grandes quantidades de alimentos sem mesmo perceber.
18. Costumo comer diante da TV.
19. Percebi que sinto desejo de minhas comidas-cilada prediletas quando acontece algo desagradável.

20. Quero comer nos momentos mais estranhos do dia e, às vezes, acordo de noite para comer um lanche.
21. Às vezes, sinto-me desesperadamente triste antes de comer.
22. Todas as vezes que alguém me trata mal, consolo-me com comida.
23. Acho quase impossível lutar por mim mesmo e como para disfarçar o mal que isso me faz.
24. Ao dizer não, sinto-me culpado – e frequentemente como para me reconfortar.
25. Como poucas calorias durante o dia, mas consumo muitas de noite.

Se tiver marcado uma ou várias das questões acima, você tem algum tipo de comportamento emocional ao comer que provavelmente indica que você está com baixa serotonina, baixa dopamina ou, em muitos casos, com falta de ambas. As intervenções destacadas neste capítulo vão ajudá-lo a abrir mão delas progressivamente. Não se desespere – você pode romper esse ciclo e mudar não somente a maneira como se sente em relação a si mesmo, como também seu jeito de reagir a sentimentos difíceis, desagradáveis ou opressivos. Se for incapaz de fazer qualquer mudança, mesmo que mínima, ou se estiver sentindo sintomas maiores de depressão ou ansiedade, consulte um profissional da saúde mental ou especialista na área.

Comer emocionalmente e a química cerebral

Se estiver com falta de dopamina, você tende a se sentir como se sua vida tivesse perdido seu brilho. Você pode se sentir vazio, deprimido, opresso e esgotado. Pode sentir desejo de dramas ou emoções fortes que o levantem desse marasmo, ou de algo agradável e divertido para aliviar o estresse diário.

Se estiver faminto de serotonina, você pode se sentir ansioso e tenso, preocupado com o trabalho, com a relação ou com o fato de sua vida pessoal estar fora de controle. Pode sentir-se desconfiado e pessimista, temendo que nada dê certo para você, e talvez até convicto de que não dará mesmo.

Se estiver com falta de ambas as substâncias químicas, você talvez esteja sentido que sua vida escapou de você. Talvez acredite que não tem a energia ou clareza necessárias para fazer mudanças e perseguir suas metas – e que a única coisa que pode fazer é aguentar todos os dias.

Em todos esses casos, você pode estar envolvido no que chamo de comer emocionalmente: comer não em resposta a uma fome física ou necessidade nutricional, mas como resultado de desafios emocionais. Claro, como já vimos, os desafios emocionais também são físicos. Quando você se sente deprimido, opresso, estressado, travado ou rejeitado, sua química cerebral responde de acordo com isso. Suas reservas de dopamina e serotonina se esgotam, e você precisa de mais apoio bioquímico para os desafios que está enfrentando, o que faz com que seu desejo por comidas ricas em açúcar, amido ou gordura seja uma resposta física equivalente à fome que sentiria se tivesse executado um trabalho físico extremamente pesado durante horas.

A solução, como vimos no decorrer deste livro, consiste em alimentar seu cérebro com comidas e atividades que ele precisa para fabricar reservas estáveis e saudáveis de serotonina e dopamina com as quais você possa contar. Assim, você sempre se sentirá "alimentado" e satisfeito, e não precisará mais de reposições pontuais. No entanto, posso lhe oferecer sugestões específicas para reescrever seus padrões de comer emocionalmente como algo mais saudável e satisfatório.

Quando começo a me sentir satisfeito?

Por sorte, se você ocupar sua vida com os alimentos e as atividades estimulantes de serotonina e dopamina que sugiro nos capítulos 12 e 13, grande parte de seu ato de comer emocionalmente vai desaparecer sozinho. Suas substâncias químicas cerebrais vão estar reabastecidas de maneira saudável e estável, e você simplesmente não vai mais sentir a necessidade de comer emocionalmente como antes.

A outra maneira de sentir-se satisfeito consiste em focar ações específicas que fazem com que você se sinta positivo e feliz com sua vida. Já que a maneira mais efetiva de criar mudanças é por meio de mudanças de experiências, qualquer coisa que você fizer para melhorar sua vida vai alterar sua relação com a comida. Quanto mais importantes se tornarem as demais experiências, menos importante parecerá ser o fato de comer – e esse processo vai acontecer de forma natural, sem esforços. Se quiser abrir mão de alguns padrões do ato de comer emocionalmente, experimente uma das seguintes sugestões.

1. Você é bom o suficiente

Faça alguma coisa hoje que lhe permita se sentir "bom o suficiente". Basta dispor-se a sorrir ou cumprimentar alguém no elevador, fazer uma doação para uma obra de caridade ou contra o câncer, ou ligar para um amigo que sempre parece entendê-lo. Agora, você tem uma sensação de paz que, como deve lembrar, era uma das sete posturas estimulantes que listei na página 59. O fato de se conectar com sua capacidade de fazer algo diferente vai lembrar-lhe quantas qualidades agradáveis você tem. E também não há nada de errado no fato de você tentar se sentir tão bem quanto for possível externamente quando se sente abatido internamente. Quando me sinto deprimido ou depois de um rompimento, costumo vestir minha camisa preferida, fazer a barbar e me pentear. E aí vem um pouco daquela outra postura estimulante: preferência; entre suas preferências deve estar você; procure se orgulhar de você.

2. Aposte no futuro

Ao tentar algo novo, dê um passo positivo adiante, rumo a uma meta. Se você sempre quis pintar, inscreva-se em um curso. Se você sempre almejou secretamente ter aulas de dança mas pensava que não tinha jeito para isso, procure ainda hoje um curso para iniciantes. Se sonha em tirar

férias, abra uma poupança. Repare come está preenchendo sua vida com mais duas das sete posturas estimulantes: produtividade e propósito. Você pode encontrar outras sugestões de atividades estimulantes nos capítulos 12 e 13.

3. Distancie-se das situações que o esgotam

Na minha experiência, as pessoas propensas a comer emocionalmente em geral são zelosas nos relacionamentos. Se isso lhe parece algo familiar, tente isto: da próxima vez que estiver com pessoas que falam de seus problemas, veja o que acontece se você não fizer nada. Tente tolerar a infelicidade delas sem procurar consertá-las. Isso deve ajudá-lo a desenvolver maior tolerância em relação aos seus próprios humores da próxima vez que se sentir infeliz, e assim sua infelicidade mais dificilmente se transformará em fome. Você não tem que consertar nada, e também tem o direito de cercar-se de pessoas que o prezam e preenchem sua vida com duas das sete posturas estimulantes: poder e paz.

4. Convide amigos e escreva-lhes mensagens de afeto

Peça a cinco amigos mais próximos que lhe enviem um e-mail com as três coisas que elas mais gostam em você. Repare na reação deles ao ler esses e-mails. Você sente vontade de discutir com elas? Apontar seus defeitos? Perguntar a elas por que escolheram essas qualidades e não outras das quais você tem mais orgulho ou que gostaria de ter? Reflita um pouco e perceba quantos dos seus pensamentos são vinculados ao medo de que as pessoas tirem sarro de você ou o desprezem, em vez de apontar suas qualidades. Então, escreva de volta pelo menos uma breve mensagem afetuosa para cada participante, expressando sua gratidão pela alegria que trouxeram à sua vida.

5. Medite

Faça uma meditação atenta, em que você vai se exercitar a simplesmente observar seus sentimentos em vez de tentar reagir a eles. Passe 5 minutos do dia sentado calmamente e observando o fluxo de seus pensamentos. Com a prática, você pode chegar a 30 minutos ou mais, porém comece devagar, já que a tarefa de acalmar os pensamentos pode ser um tanto árdua. Algumas pessoas acham útil escolher uma palavra ou frase e repeti-la enquanto respiram profundamente. Você pode entrar no site www.drmikedow.com (em inglês) e fazer o *download* de uma meditação guiada. Sempre digo aos meus pacientes: "Se você não enxergar seus sentimentos de forma tão pessoal, seus sentimentos não vão enxergá-lo tão pessoalmente!". Essa distância a mais entre você e seus sentimentos pode lhe dar mais espaço para começar a tomar decisões em relação à comida. Assim, você vai abrir mão da cilada da paralisia de análise, enquanto aumentará a paz, uma das posturas estimulantes.

6. Faça uma caminhada atenta

Pegue o cachorro, chame um amigo ou simplesmente ligue seu iPod® e faça uma caminhada breve, dando a volta no quarteirão, antes de se entregar ao desejo de comer emocionalmente. Enquanto caminha, sinta verdadeiramente seu corpo. Sinta as pernas se mexerem e repare no ruído de seus pés quando batem na calçada. Sinta sua respiração e repare no cheiro do ar. Escute o canto dos pássaros ou os sons dos carros passando. Preste atenção na maneira como a luz ilumina as árvores. Cumprimente as pessoas, sorria e olhe para elas nos olhos. Preste atenção nos seus pés, não se arraste e, se puder, arrume sua postura de maneira a ficar mais alto enquanto caminha. Movimente-se como se estivesse sentindo-se bem consigo mesmo, mesmo que não esteja. Alguns estudos mostram que, com a prática, o fato de se comportar como se você estivesse realmente bem *faz* com que você se sinta bem. Você aliviou seu humor com as posturas estimulantes do poder, da preferência e do prazer, que podem reabastecer suas substâncias químicas cerebrais no lugar da comida que você normalmente ia escolher.

7. Distraia-se

A maior parte dos desejos não dura mais do que 2 minutos e é satisfeita em quatro mordidas. Então, se você puder se distrair por uns instantes, é bem provável que consiga esquecer sua fome. Experimente as atividades estimulantes das páginas 178 e 191, ou faça um dos itens da seguinte lista:

- Escove os dentes.
- Limpe a bancada da cozinha.
- Masque um chiclete sem açúcar.
- Use o fio dental nos dentes.
- Entre na internet e leia uma matéria de algum blog.
- Escute uma música animada e, se puder, dance.
- Planeje um passeio com a família.
- Passe um branqueador de dentes.

- Tome uma ducha.
- Esvazie a lava-louça.
- Escreva um e-mail amigável a alguém de que goste.

7. Escreva uma lista de motivos de gratidão

Sente-se e escreva uma lista que comece pelas palavras: "Sou grato porque...", e então pense em tudo o que há de bom em sua vida, mesmo que seja algo pequeno. Pode ser qualquer coisa desde "tenho cabelo bonito" até "tenho uma ótima relação com meu filho" ou "o tempo está bom hoje". Assim que começar a olhar para as coisas que o fazem sentir-se bem, ficará surpreso de ver quantas são. Conserve a lista e acrescente itens todas as vezes que sentir vontade. Leia-a quando sentir fome emocional, e veja se pode sentir um pouco de serotonina ou dopamina fluindo de volta para seu cérebro.

8. Dê-se uma folga

Pensamos com frequência que a melhor maneira de seguir adiante consiste em nos criticarmos por nossos erros, com esperança de que possamos nos endireitar e evitar repeti-los no futuro. De fato, a melhor maneira de melhorar é exatamente o inverso: perdoar a nós mesmos por nossos erros, deixando-os de lado tão rápido quanto possível, e focar no que fizemos de certo. Vários estudos na psicologia esportiva descobriram que, se um atleta comete um erro, autossugestões como: "Estou me esforçando tanto!" e "Não vou desistir, isso é bom para mim!" são muito mais úteis do que: "Deixei a bola cair – que idiota", ou "Eu não deveria ter feito isso".

Sugiro que você siga a mesma abordagem: quaisquer que sejam seus resultados em relação ao fato de comer emocionalmente, foque no que você fez de certo, mesmo que isso lhe pareça algo minúsculo dentro de um quadro bem maior. A autocrítica só serve para reduzir os níveis de serotonina, deixando-o deprimido e fazendo com que você queira comer emocionalmente mais uma vez.

9. Fique atento

Um dos maiores presentes que podemos dar a nós mesmos – quando sentimos pena, medo, ansiedade ou depressão – é simplesmente estar aqui e agora. O momento presente é o único lugar em que podemos realmente estar totalmente em paz, o lugar em que tudo apenas *é*, e não precisamos imaginar o que poderia ser ou será; em que não precisamos ter medo do que acabamos ou deixamos de fazer. No presente, apenas *somos*. Se você puder ficar atento e comer de forma atenta – provando e saboreando realmente a comida –, você pode se entregar ao prazer de comer de maneira que, mesmo que este fato seja uma escolha emocional, você possa plenamente satisfazer seu desejo com apenas algumas mordidas em vez de ultrapassar o ponto em que você não sente mais nenhum prazer.

Aqui vai um exercício para manter você atento, que pode ajudá-lo a comer de forma atenta: pegue algumas uvas-passas, uvas frescas ou qualquer outro alimento pequeno, seja fruta ou noz, e coloque-as na língua. Sente-se calmamente, com os olhos fechados, e não mastigue. Perceba os sabores e cheiros. Experimente mesmo a maciez da uva, a pele elástica ou a superfície mais rugosa da uva-passa. Sinta a textura do alimento na língua. Deixe-o rolar na boca e prove os sabores enquanto ele esquenta. Mantendo os olhos fechados, perceba as mudanças na textura quando você começa a mastigar lentamente. Mastigue a comida pelo menos cinquenta vezes – mais, se puder – para perceber a sensação de manter a comida na boca em vez de engoli-la instantaneamente. Quando for engolir, sinta a comida descendo na garganta e entrando no estômago. Fique sentado calmamente por uns instantes para absorver plenamente essas sensações. Você também pode fazer o *download* de um guia para comer de forma atenta no site drmikedow.com (em inglês).

Relativize suas emoções

Como terapeuta, quero que meus pacientes estejam em contato com seus sentimentos – para celebrar e honrar suas emoções. Mas também quero que relativizem seus sentimentos, em vez de deixá-los dirigir sua vida.

Quero que você faça o mesmo. Quero que respeite seus sentimentos, mas também quero que você escute seu lado racional, aquele que o ajuda a ter um diálogo diferente em sua mente e em seu coração. Se você se proporcionar posturas, alimentos e atividades estimulantes que alimentem sua química cerebral e nutram sua vida, seus sentimentos terão o apoio que precisam e você será capaz de abandonar, quase sem esforço, o jeito emocional de comer. Tanto seu peso quanto suas emoções serão beneficiados.

Capítulo 9

Comer sem parar: reconquista do controle

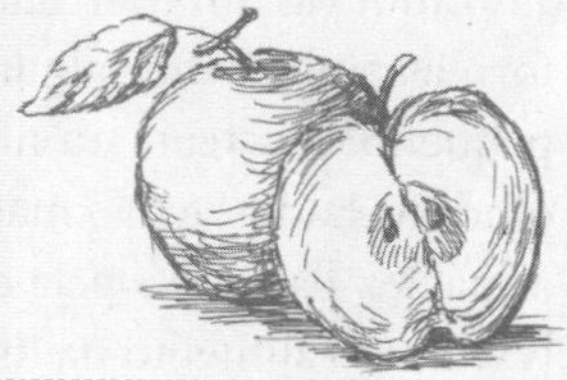

Quando conheci minha paciente Jenna, de 28 anos, ela estava muito mal. Com olheiras e comendo as unhas sem parar, ela estava obviamente tão ansiosa e passava por uma dor emocional tão grande que mal conseguia funcionar.

"Sempre levei as coisas para o lado pessoal", admitiu. Jenna tinha ótima memória e sentia todas as coisas profundamente. Cada experiência era quase dolorosamente intensa para ela.

Jenna chegara a mim depois de uma terrível separação. Incapaz de se desfazer de um sentimento de rejeição, ela havia recaído no seu hábito de adolescente que consistia em comer sem parar. Presa em um ciclo de rigorosas dietas e de sessões de comilança, ela lutava para não sentir ódio de si mesma.

Os comedores compulsivos podem estar sofrendo de falta de serotonina ou dopamina, mas, na maior parte dos casos, faltam-lhes ambas. A maior parte das compulsões é por carboidratos e açúcares que liberam a serotonina e por gordura estimulante de dopamina, como evidenciaram as compulsões de Jenna por pizza, sorvete, balas, bolachas, batata frita e refrigerante.

A maneira de pôr um fim ao fato de comer compulsivamente consiste em criar um sentimento de abundância (nenhuma comida é proibida) e um senso de ordem (comer deve seguir horários regularmente agendados, quer você esteja com fome ou não). Se você for comedor compulsivo, por definição é dominado por intensas oscilações de suas substâncias químicas, assim como de sua glicemia, e há muito tempo você perdeu contato com a verdadeira fome. Talvez também sinta bastante vergonha pela perda de controle de sua maneira de comer. Incentivá-lo a fazer três refeições e comer dois a três lanches por dia – todos os dias – é o primeiro passo para ajudá-lo a reconquistar o controle.

Jenna começou seu plano da Dieta das Emoções de 28 dias com alimentos e atividades estimulantes de serotonina e dopamina, e eu a incentivei para que preparasse suas refeições e lanches de antemão. Desse jeito, ela podia sentir mais controle sobre o que comia e estava menos exposta a cair na compulsão.

Porém, na primeira vez que Jenna veio me ver depois de ter começado a Dieta das Emoções, estava soluçando.

"Eu tinha certeza que ia engordar se comesse normalmente", disse-me. "Então, cortei dois lanches e pulei o café da manhã. Mas senti que não ia aguentar, e aí comi."

"E o que comeu?", perguntei.

"Pão. Um pão inteiro", disse, chorando. "Então, eu me castiguei, e durante as 12 horas seguintes não comi nada, o que me levou a uma nova compulsão! Sempre fui assim. É assim que sou! Sou fraca e suscetível demais. Por que eu não consigo superar as coisas como as outras pessoas? Por que não tenho autocontrole?"

Expliquei-lhe gentilmente que seu problema não era sua sensibilidade. Era que não aprendera a apreciar e ter orgulho de quem realmente era. Em vez disso, se repreendia constantemente, fazendo com que seu astral ficasse pior do que nunca. O que ela precisava era um fluxo estável de estimulantes de serotonina e dopamina, e algumas ferramentas cognitivo-comportamentais, para ajudá-la a tomar as decisões que havia realmente escolhido, e então segui-las à risca.

"Você não pode sentir-se mal pelo fato de ter recaído", disse-lhe eu firmemente. "Não quero que você pule nenhuma refeição nem lanche, quer esteja sentindo compulsão ou não. Se fraquejar de novo, tudo bem. Se recair vinte vezes, tudo bem. Um dia, isso vai acabar. E, no entanto, você vai comer normalmente. Agora, planeje o lanche e a refeição desta noite. Amanhã é outro dia, e você pode cuidar disso um dia de cada vez."

Trabalhamos juntos para modificar a baixa autoestima de Jenna. Consegui que ela meditasse toda manhã de 5 a 10 minutos, exercitando-se a limpar sua mente de pensamentos e apenas observar seus sentimentos de longe. Ela também se empenhou em mudar seu mantra de "Não sou boa o suficiente" para "Tenho meu valor" (para saber mais sobre mantras, leia as páginas 75 e 103).

Para ajudar a zerar a compulsão de comer de Jenna, fiz questão de que ela mantivesse um diário de seus sentimentos e de tudo o que comia. Fiz com que ela jogasse fora sua balança e se pesasse apenas uma vez por semana, no meu consultório. Concordamos em verificar seu peso sem que ela olhasse, de maneira que somente eu soubesse seu peso real até o fim dos 28 dias. De fato, Jenna estava tão obcecada com seu peso que o fato de tomar conhecimento dele, mesmo que uma vez por semana, deixava-a ansiosa. E também porque, às vezes, alguém que passou por abstinências e compulsões pode ver seu peso aumentar antes de começar a diminuir. Eu não queria que Jenna ficasse desanimada.

E, de fato, Jenna de cara engordou 1 quilo, simplesmente pela reação de seu corpo ao fato de comer regularmente. Com essa montanha-russa de abstinências e compulsões, seu metabolismo havia se tornado lento e ela não conseguia mais queimar calorias de forma eficiente. Mas, com o apoio de amigos e de membros da família nos quais a incentivei a confiar, Jenna não recaiu em seu ciclo de compulsão e abstinência.

Durante esse período, também ajudei Jenna a aprender a comer em público sem entrar em pânico. Seu medo de comida e sua tendência em comer compulsivamente em segredo haviam feito com que o fato de comer em restaurantes e diante de outras pessoas se tornasse uma experiência penosa. Primeiro, ela foi a um aconchegante café para almoçar. Escolheu uma salada *niçoise* com atum e fatias de ovo cozido, estimulante de dopamina, e um chá de camomila, estimulante de serotonina. Levou um livro consigo para ajudá-la a se sentir menos complexada pelo fato de estar sentada sozinha.

Na vez seguinte, ela foi ao café com um amigo que conhecia seus problemas. Jenna de início sentiu-se ansiosa, e até me confessou, mais tarde, que o fato de estar com seu amigo havia feito com que ela sentisse que devia apenas comer metade da refeição. Contudo, ela seguiu o plano e saiu do restaurante satisfeita – mas, meia hora depois, escreveu em seu diário que queria comer um bolo de chocolate inteiro. Ela havia aprendido, ao manter um diário sobre a comida e seu humor durante a Dieta das Emoções, que comer em público era um dos piores gatilhos da compulsão. Mas, então, olhou seu plano de refeições e soube que teria um lanche dentro das próximas duas horas. Jenna se tranquilizou, e o bolo de chocolate ficou na prateleira da loja.

Depois de três semanas, seu corpo estava estabilizado. Sentia-se com fome nos horários das refeições, e aliviada ao descobrir que podia comer uma simples refeição sem culpa. Tarde de noite, ela sentia que não precisava comer compulsivamente. Estava satisfeita. Ao deixar o ciclo de culpa para trás, ela começou a se sentir melhor consigo mesma e a se ver menos isolada e mais como uma pessoa "normal".

Naquela altura, Jenna podia comer em um restaurante sem entrar em pânico. De fato, ela foi a um almoço de negócios e, em vez de se proibir de comer diante de seus intimidadores clientes para depois se empanturrar de batatas fritas, almoçou saudavelmente e seguiu seu plano.

Claro, os gatilhos de compulsão ainda estavam na vida de Jenna. Ela ainda pensava no seu ex-namorado. Para Jenna, a maneira como a relação havia acabado confirmava seu medo de não fosse boa o suficiente. Mas agora, com o estimulante trabalho de autoestima que fizera, ela podia ver que tinha opções. Jenna podia ir a um jantar romântico e deixar que um homem entrasse em sua vida. Não precisava mais esconder nada. O fato de saber que não estava mais presa em seu comportamento secreto de comedora compulsiva deu a Jenna a liberdade de se divertir, ao mesmo tempo que o fato de comer regularmente refeições saudáveis zerou o comportamento de Jenna e estimulou sua química cerebral. O aumento de seus níveis de serotonina e dopamina garantiu que seu humor permanecesse estável.

Jenna perdeu um pouco mais de 2 quilos em 28 dias da Dieta das Emoções, mas continuou, lenta e constantemente, a perder os próximos 7 quilos rumo a sua meta de chegar aos 66 quilos. O mais surpreendente para Jenna foi que ela realmente perdeu peso no decorrer dos 28 dias, mesmo que não pudesse pular nenhuma refeição e menos ainda um lanche! Jenna passara a vida sofrendo de abstinência durante metade da semana ou até mais. Parecia-lhe irônico que, ao comer normalmente, ela pudesse verdadeiramente *perder* peso. Mais foi exatamente o que aconteceu.

Por que sou assim?

Os comedores compulsivos em geral veem o mundo como um lugar muito intenso. Frequentemente são criativos, profundamente sensíveis, pessoas intuitivas que costumam ter fortes reações emocionais. Esses indivíduos muitas vezes sentem-se "diferentes" ou isolados por causa de sua sensibilidade, e assim são mais propensos a ter sentimentos negativos. Eles podem se automedicar com drogas, álcool ou comida, ou simplesmente isolar-se de situações que, a seu ver, podem provocar sentimentos ruins. Isso porque, em parte, quem tenta se automedicar com alguma substância nunca aprende plenamente a se aliviar sozinho. Em situações em que outra pessoa diria: "Você pode lidar com isso" ou "Você é melhor do que isso", o comedor compulsivo com baixos níveis de serotonina e dopamina não tem o apoio das substâncias químicas cerebrais nem o treinamento da infância para passar por uma experiência desafiadora sem se automedicar por meio da compulsão.

Claro, a sensibilidade que leva a esses sentimentos intensos também leva a uma maior percepção artística, política ou espiritual. Grandes artistas, poetas, músicos e escritores compartilham essa característica, assim como vários líderes espirituais e humanitários. Contudo, é importante que você saiba gerenciar os pontos fracos de sua sensibilidade, e isso, em parte, se faz procurando um plano de apoio para ajudá-lo. A Dieta das Emoções, com a sustentação que dá a sua química cerebral e suas atividades estimulantes, pode ajudá-lo a encontrar o apoio químico e pessoal de que você precisa.

Os alimentos estimulantes de serotonina e dopamina, listados na página 174 do capítulo 11 e na página 187 do capítulo 12, vão ajudar a reabastecer sua química cerebral, o que deverá aliviar sua necessidade de comer compulsivamente. Neste capítulo, também lhe forneço uma série de abordagens que podem ajudá-lo a fazer escolhas mais calmas e menos impulsivas. O primeiro passo consiste em descobrir qual é o papel da compulsão nos seus hábitos alimentares. Responda ao seguinte teste para descobrir.

Sou um comedor compulsivo?

Leia a lista abaixo. Marque cada item que se aplicar a você.

1. Sinto-me culpado, deprimido ou envergonhado depois de comer.
2. Como até me sentir desconfortavelmente cheio ou até sentir dor.
3. Como o que a maioria das pessoas consideraria uma grande quantidade de comida em um curto período de tempo.
4. Como uma grande quantidade de comida quando não estou fisicamente com fome.
5. Evito eventos sociais em que haja comida.
6. Ao comer, com frequência não me sinto verdadeiramente satisfeito, mesmo que tenha comido muito.
7. Costumo atribuir quase todos os meus sucessos ou fracassos ao meu peso.
8. Sinto-me impotente em relação à comida.
9. Em geral, minha autoestima está baixa.
10. Sinto perda de controle quando começo a comer.
11. Entro em um estado quase de transe quando começo a comer.
12. À vezes, sinto-me bastante desconectado do meu corpo.
13. Costumo repreender-me diante do espelho.
14. Depois de comer compulsivamente, sempre compenso restringindo a quantidade de comida que vou comer na próxima refeição ou no dia seguinte.
15. Costumo comer diante da TV.
16. Como muito rapidamente.
17. Percebi que sinto desejo por minha comidas-cilada prediletas quando algo desagradável acontece.
18. Costumo comer à noite.
19. Como pouco durante o dia.
20. Às vezes, sinto-me insuportavelmente triste antes de comer.
21. Como compulsivamente de forma privada porque tenho vergonha da quantidade que como.
22. Tenho ritos alimentares que sigo ao comer compulsivamente.
23. Sinto-me ansioso quando penso que vou fazer minhas refeições ou que vou comer compulsivamente, mas sinto que não há nada que eu possa fazer para impedir isso.
24. Finjo que a comida que compro não é somente para mim, seja indo a diferentes restaurantes *drive-thru* ou dizendo ao empregado encarregado da encomenda que vou precisar de outros jogos de talheres.
25. Faço estoques de comida – especialmente comidas-cilada ricas em calorias e gorduras.

Se tiver marcado uma ou várias das frases acima, você pode ter alguma dificuldade com o fato de comer compulsivamente, o que provavelmente indica que está com baixa serotonina ou dopamina, ou, em muitos casos, com falta de ambas. As intervenções destacadas neste capítulo vão progressivamente ajudá-lo a abrir mão delas. Se estiver comendo compulsivamente de forma excessiva e for incapaz de fazer alguma mudança, mesmo que mínima, consulte um profissional da saúde mental para fazer um tratamento do transtorno de compulsão alimentar. Se você estiver sofrendo de anorexia ou bulimia, tratam-se de distúrbios potencialmente perigosos para sua vida e que requerem um tratamento imediato por profissional.

Surfe a onda

Pense na sua fome como sendo uma onda irresistível que você quer aprender a surfar. Quando você introduz uma forma regular e planejada de comer, é como se estivesse aprendendo a surfar ou a remar. Quando você pula refeições, é como se estivesse desesperadamente indo a esmo pelo oceano. Quando vem a onda, você não está remando, de forma que ela o projeta para fora do barco e você cai na proverbial correnteza da compulsão alimentar.

Ao contrário, as pessoas que comem refeições regulares sempre estão remando, de maneira que, quando chega a onda, eles podem surfá-la. Suas ondas são controláveis, enquanto para você o fato de pular refeição pode levá-lo a se afogar.

Por isso, não quero que você pense que está "seguindo uma dieta" nem que se sinta desprovido de forma alguma. Você estará vulnerável à compulsão e deixará a onda dirigi-lo em vez de ficar no comando.

Qual é o seu gatilho?

Em um estudo sobre compulsão alimentar, pesquisadores descobriram onze gatilhos principais entre os entrevistados:

1. Tensão – 91%
2. Comer algo – 84%
3. Ficar sozinho – 78%
4. Desejar comidas específicas – 78%
5. Pensar em comida – 75%
6. Voltar para casa – 72%
7. Sentir-se aborrecido e sozinho – 59%

8. Sentir fome - 44%
9. Beber álcool - 44%
10. Sair com alguém que pode se tornar namorado(a) - 25%
11. Ir a uma festa - 22%

Pense nos seus próprios gatilhos e escreva-os em um papel. É importante estar atento aos momentos em que você fica mais vulnerável, pois isso lhe permite combater esses gatilhos com atividades estimulantes. Ao preencher sua vida com coisas que promovem relações saudáveis enquanto reduz o isolamento e a solidão, você vai descobrir que seus gatilhos não serão mais tão fortes. E, claro, os alimentos estimulantes, comidos em horários de refeições e lanches agendados com regularidade, vão ajudá-lo a não ficar mais prisioneiro da comida e da compulsão.

Os comedores compulsivos têm todas as formas e tamanhos

O peso e a compulsão alimentar não estão realmente vinculados. A maior parte dos comedores compulsivos não está com sobrepeso, e a maior parte das pessoas obesas - cerca de 90 a 95% - não come de forma compulsiva.

Seja gentil consigo mesmo

Se estiver comendo compulsivamente, talvez você tenha dificuldade para se afirmar. Você pode sentir que nunca é bom o suficiente. Pode ter padrões bastante altos, que não se acha capaz de alcançar. E talvez esteja se isolando de pessoas ou situações frente às quais você sente que não convenceu ou até que fracassou.

É por isso que eu gostaria que você fosse tão gentil consigo mesmo quanto possível, acrescentando atividades e alimentos estimulantes e dando-se todo o apoio que puder. Trate seu estado de espírito como se fosse uma criança inocente. Reconheça que seus impulsos estão sendo despertados pelo fato de você se sentir deprimido e, quando você é mau consigo mesmo, você se sente ainda pior.

Quero também incentivá-lo a definir metas alcançáveis. Não sonhe com coisas altas demais, como, por exemplo, o que você gostaria de fazer um dia. Escolha algo que você possa cumprir ainda esta semana. É importante tanto para sua meta de perder peso quanto para outras tarefas. Ganhos pequenos, estáveis e mensuráveis vão fazer com que você se sinta melhor em relação a si mesmo, à sua vida e à sua capacidade de realização. Predisponha-se para o sucesso ao escolher essa abordagem.

Rompa o ciclo do medo e da gordura

Frequentemente, quando você come compulsivamente, na verdade você tem medo da comida, porque acha que é a comida que o leva à compulsão. Você se sente paralisado, pensando em comida o tempo todo, aterrorizado pelos sentimentos que pode experimentar pelo simples fato de estar perto da comida.

A solução? Uma abordagem conhecida como terapia de exposição graduada. Com esse método, você pode seguir seu próprio ritmo e avançar passo a passo rumo à liberdade. Utilizei essa abordagem com Jenna e pedi que ela comesse sozinha e depois com um amigo. Experimente o exercício seguinte para ver como essa técnica pode ajudá-lo.

Exercício: Enfrente seu medo

1. Coma na frente de alguém em casa (de preferência, escolha uma pessoa que o apoie e esteja a par de sua luta).
2. Coma em um restaurante ou café que acha confortável e não intimidante, com um bom amigo no qual você acha que pode confiar e ficar à vontade.
3. Vá ao mesmo lugar (ou outro em que você se sinta tão confortável quanto) e coma com pessoas com as quais você não se sente tão à vontade ou que despertam sua ansiedade, por exemplo, um colega ou membro de sua família.
4. Escolha um novo restaurante e coma com alguém ou um grupo de pessoas que o deixam tenso ou ansioso, como amigos de amigos que você considera intimidantes, colegas ou membros problemáticos da família.

Repita esses passos até que possa cumprir cada um deles sem grande ansiedade. Se isso despertar um comportamento compulsivo, aceite-o como sendo parte do processo, e siga os passos sem pular a próxima refeição nem o lanche. Sua meta é sentir-se um tanto menos ansioso e menos desesperado para escapar desse quadro. O fato de você se afastar dessa recusa aos poucos vai ajudá-lo a domar seu medo sem se sentir esgotado. Dê-se o crédito de cada esforço que fizer e de cada melhoria, mesmo que mínima.

Regras de vida para comedores compulsivos

1. **Tenha um plano.** Os comedores compulsivos precisam seguir um plano com três refeições e dois a três lanches por dia. Quando estiver preenchendo seu diário de alimentação (veja a página 215), saiba que apenas o terceiro lanche do dia é opcional para você. Defina o que vai comer no dia seguinte

e compre os ingredientes ou planeje essas refeições de antemão. Aconselho que use sacolas ou marmitas para levar seus alimentos ao trabalho. Pense no futuro. Se você não estiver preparado, existem mais chances de que caia na compulsão.

2. **Nunca pule refeições.** O fato de se castigar pulando refeições é a pedra angular da compulsão alimentar. Você está se predispondo a isso. Primeiro vêm os sentimentos ruins de culpa, e então de autopunição e até sentimentos piores, e é aí que a verdadeira fome o atinge e você começa a comer compulsivamente.
3. **Aproveite a comida.** Você não precisa comer pratos sem gosto ou que não aprecia. Lembre-se: você não deve se castigar nem se sentir infeliz com esse plano. Descubra alimentos estimulantes que você possa apreciar. Quando for planejar suas refeições, pense nos sabores dos quais você realmente gosta. Vá até a página 229 para encontrar algumas receitas simples, e então crie uma refeição completa com estimulantes. Você pode até estimar sua química cerebral com panquecas!
4. **Nunca diga nunca.** Ao dizer: "Nunca vou comer essa comida", você aumenta o risco de compulsão. Não incentive a possibilidade de comer por impulsão ao manter alimentos gatilhos em casa, mas, ao mesmo tempo, nunca diga "nunca" a eles, ou eles vão chamar seu nome lá da loja. Diga a si mesmo: "Posso ter isso mais tarde", ou remaneje uma pequena quantidade de algo que você deseja para o planejamento da refeição do dia seguinte.
5. **Mantenha um diário.** O fato de registrar o que você come vai ajudá-lo a ser responsável consigo mesmo e com quem você escolher compartilhar sua Dieta das Emoções. O diário constitui uma parte-chave deste programa, então mantenha um relatório completo e honesto de sua alimentação.
6. **Pese-se apenas uma vez por semana.** O fato de estar obcecado com a balança vai expô-lo a oscilações emocionais que podem despertar uma compulsão. O peso de todo mundo varia um pouco no decorrer do dia, então não preste tanta atenção às verificações semanais de peso. É melhor considerar o peso durante um período de quatro semanas, ou, ainda melhor, durante um ano.
7. **Encontre um amigo.** Uma das características mais comuns dos comedores compulsivos é que comem em segredo. Coma com outras pessoas e aproveite a companhia delas!
8. **Não se deixe distrair.** Não coma na frente da TV, no carro ou enquanto está trabalhando. Esteja presente quando come em vez de distraído por

outra coisa. O fato de manter sua atenção na comida também vai ensiná-lo a saborear os alimentos e a comer mais lentamente. Isso ajuda a promover o oposto de um estado parecido com um transe, que é uma das características da compulsão alimentar.

9. **Limpe seus armários.** Reduza as ciladas e aumente os alimentos estimulantes disponíveis em sua casa. Se alguns alimentos empacotados estiverem abertos, é muito fácil você dizer a si mesmo: "Ah, bem, já que está aberto, preciso terminá-lo". Dê seus alimentos-cilada empacotados a um abrigo de sem-tetos e estoque em seus armários apenas opções saudáveis.
10. **Verba para almoçar.** Se estiver preocupado com o fato de comer demais quando está fora de casa, diminua a quantidade de dinheiro que você carrega consigo e deixe seu cartão de crédito em casa. Se seu almoço ou lanche no trabalho custar R$ 20,00, leve apenas R$ 20,00 consigo.
11. **Tire as mãos.** Não prove enquanto estiver cozinhando. Do contrário, estará tentado a comer tudo que preparar. Trate simplesmente o fato de cozinhar sua refeição como um trabalho. Você está elaborando um jantar saudável para você e sua família e precisa completar a tarefa sem provar. Se você realmente precisar de uma opinião, peça a um amigo ou a um membro da sua família que prove a comida.
12. **Chiclete.** Mascar chiclete pode ajudar a aliviar a ansiedade. Então, masque somente chiclete sem açúcar para deixar sua boca ocupada.
13. **Coma em público.** Se você gosta de uma comida específica e resolveu evitá-la por medo que ela desperte uma compulsão, mude essa crença juntando-se a amigos para comer um desses pratos proibidos. O fato de obrigar-se a apreciar em público uma comida que você normalmente vê como proibida e secreta pode ajudar a romper de forma durável o caráter obsessivo que ela tem para você.

Liberte-se da compulsão alimentar

Os princípios da Dieta das Emoções podem ajudar a libertá-lo de sua relação problemática com a comida e das dietas-ioiô. Se ainda sentir compulsão por alimentos depois da Dieta das Emoções, não se censure. Em vez disso, use o que aprendeu e guarde essas ferramentas na caixa. Olhe a compulsão contínua como uma informação da qual você pode precisar para acrescentar outra ferramenta na forma de uma ajuda profissional. Procure um profissional da saúde mental especializado em distúrbios alimentares. Se precisar de ajuda, consulte meu website: www.drmikedow.com (em inglês).

E para onde vou a partir daqui?

Até agora, você aprendeu a se libertar de alguns dos mais comuns e viciantes padrões que as pessoas desenvolvem em relação à comida. Essas ferramentas vão ajudá-lo no programa da sua dieta, sobre a qual vamos conversar mais profundamente no próximo capítulo. No decorrer dos 28 dias, você finalmente vai se libertar do desejo de alimentos e comidas que o deixam dependente.

Parte IV

Reabilite sua dieta

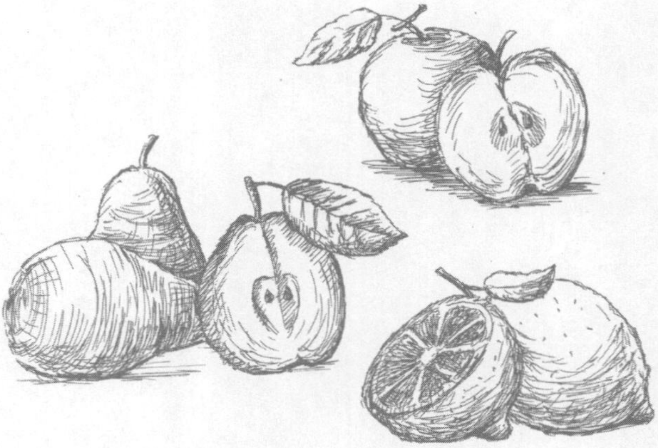

Capítulo 10

Mude seu gosto, mude seu corpo

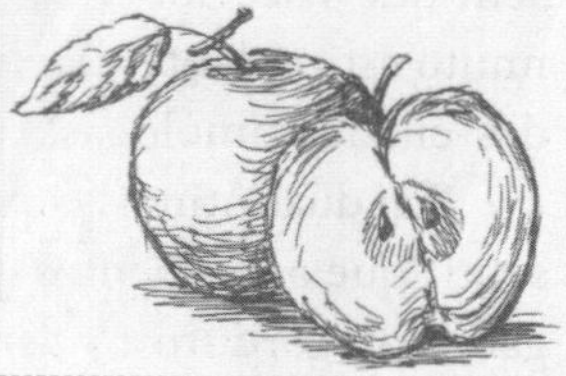

Alguns anos atrás, minha paciente Veronica estava fazendo a lista de seu longo percurso de dietas.

"Quando segui a South Beach, perdi cerca de 5 quilos nas duas primeiras semanas. Atkins foi quase tão boa quanto. E, com a dieta que fiz o ano passado, não perdi 5 quilos, mas uns 3." Ela me olhou esperançosa. "Então, espero que *seu* programa seja pelo menos tão bom quanto esses outros, Dr. Mike."

Procurei as perguntas certas que podiam ajudá-la a descobrir sozinha a solução desse problema. Finalmente, eu disse: "Veronica, quantas dietas você já fez na vida?".

"Ah, não sei. Seis, dez? Talvez uma dúzia." Agora, ela estava franzindo a testa.

"Entendo", eu disse. "E quantas a ajudaram a manter seu peso?"

"Ah, bem", ela suspirou, "na verdade, nenhuma. Mas não foi culpa delas. A culpa foi minha. Não fui capaz de segui-las. Sempre tenho dificuldade para seguir qualquer coisa."

"Veronica", eu disse suavemente, "e se não for sua culpa? E se foram essas dietas que simplesmente não lhe deram o que você precisava para concretizar as mudanças que queria fazer?"

Para Veronica essa ideia era uma revelação. Porém, essa é exatamente a ideia da Dieta das Emoções: para poder abrir mão dos alimentos que criam dependência e causam o aumento de peso, precisamos do apoio de alimentos e atividades estimulantes, assim como de posturas e mantras estimulantes. Quando sua vida está repleta de alimentos e atividades que dão apoio a sua química cerebral e quando você se permite alguns de seus tratos prediletos, é fácil abandonar os alimentos-cilada que o levam à dependência.

E há outra coisa que podemos fazer para ajudar nossa transição das ciladas para os estimulantes: modificar nosso gosto. Muitas pessoas ensinam as papilas gustativas a gostar somente de alimentos muito doces, ou muito salgados, ou ainda gordurosos, tornando difícil a apreciação de sabores mais sutis, porém igualmente deliciosos, que podem ser encontrados em frutas frescas, legumes levemente cozidos e proteínas magras. Você *pode* recalibrar suas papilas gustativas para apreciar esses "alimentos desafiadores", e vou lhe mostrar exatamente como fazer – mais uma vez, sem que você sofra de abstinência. Você pode até encontrar deliciosas opções muito estimulantes que vão começar a ter um gosto *ainda melhor* que suas comidas-cilada homólogas!

E aí duas ótimas consequências são possíveis. A primeira é que você começa a sentir que os alimentos que se acostumou a apreciar simplesmente são doces, salgados ou gordurosos demais. Na verdade, eles podem perder o apelo que tinham para você. Foi o que experimentaram as pessoas que participaram de um estudo em 1982 que, num período de cinco meses, começaram a preferir sopas menos salgadas àquelas que tomavam no começo da experiência. O paladar delas tinha sido recalibrado com êxito.

A outra possibilidade é que continue gostando ainda mais dos antigos tratos que você se dava, já que vão representar uma ruptura em sua rotina por serem diferentes do cotidiano. Ou talvez alguns antigos tratos não façam tanta diferença assim, outros parecem "apenas legais", enquanto outros ainda vão parecer mais deliciosos do que nunca, ao mesmo tempo em que você vai começar a amar seus novos "alimentos desafiadores".

Felizmente, você pode recalibrar seu paladar a qualquer idade. Os diabéticos, que devem cortar o açúcar, costumam relatar que as frutas comuns acabam parecendo mais doces do que antes. O mesmo princípio também funciona ao contrário: quanto mais você for exposto a um sabor, mais vai se acostumar e gostar dele.

Independentemente do que acontecer, você pode esperar um novo mundo de prazeres gustativos. Então, vamos começar essa transformação, porque é definitivamente uma das situações da vida que precisa ser vencida a qualquer preço!

Recalibragem: minha própria história

Quando desenvolvi minha dependência a comidas doces e com amido, não apenas transformei minha química cerebral e aumentei meu peso, como também reprogramei minhas papilas gustativas para que respondessem somente a gostos muito doces ou salgados. Eu as havia "treinado" com rosquinhas, refrigerantes e comidas processadas supersalgadas. De fato, ensinei meus receptores de gosto a pôr a barra da preferência muito alto no que dizia respeito a comidas doces e salgadas, e muito baixo para os sabores frescos e naturais. Eu não achava nada de atraente em uma boa e crocante salada de pepinos, pimentões vermelhos ou amarelos e tomates vermelhos levemente ácidos. Eu não achava nada excitante na perspectiva de aspargos grelhados, temperados com limão e azeite extravirgem, e salmão grelhado com endro fresco. Morangos doces ou torta de framboesa não me pareciam um mimo, mas um prêmio de consolação – o que se deveria comer, mas não o que eu queria comer. Nada era registrado como delicioso se não fosse "superdoce" ou "supersalgado". Eu mal conseguia sentir o sabor de alimentos que não eram assim, e menos ainda desejá-los.

Progressivamente, quando minha vida se preencheu com atividades estimulantes de serotonina, fui capaz de abandonar algumas de minhas dependências alimentares e fazer a transição para uma comida mais saudável. Mas minha mente foi convertida antes das minhas papilas gustativas. Mesmo assim, embora eu já estivesse um pouco preocupado com meu colesterol alto e apreensivo com os constantes altos e baixos de uma dieta rica em amido e açúcar, ainda achava que alimentos com muito açúcar e amido tinham bom gosto, enquanto meus "alimentos desafiadores" à base de legumes, frutas e proteínas magras pareciam insonsos e entediantes.

Então, fiz a transição dos alimentos-cilada para os alimentos estimulantes muito calma e progressivamente. Uma semana eu acrescentava uma salada ao meu jantar habitual de massa com queijo. Na semana seguinte, eu reduzia a porção de massa com queijo e acrescentava um legume. Na outra semana, eu experimentava substituir pelo menos uma das sobremesas ricas em açúcar que eu comia durante o dia por uma fruta. Na semana seguinte, comecei a incluir proteína magra como prato principal uma vez por dia. Aos poucos, eliminei as comidas ricas em açúcar, amido ou gordura, substituindo-as por escolhas frescas e saudáveis. E lentamente – muito lentamente – comecei a gostar do meu novo cardápio, e até a ansiar por ele. Hoje, posso dizer com toda a honestidade que *desejo* uma salada fresca no almoço. Um camarão suculento é satisfatório, uma maçã crocante e ácida desperta a refeição como um todo, e o tempero de limão e azeite faz com que tudo tenha um gosto realmente delicioso. Claro, às vezes como batata frita ou um prato de macarrão. Mas, na maior parte do tempo, eu realmente *quero* a salada. Abri mão de minhas dependências ao mesmo tempo em que recalibrei minhas papilas gustativas. Agora que cheguei a esse ponto posso sentir como o reforço positivo – meu corpo parece estar melhor, meu colesterol está normalizado – me ajuda a seguir adiante. E sem esforço.

Sabores naturais

Todas as vezes que perco interesse em uma comida que eu antes desejava, lembro-me de que na verdade fomos projetados para comer o que é bom para nós – simplesmente, precisamos nos lembrar do gosto das coisas. Nossas papilas gustativas são uma mistura de preferências herdadas e gostos aprendidos – uma combinação do que os antigos humanos aprenderam a gostar e do que nossa dieta rica em açúcar e gordura ensinou nossas papilas gustativas a desejar.

Curiosamente, os antigos humanos desenvolveram preferências gustativas como um meio de sobrevivência, e ainda compartilhamos essas preferências. A doçura era atraente porque as frutas maduras eram ricas em vitaminas. À medida que nosso corpo aprendeu que era seguro e bom comer nutritivas maçãs, mangas e peras, aprendemos a gostar desses sabores. Similarmente, desenvolvemos uma rejeição pelo amargor, já que esse é o sabor da maior parte dos venenos naturais e da comida que ficou rançosa. As mulheres grávidas têm capacidade aumentada de detectar o amargor, o que pode ter sido uma defesa contra o risco de expor um filho recém-nascido a possíveis toxinas.

Nossos primeiros ancestrais também contribuíram para nosso gosto atual por comidas gordas, já que, em um mundo de escassez, a gordura era uma fonte vital de energia e uma maneira de armazenar calorias quando a comida era difícil de encontrar. Nosso sistema atual de abastecimento de comida não somente torna tudo mais imediatamente disponível como está repleto de opções muito mais doces e ricas em gordura do que as provisões que nossos ancestrais comiam. Contudo, nunca fomos tão expostos a elas. O resultado é que não precisamos mais ouvir nossos impulsos mais profundos para procurar comidas doces ou gordas e comer tanto quanto pudermos.

Se você estiver lendo estas palavras antes de acrescentar algum estímulo à sua vida, elas podem ter o agourento tom de uma condenação à prisão. Você pode pensar que eu o estou condenando a ter uma vida miserável e constrita, ou de comida sem gosto nem interesse, ou de alimentos amargos, opressores ou intensos demais. Você pode temer que eu esteja tentando privá-lo de alguns dos poucos reconfortos que você tem em momentos estressantes ou desafiadores.

Acredite em mim, sei como é! Mas, por enquanto, por favor, aceite a ideia de que você *pode* recalibrar seu paladar, assim como eu fiz, e que não será algo deprimente ou desagradável – mas extremamente delicioso e divertido. Não vamos comer exatamente como os nossos ancestrais haviam planejado para nós, porém não estaremos completamente à mercê da moderna comida pronta nem de estoques de alimentos processados. Em vez disso, vamos fazer escolhas saudáveis para satisfazer nosso gosto ancestral ao mesmo tempo em que respondemos de forma inteligente às circunstâncias do mundo moderno.

Você é um superprovador?

Apenas um quarto dos seres humanos nasce com papilas gustativas extras, uma categoria conhecida nas ciências nutricionais como os "superprovadores". Os superprovadores experimentam os gostos de forma mais intensa – o café fica mais amargo, o açúcar é mais doce, a pimenta arde mais.

Os superprovadores podem gostar mais de comida do que a maioria das pessoas – Rachael Ray, por exemplo, é superprovadora, mas ela recalibrou progressivamente suas papilas gustativas depois dos anos de crescimento em uma família siciliana que cozinhava muitos alimentos estimulantes. Contudo, a maioria dos superprovadores tende a ter problemas com sabores fortes ou amargos, como o chá verde, o café, muitos legumes e alguns temperos. Enquanto grupo, são incrivelmente sensíveis ao amargor e têm uma capacidade gustativa que os outros não têm. Não sabemos por que algumas pessoas nascem superprovadoras e outras não, mas o fato de ser superprovador afeta a maneira como você come e pode ser um desafio para aqueles que querem mudar sua dieta.

Os superprovadores em geral reconhecem as comidas sem muito sabor com as quais se sentem mais confortáveis e se apegam a elas, escolhendo frequentemente uma dieta "toda bege", de batatas, massas, fritas e pães. Os superprovadores também gostam de sal, já que a salinidade tem um sabor que pode se contrapor ao amargor. Se você for um superprovador que não cresceu comendo frutas e legumes com sabor pronunciado, pode ter dificuldade para se acostumar a esses novos gostos. A solução para os superprovadores é a mesma que para o resto de nós: recalibrar as papilas gustativas adicionando cada vez mais comidas estimulantes no dia a dia. O fato de saber que é superprovador pode ajudá-lo a entender por que você evitou comidas mais saudáveis e gravitou em torno de uma dieta "toda bege". Para os pais de crianças ou adolescentes que são comedores exigentes, isso deve ajudá-los a entender que a criança pode ter condições genéticas que fazem com que ela tenha mais dificuldade para aceitar novos alimentos; não se trata simplesmente de um ato de rebeldia ou de teimosia. Os superprovadores precisam ser particularmente diligentes e pacientes quando recalibrarem suas papilas gustativas. Também se beneficiarão das ferramentas de recalibragem abaixo.

Como transformar seu paladar: a recalibragem facilitada

- **Misture uma nova comida a sua predileta.** Tente misturar brócolis cozidos ao hambúrguer com queijo, ou coloque fatias levemente refogadas de cebola e pimenta-do-reino sobre o hambúrguer. Se você odiou a ideia do novo alimento, comece com uma porção minúscula e aumente-a progressivamente. Com legumes de sabor amargo, comece passando-os em um molho à base de mel, ou molho *ranch* (mistura de maionese com creme azedo – creme de leite com limão – e temperos), que você vai diminuir progressivamente. Comece com uma colher de sobremesa para meio prato de legumes ou salada, e vá diminuindo o molho a partir daí. Se não souber cozinhar, você pode começar com pacotes congelados de brócolis e queijo e esquentar no micro-ondas, ou de couve-de-bruxelas, milho ou ainda ervilhas refogadas na manteiga. Outra dica útil consiste em picar ou ralar finamente os legumes e cozinhar em um molho à base de tomate. Assim, o prato ainda fica parecido e com uma textura semelhante à do seu molho preferido. Aos poucos, aumente o tamanho dos legumes enquanto reduz a quantidade de molho.
- **Pense nos 4 itens: gosto, temperatura, cor e textura.** Quando meus pacientes têm dificuldade persistente para experimentar algo novo, digo-lhes para pensarem nesses quatro itens. Ao separarmos os alimentos mais intimidadores nessas categorias, podemos começar a abordá-los sem medo. A chave consiste em pegar uma categoria de cada vez. Ir da pizza doce, quente e mole à salada verde, fria e crocante pode ser algo assustador, e então você pode chegar a proclamar que simplesmente não gosta de saladas! Vamos considerar que você está lutando contra a ideia de provar um pedacinho de brócolis porque sua textura e consistência crocante o fazem recuar. Comece com uma sopa-creme de brócolis (de preferência caseira e com pouco sal), de maneira a não ter que lidar com o novo gosto e a nova textura ao mesmo tempo. Uma vez acostumado ao sabor, tente comer o legume em pedaços. Se você tiver mais problemas com cor e temperatura, e não gostar de legumes verdes e frios, rale ou moa um ou dois talos de brócolis em um molho quente de tomate. Quando estiver um pouco mais acostumado ao gosto, tente mudar a temperatura e experimente um pedaço de brócolis em uma salada de macarrão.
- **Use a técnica das camadas.** Crie um "sanduíche" em torno de seu alimento desafiador, colocando um pedaço de sua comida predileta, um pedaço da nova comida e então mais um pedaço da primeira. O fato de começar e terminar com a comida à qual você está acostumado vai ajudá-lo a associar a comida desafiadora com algo confortável e delicioso.

Use o tempo que precisar!

Lembre-se: em geral, é necessário experimentar dez vezes uma nova comida antes de começar a apreciá-la e vê-la como algo agradável, então seja paciente consigo mesmo. Para os superprovadores, o número de vezes pode chegar a trinta ou quarenta.

Sentir-se satisfeito: a ciência da saciedade

A saciedade é a qualidade de sentir-se satisfeito ou saciado. A palavra "satisfeito" vem da mesma raiz e quer dizer essencialmente a mesma coisa. A essa altura, você provavelmente não vai ficar surpreso ao saber que a saciedade ao mesmo tempo é uma emoção e uma função biológica. Em outras palavras, podemos sentir fome até obtermos o gosto, a textura ou a experiência de comer que nos lembre nossa infância ou algo reconfortante. Mas também podemos sentir fome – ou insatisfação – por razões biológicas.

As pessoas que sofrem de dependência alimentar ou estão com sobrepeso frequentemente não *se sentem* satisfeitas mesmo depois de ter comido muito. Sentem-se levadas a continuar comendo, em geral para obter os estimulantes de serotonina e dopamina que faltam em sua dieta e sua vida. Uma das metas da Dieta das Emoções é fazer com que você se sinta satisfeito o tempo todo, de maneira que a fome emocional e a abstinência da química cerebral não o levem a comer.

Agora, o fato seguinte com certeza vai surpreendê-lo, sei porque fiquei abismado ao descobri-lo: os alimentos ricos em gordura e açúcar têm o que os cientistas da alimentação chamam de *baixo teor de saciedade*. Isto é, seu estômago não obtém quase nenhuma sensação física de satisfação e possui apenas uma percepção muito diluída de saciedade quando você come. Na verdade, os alimentos ricos em gordura ou açúcar deixam seu estômago mais rapidamente do que os alimentos estimulantes, e as porções são menores do que para alimentos estimulantes com mesmo número de calorias. Isso quer dizer que todas as calorias *não* são criadas iguais, e descobrir uma maneira de sentir-se satisfeito e nutrido *não* é uma simples equação em que você apenas mede quantas calorias ingere por dia. Uma barra de granola com gotas de chocolate amargo ou uma batata-doce assada vai deixá-lo satisfeito por mais tempo do que balas ou um pacote de batatas *chips* – mesmo que o valor calórico dos dois alimentos seja igual.

Significativamente, quanto mais um alimento tende a bater com sua dependência, inundando seu cérebro de substâncias neuroquímicas e queimando seus receptores, menor será seu grau de satisfação. O contrário também se comprova: quanto mais um alimento se tornar fonte estável de substâncias neuroquímicas de equilíbrio do cérebro, mais prováveis são as chances de ele ser plenamente satisfatório.

BAIXA SACIEDADE	ALTA SACIEDADE
Efeito viciante	Efeito sustentável e equilibrado
←	→
Alimentos-cilada	Alimentos estimulantes

Como vimos, alguns alimentos-cilada podem lhe dar uma súbita descarga de dopamina, o prazer químico que também é produzido por uma dose de cocaína, assim como por sexo, desejo, jogo ou excitação física. Para as empresas alimentícias, essa notícia é ótima, já que o consumidor volta constantemente aos viciantes refrigerantes, batatas *chips*, balas e massas que são vendidos aos milhões e bilhões, sem mencionar o viciante – e lucrativo – apelo desses alimentos carregados de açúcar "dissimulado" e xarope de milho com alto teor de frutose.

Felizmente para a Dieta das Emoções, os alimentos estimulantes tem alto teor de saciedade. Você corre menos risco de sentir desejos se conseguir se sintonizar com a sensação de satisfação no estômago – o que se torna possível quando sua química cerebral recebe o sustento adequado de serotonina e de dopamina.

Trate a cozinha com carinho: reabilite sua casa

Acho que já deixei claro que como bolachas, batatas *chips*, sorvete e bolo, para não mencionar o prato ocasional de macarrão com queijo. Como tudo isso com prazer, e não pretendo abrir mão desses alimentos.

Contudo, não os guardo na minha cozinha. Quero manter meus tratos à base de açúcar e amido como divertidas "férias alimentares" – não como alimentos básicos diários. Então, em lugar de alimentos-cilada, guardo muitos alimentos estimulantes! Maçãs, uvas, bananas, cenouras, frutas vermelhas congeladas sempre se encontram na minha cozinha. Compre alguns utensílios de cozinha incrivelmente simples – por exemplo, um *spray* que você pode encher com azeite de oliva extravirgem. Se não houver manteiga na geladeira, a família inteira vai começar a usar esse *spray* de alimento estimulante e saboroso para untar pão integral ou até temperar a pipoca. Invista em uma máquina de café expresso em pó ou em cápsulas (se for como eu, você vai recuperar seu investimento em poucos meses ao eliminar o café da padaria). Sempre armazeno cápsulas de café expresso descafeinado com baunilha. Ou experimente outros sabores de cafés ou chás descafeinados. Eles são uma ótima sobremesa e dizem ao seu corpo que a alimentação do dia chegou ao fim.

Enquanto armazena todos esses alimentos estimulantes, facilite seu êxito fazendo uma varredura dos alimentos-cilada que estão na sua cozinha. Não tem sentido estragar seu novo plano com tentações desnecessárias. O fato de não ter mais comidas--cilada o tempo todo ao seu redor quer dizer que elas vão se tornar ainda mais especiais se você decidir se dar um trato. Todas essas medidas na cozinha são simples de realizar e vão estimular não somente sua saúde mas também a de quem vive com você.

Uma vez que você tiver deixado sua cozinha à prova de ciladas, fazer escolhas positivas em casa fica muito mais fácil. Mas comer no restaurante pode ser um tanto mais complicado. A chave consiste em estar sempre atento às opções e diminuir o número de tentações. Por exemplo, evito aceitar o *couvert* com pão que geralmente é trazido à mesa. Não quero começar a beliscar esse alimento sem pensar, e não quero me sentir obrigado a comê-lo. O fato de não deixá-lo ao alcance da mão faz parte da minha estratégia para não recair na dependência alimentar. No que diz respeito a bufês, dou uma olhada em toda a oferta antes de colocar algum alimento no meu prato. E agora que recalibrei minhas papilas gustativas, não há nada que eu deseje mais do que um café preto descafeinado para encerrar uma ótima refeição. Se eu quiser algo doce, como banana gelada ao chegar em casa!

Encontre tempo, dinheiro e energia para rever a sua dieta

"Essas quiches congeladas custam pouco e minha família adora isso."
"Não tenho tempo para cozinhar!"
"Meus filhos comem o que veem na TV."
"Não tenho condições de comprar comida orgânica."

Se o fato de comprar, cozinhar ou se abastecer com alimentos de ótima qualidade parece desanimador – e se conseguir que sua família mude seu gosto lhe parece ainda mais difícil –, saiba que eu o entendo. Minha mãe sofria dos mesmos problemas: estressada, ocupada, obrigada a lidar com um orçamento muito apertado. Entre os problemas médicos do meu irmão e a administração do seu próprio negócio, cozinhar, comprar e ter cuidados com a nutrição eram suas últimas preocupações. Sustentávamo-nos à base de macarrão, batatas *chips* e refrigerantes. Se pelo menos tivéssemos sabido o que aprendi desde então: que existem muitas maneiras rápidas, fáceis e baratas de preparar pratos deliciosos e saudáveis que até a criança mais enjoada vai comer... Comidinhas como minicenouras e tomates-cerejas mergulhados em *homus* ou em um molho de tomate podem facilmente substituir as batatas fritas e balas. Mantenha uvas lavadas na geladeira. Aprenda a cozinhar porções individuais equivalentes a uma refeição, como filé de frango com legumes, que podem ser congeladas. Troque os macarrões clássicos pelos de farinha integral. Dobre os legumes no molho de macarrão e reduza a quantidade de massa. Acrescente brócolis ao macarrão com queijo. Quando as bananas começam a escurecer, descasque-as e coloque-as no freezer, embrulhadas num filme plástico.

Vou lhe contar sem rodeios: eu também sou ocupado, e mesmo que goste de comer, não gosto especialmente de cozinhar. Nada do que faço demora mais do que 20 minutos. Às vezes, preparo de uma só vez três refeições de salmão grelhado com quinoa, e faço um chili de legumes que dura a semana inteira, bastando depois esquentar (por favor, dê uma olhada nas minhas receitas prediletas na página 229; as respostas às perguntas sobre a Dieta das Emoções estão na página 201, no capítulo 14). Estou vivendo, respirando e comendo bem e facilmente – e, se eu consigo, qualquer um também pode!

Comida familiar

Entendo suas preocupações em relação a custos, mas prometo que, embora as comidas processadas ***pareçam*** mais baratas, na verdade você consegue mais comida com a mesma quantia de dinheiro se comprar alimentos frescos e cozinhá-los. Além disso, sua família vai começar a beliscar menos, já que o desejo por bolachas e batatas *chips* vai diminuir. Você até pode se surpreender ao ver com que velocidade seus filhos vão se adaptar às cenouras doces e crocantes com ***homus*** picante, e ainda vão escolher maçãs, uvas-passas e amêndoas como lanches saudáveis.

Se estiver preocupado com o custo dos produtos orgânicos, saiba escolher. Dê prioridade às opções orgânicas em comidas que, quando produzidas de forma convencional, são mais expostas a pesticidas e outros poluentes: morangos, legumes, folhas verdes, maçãs e cenouras. As menos importantes são as frutas com casca protetora, como bananas, frutas cítricas ou abacate. Recomendo que compre leite orgânico ou leite sem complemento de hormônios.

Também é verdade que o fato de seguir uma dieta saudável, com peso saudável, quer dizer que você está, bem, mais saudável! Seu sistema imunológico fica mais forte, sua estamina fica melhor e você terá menos custos com médicos ou dias de afastamento do trabalho.

Porém, não basta acreditar nas minhas palavras. À medida em que fizer lenta mas decisivamente a transição para uma alimentação saudável, terá a oportunidade de ver por si mesmo como está sentindo-se melhor graças a uma dieta rica em alimentos estimulantes e uma vida repleta de atividades estimulantes. Siga uma desintoxicação progressiva, passo a passo, e descubra um novo mundo repleto de alimentos deliciosos, em que você vai se sentir satisfeito e apreciar seu novo corpo saudável.

Capítulo 11

Viciado em sal: fisgado pela primeira das drogas

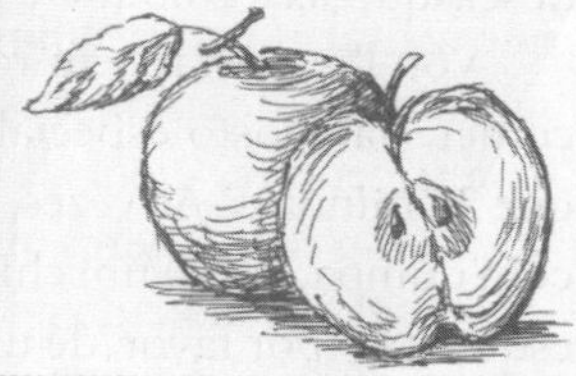

Quando precisamos de serotonina, de dopamina ou de ambas, tendemos a querer comida salgada. E por que não? Encontra-se em quase todos os alimentos processados – até mesmo nos doces! É o elemento viciante fácil e barato que as companhias de *fast-food* colocam em seus produtos para que o sabor seja mais intenso, mais forte e mais persuasivo. Uma vez as papilas gustativas são estimuladas pelo sal, elas têm mais dificuldade em se satisfazer com sabores mais suaves ou sutis, de maneira que procuramos exageradamente comidas doces e gordas.

Nosso corpo precisa de algum sal natural, mas a quantidade de que realmente precisamos é minúscula se comparada ao que uma pessoa ingere em média. Você pode adicionar outros temperos para dar um toque especial à sua comida e melhorar sua saúde ao mesmo tempo, como pimenta-do-reino, canela, alecrim, cúrcuma (que se encontra também no curry em pó e na mostarda) e a capsaicina encontrada nas pimentas frescas.

Em seu livro de 2009, *The End of Overeating* (sem edição no Brasil), David Kessler, doutor em medicina, entrevistou um ex-empregado da Frito-Lay®, uma empresa fabricante de salgadinhos. O entrevistado revelou que as empresas desenvolviam produtos que despertavam propositalmente nosso comportamento dependente de açúcar e gordura, empregando deliberadamente uma técnica chamada "sobreposição", em que se misturam gordura, sal e açúcar para intensificar o sabor de cada um. É por isso que chamei o sal de primeira das drogas. Ele nos leva à dependência de alimentos que despertam a serotonina e a dopamina, fazendo com que nossas papilas gustativas queiram apenas sabores artificiais e irresistíveis. Assim, com as papilas gustativas programadas para querer sabores extremos, passamos a desejar alimentos ricos em açúcar e gordura que, por sua vez, criam uma dependência.

Os perigos do sal

O sal aumenta a pressão sanguínea e causa desidratação. Além de potencializar os problemas cardiovasculares, a desidratação faz com que comamos mais quando o que realmente precisamos é de água. Em vez disso, tendemos a beliscar comidinhas salgadas e alimentos processados, e então estancar a sede com refrigerante. Já que os refrigerantes e outras bebidas à base de cafeína são diuréticos, elas fazem com que nosso corpo perca ainda mais líquido, de forma que a desidratação continua.

O sal é conhecido por causar morte prematura por ataque cardíaco e derrame cerebral (AVE). De fato, considera-se que o sal é responsável pela morte de 100 mil pessoas por ano, o equivalente a um acidente diário com um avião modelo 767.

Romper com o hábito: a história de Jasmine

Minha paciente Jasmine tinha problemas com sal quando me procurou para tentar seguir um novo regime alimentar. Solteira, 35 anos de idade, Jasmine trabalhava muito como advogada de direito de interesse público. De manhã, tomava café com leite com bolo antes de ir para o trabalho. Algumas horas depois, estava esgotada e precisava de outro café, acompanhado de um *bagel* (espécie de rosquinha) com *cream cheese*, que pedia na cafetaria do escritório. Ela pulava o almoço, porém sempre ficava com fome por volta das 15h00 quando, faminta, se precipitava sobre qualquer salgadinho, como batatas *chips* ou rosquinhas. Por volta das 19h00, comia uma fatia de pizza. E quando finalmente chegava em casa, entre 22h00 e 23h00, ela jogava macarrão em uma panela de água fervendo e servia essa massa com molho cremoso ou um oleoso molho de frutos do mar comprado na mercearia.

À medida que Jasmine e eu passamos a trabalhar juntos, ela começou a perceber que seus hábitos alimentares haviam criado uma problemática dependência de comidas ricas em açúcar, amido e gordura. Contudo, ela ainda não tinha tempo para cozinhar, e então mudou para o que ela achava serem saudáveis refeições congeladas. O que ela não entendeu, no entanto, foi que se tratava de outra comida processada, com teor de sal tão alarmante quanto seus alimentos anteriores.

Finalmente, Jasmine descobriu que podia preparar saladas saudáveis, sopas ou refogados com baixo teor de sal e gordura para a semana inteira e colocá-los no freezer, descongelando-os quando quisesse. O fato de abrir mão de suas dependências tinha muito a ver com planejamento, já que Jasmine sempre corria atrás do tempo. Ela ficou abismada ao ver como era fácil satisfazer sua fome e como o fato de cortar o sal mudou seus hábitos alimentares.

Ela começou a se levantar mais cedo, sentindo-se menos apática do que antes. Sobrava tempo para preparar um café da manhã saudável com frutas, iogurte e granola, que a deixava satisfeita até o almoço, composto de frango grelhado com salada ou qualquer outra opção leve que ela quisesse.

Sem o sal, Jasmine foi capaz de se afastar muito mais facilmente das comidas ricas em açúcar, amido ou gordura. Demorou um bocado até que seu gosto se adaptasse, mas depois disso, ela se surpreendeu.

"Não consigo acreditar que tudo tenha um gosto tão bom!", disse-me. "Ontem comi amêndoas sem aquele sal extra. Antes, para mim, teriam tido gosto de papelão, mas agora acho-as deliciosas! Tinham tanto sabor que fiquei satisfeita até o jantar."

Jasmine perdeu cerca de 3,5 quilos em três semanas. O fato de cortar o sal foi um fator decisivo para ela.

"Os primeiros dias com pouco sal foram difíceis", admitiu ela. "Mas então senti que eu nem estava mais tentando, pois começava a gostar da comida, em vez de me sentir apenas faminta ou saciada".

Sal furtivo

É quase impossível manter baixo seu consumo de sal se você comer alimentos processados ou *fast-food*. Assim como o açúcar, ele está escondido em toda parte. Alguns pratos principais de restaurantes contêm 2 mil miligramas (2 gramas), ou seja, muito mais do que o que é conveniente por dia, calculado em 1.500 miligramas para as pessoas acima de 51 anos, afro-americanos ou quem tiver pressão sanguínea alta, diabetes ou doença crônica dos rins. Para as pessoas que não pertencem a esse grupo, esse único prato está perigosamente próximo do limite diário de 2.300 miligramas. Os hambúrgueres costumam conter mais de mil miligramas, sopas enlatadas ou de restaurantes também podem conter muito sal.

O sal está oculto na maior parte dos alimentos empacotados, entre os quais bolachas e bolos, e a maior parte das empresas usam o sal para preservar seus produtos. Consequentemente, molhos de macarrão, caldos, carnes, molhos de salada, queijos, bolachas e pratos congelados costumam nadar no sal.

O problema das refeições em pacotes: a história de Andrew

Andrew veio me consultar aos 50 anos, depois de ser diagnosticado com pressão sanguínea alta. Ele ficou mesmo assustado quando o médico prescreveu remédios para hipertensão, já que seu pai morrera de ataque cardíaco aos 55 anos, uma idade relativamente jovem, enquanto seu avô sofrera um debilitante derrame. De repente, Andrew ficou receoso de que esse também fosse seu futuro.

Aparentemente, Andrew parecia bastante saudável. Fazia exercícios moderados três vezes por semana e talvez estivesse com cerca de 5 quilos acima do peso. Insistia em comer em casa e evitava *fast-food*.

"E nem como tanto assim", suspirou ele. "Adoro tortilhas e costumo comer *pretzels* (tipo de rosquinhas doces) quando vejo jogos num bar, mas quase nunca como *fast-food* e raramente tomo uma bebida! Como isso aconteceu comigo?" Visivelmente, isso o deixava irritado.

Sugeri que Andrew escrevesse em detalhes o que comia durante uma semana. Na consulta seguinte, fui capaz de ver o problema imediatamente: não era apenas seu hábito de comer *pretzels* uma vez por semana ou aquela tortilha ocasional. Andrew vivia à base de refeições embaladas prontas – simplesmente saturadas de sal – e comia-as na frente da TV.

Sendo solteiro, Andrew não achava necessário cozinhar para si mesmo, de maneira que armazenava uma quantidade razoável de comidas congeladas, desde carne com batata e frango com legumes até macarrão com molho. Ele treinara suas papilas gustativas a esperar sabores fortes e salgados, de maneira que colocava mais sal em seus sanduíches no almoço e queria bacon no café da manhã. Andrew andava tão preocupado em não comer demais que evitara uma dependência de gordura – mas, com 4 mil miligramas (4 gramas) por dia, seu consumo de sal estava fora dos padrões.

Atualmente, Andrew lê cuidadosamente os rótulos de todos os produtos do supermercado. Ele não compra nada que tiver mais de 500 miligramas de sódio por porção. Aprendeu a cozinhar alguns pratos básicos e recalibrou suas papilas gustativas, de forma que as comidas frescas e os sabores alternativos agora lhe parecem mais satisfatórios do que sua antiga dieta de comidas processadas.

"Agora sinto sal nas coisas até demais", brinca Andrew. "Se eu estiver em um restaurante com amigos, para mim a sopa sempre parece enjoativa. Tão salgada! Nem pensei mais em *pretzels* ou batatas *chips*. Às vezes, como pipoca sem sal, e é o único salgadinho que aprecio agora."

Andrew não apenas está aproveitando os novos sabores frescos, mas está experimentando um aumento da dopamina ao descobrir coisas novas. Também sente um aumento da autoestima ao aprender a cozinhar para si mesmo – até entrou num curso de culinária em que fez amizades. Enquanto isso, sua pressão sanguínea desceu a um nível normal, e ele está com um otimismo que lhe dá confiança para continuar fazendo mudanças.

O terror da hipertensão

Cada americano acima de 50 anos tem 90% de chances de desenvolver hipertensão, o que aumenta os riscos de ataques cardíacos e derrames.

Se estiver com sobrepeso, comendo alimentos processados e fazendo poucos exercícios físicos, você está mais sujeito a esse tipo de condição.

A hipertensão pode ser controlada por meio da redução de sal, exercícios e manutenção de um peso saudável.

Dicas para cortar o sal

- Leia todas os rótulos. Não escolha nada que tenha mais de 500 miligramas de sal por porção.
- Desapegue-se do sabor. Comece por reduzir devagar seu consumo de sal, e então continue reduzindo, aos poucos. Dê às suas papilas gustativas a oportunidade de se recalibrarem (para saber mais sobre a recalibragem do gosto, leia o capítulo 11.)
- Cozinhe para si mesmo. Ao cozinhar, substitua o sal por sabores fortes e estimulantes como a cúrcuma, o alecrim, o vinagre balsâmico ou de maçã, o gengibre, o limão, a pimenta-do-reino moída na hora, pimentas frescas, cebola e alho.
- Experimente. Brinque, acrescentando novas ervas e temperos à sua dieta. Experimente cozinhar alimentos de diferentes países ou crie novas versões de comidas às quais você já está acostumado.
- Evite temperar demais um prato. Aprenda a apreciar os sabores sutis, que deixam a comida mais saborosa.

Explore novos sabores: a história de Brian

O uso de molho picante na comida ajudou meu paciente. Brian era um homem moderadamente obeso que costumava acrescentar sal a tudo que comia, inclusive a suas comidas prediletas, ricas em gordura, que já estavam repletas de sal oculto. Quando sugeri que ele tentasse substituir o sal pelo molho picante, Brian concordou em experimentar. Embora o molho picante tivesse uma pequena quantidade de sal, era um hábito muito mais saudável do que o anterior. Brian apenas precisava saber que podia lidar com um gosto forte que não fosse o do sal.

Finalmente, Brian se cansou de tudo que tivesse gosto de molho tabasco e passou a usar outros temperos e ervas para dar sabor à sua comida. Ele não sentia mais falta do sal, e o fato de cortá-lo o libertou de sua dependência de comidas ricas em gorduras. Até agora, ele já perdeu metade do peso que planejava.

Tempere sua comida sem usar sal

Você sempre se pergunta o que combina com cada sabor? Veja as dicas para começar a cozinhar pratos saborosos sem sal:

Ervas e temperos

Alecrim: cogumelos, batatas assadas, recheios, melão maduro, aves e carnes.
Cebolinha: molhos, sopas, batata assada, saladas, omelete, macarrão, frutos do mar e carne.
Chili em pó: feijão ou carne refogada e sopas.
Coentro: comida mexicana, latino-americana ou asiática; arroz, feijão, peixe, frutos do mar, aves, legumes, molhos e saladas.
Cominho: *curry* de legumes, aves, peixes e feijão.
Cúrcuma: cozinha indiana e espanhola (substitui o açafrão).
***Curry*:** comida do sudeste asiático ou indiana; cordeiro ou pratos à base de carne e sopas.
Endro (*dill*): frutos do mar, salmão, frango, iogurte, pepino, vagem, tomate, batata e beterraba.
Estragão: frango, vitela, peixe, mariscos, ovos, molho de salada, tomate, cogumelos e cenoura.
Gengibre: comida asiática, frango, arroz e marinadas.
Louro: feijão ou carne refogada e sopas.
Manjericão: comidas italianas, tomate, macarrão, frango, peixe e mariscos.
Orégano: comida italiana ou grega; pratos à base de carnes ou aves.
Páprica: pratos espanhóis, batata, sopas, refogados, peixe assado e molhos de salada.
Sálvia: recheio de aves, pato, porco, berinjela, refogados e sopas com feijão.
Tomilho: peixe, mariscos, aves, carnes, tomate, feijão, berinjela, cogumelo, batata e abobrinha.

Se quiser sugestões sobre a maneira de usar esses temperos, vá até o Anexo A para descobrir minhas receitas fáceis e rápidas prediletas. Visite também, meu website www.drmikedow.com (em inglês) para ter dicas de receitas e preparos.

Quando adicionar as ervas

Coloque as ervas secas no começo do cozimento; já as ervas frescas são adicionadas só no final. Dessa forma, o gosto intenso das ervas secas pode impregnar a comida, enquanto as ervas frescas mantêm um gosto leve.

Comece devagar... mas siga adiante

Como tudo sobre o que já falamos, o fato de mudar seu consumo de sal tem muito mais a ver com acrescentar algo do que com retirar. A questão não é você se amarrar a uma dieta com baixo teor de sódio, mas embarcar na aventura de uma dieta rica em todo tipo de ervas e temperos para substituir o sal. O fato de acrescentar atividades estimulantes à sua vida (veja nas páginas 178 e 191) quer dizer que sua vida vai ficar repleta de outros despertadores – como a excitação de finalmente vencer seus filhos no videogame ou o prazer de passar um dia em um *spa* –, e aquelas tortas congeladas vão começar a ter o gosto do que elas realmente são: carregadas de sal, cheias de gordura, responsáveis pela obstrução das artérias e substituíveis por uma vida rica de várias outras opções e novos hábitos.

Capítulo 12

Ansioso por serotonina: dependente de açúcar e carboidratos

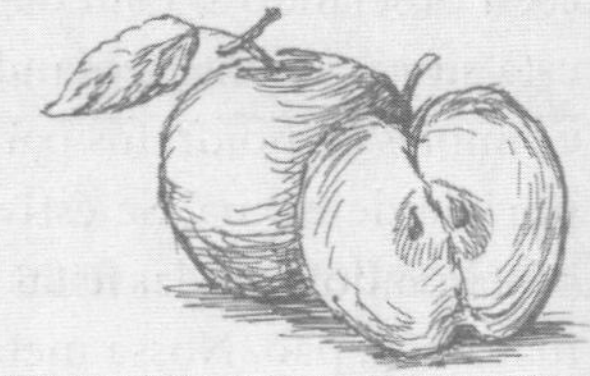

Você descobriu no capítulo 4 que está faminto de serotonina? Se for o caso, é bem provável que esteja sofrendo de ansiedade crônica. Às vezes, pode ser apenas a preocupação de fazer as malas para uma viagem de fim de semana ("E se eu esquecer meu despertador! E se eu não acordar a tempo?"). Às vezes, pode ser um medo mais assustador sobre metas e contas atrasadas ("Podemos perder a casa! As crianças vão ter que mudar de escola! Sou velho demais para conseguir outro trabalho!"). Em todos esses casos, está faltando-lhe serotonina. A vida é uma longa série de irritantes desafios e você tem a total certeza de que será capaz de enfrentá-los – pelo menos, de uma maneira que seja satisfatória para você.

Talvez a falta de serotonina esteja levando-o a cair nos sete padrões de pensamento-cilada (veja página 50), em que pensamentos ansiosos, obsessivos e pessimistas parecem dominar sua mente e seus sentimentos. De repente, você está preso em uma espiral descendente de ansiedade, que esgota suas reservas de serotonina, fazendo com que você fique mais ansioso, o que esgota ainda mais sua serotonina...

A seguir, veja umas das preocupações típicas que meus pacientes famintos de serotonina costumam compartilhar comigo. Será que alguns desses pensamentos despertadores de ansiedade lhe soam familiares?

- As outras pessoas têm mais facilidades. A vida delas é mais equilibrada.
- Estou tão gordo. Todo mundo é mais magro do que eu.
- Ninguém mais precisa pensar em tudo que come – mas eu, sim, ou do contrário vou ficar enorme.
- Meu peso está tão fora de controle Com certeza, meu trabalho também está correndo risco.
- Nunca vou conseguir ter um bom relacionamento!

Eu gostaria de tranquilizá-lo, lembrando-lhe que todo mundo tem momentos em que se sente inseguro, pouco atraente e fora de controle – e que isso não acontece somente com você. Eu gostaria de lhe assegurar que suas preocupações não são guias confiáveis, na realidade são somente um lugar ao qual sua mente e seus sentimentos vão quando você está faminto de serotonina. Você acha surpreendente estar desejando as comidas que o ajudam a estimular seu nível de serotonina? Você está simplesmente tentando aumentar seu nível de serotonina, procurando doces e simples carboidratos para aliviar sua ansiedade e ficar com uma impressão temporária de calma. Se estiver com falta de serotonina, é provável que você esteja procurando comidas feitas com açúcar e farinha de trigo processados: bolo, bolacha, macarrão, pão. Nossa meta consiste em ajudá-lo a encontrar a calma e o conforto que merece – mas a partir de alimentos e atividades mais saudáveis.

Seu plano de tratamento pela Dieta das Emoções

Ao começar sua Dieta das Emoções de 28 dias, você vai nutrir sua mente, seu corpo e seu espírito com alimentos e atividades estimulantes de serotonina. Pense em estimular-se com as seguintes palavras:

- Doce: cachos de uvas e outras frutas podem lhe dar um estimulante em açúcar que vai aliviar seu desejo por açúcar processado. Elas produzem um estimulante lento e estável de serotonina no cérebro e não fazem disparar a glicemia, como as balas e os amidos brancos.
- Amido: dê uma melhorada nos amidos. Arroz, cereais e pães integrais têm alto teor de saciedade, que, como vimos no capítulo 11, quer dizer que você se sente satisfeito por mais tempo comendo menos. Esses alimentos também lhe fornecem um estimulante de serotonina mais prolongado do que os alimentos feitos com farinha branca. Dê uma olhada em minhas fáceis e rápidas receitas no Anexo A para obter sugestões de refeições inteiramente compostas de estimulantes da serotonina, e veja os lanches e substitutos nas páginas 206 e 210.
- Alongamento: escolha exercícios calmos como ioga, pilates ou alongamentos diários para incentivar seu corpo a produzir mais serotonina. Respirar profundamente, tomar banhos relaxantes e arrumar tempo para descansar também são ótimas opções. Você até pode utilizar os alimentos estimulantes de serotonina para ter uma experiência suavizante – tome um chá de camomila enquanto estiver lendo na cama ou prepare um iogurte com frutas para saborear depois da caminhada da tarde.
- Sono: você sabia que seu corpo libera mais grelina – o hormônio da "fome" – quando você não dorme de 7 a 8 horas por noite? A falta de sono também

interfere na produção de serotonina do seu corpo. Muitos dos meus pacientes cometem o erro de adormecer diante do computador ou da televisão. Na verdade, essas luzes podem interromper seu ritmo circadiano, que promove padrões saudáveis de sono e alimentação, então desligue os equipamentos eletrônicos e durma o suficiente para perder peso!

- Sol: os relaxantes raios do sol podem ter um grande efeito estimulante de serotonina. Uns 20 minutos de luz do sol vão lhe dar o saudável estímulo da vitamina D, que ajuda a combater a depressão. Contudo, não exagere. São suficientes 20 minutos por dia para sentir o benefício.
- Calmante: a fragrância de um incenso de lavanda, o calor do fogo de uma lareira e a calma apaziguadora de um passeio podem estimular seu nível de serotonina, assim como uma massagem relaxante, um longo banho ou uma agradável conversa com um amigo.
- Espiritual: reconectar-se com seu propósito de vida e sentir seu lugar no universo podem despertar um senso de paz e segurança como nada mais. Não esqueça que seu desejo de serotonina também quer dizer que seu lado espiritual está faminto. Encontre seu caminho para a prece, a meditação, um tempo na natureza ou atividades voluntárias, que vão permitir que você sinta a mais profunda conexão com nosso planeta.

Alimentos estimulantes de serotonina

O primeiro passo em seu plano da Dieta das Emoções consiste em adicionar alguns alimentos estimulantes de serotonina à sua dieta. Veja a lista abaixo. É provável que haja pelo menos alguns alimentos dos quais você já goste. Se um simples iogurte com frutas vermelhas orgânicas e uma xícara de chá branco lhe parecem um lanche apetitoso, então esse pode ser um dos primeiros estímulos que você deve escolher. No decorrer das semanas, você pode experimentar alimentos estimulantes de serotonina que nunca provou, como lentilha e quinoa com vinagre balsâmico, um pouco de azeite de oliva e orégano. Você também pode voltar à página 170, onde há ótimas sugestões de combinações de ervas com alimentos, e dar uma olhada nas minhas fáceis e rápidas receitas prediletas no Anexo A. Seja paciente consigo mesmo e lembre-se que, quanto mais coisas você experimentar, maiores serão as chances de começar a gostar de novos sabores.

Qual deve ser o tamanho das porções?

Sinta-se livre para apreciar porções generosas, porém razoáveis, de comidas estimulantes. A boa notícia é que, sem o excesso de comidas-cilada solicitando sua química cerebral, você vai verdadeiramente começar a sentir quando precisa comer, e a quantidade será baseada em sua verdadeira fome física. Com alguns alimentos estimulantes, como o azeite e as nozes e castanhas em geral, recomenda-se cautela, mas quanto ao resto, coma o que quiser em quantidades razoáveis. Em geral, os alimentos estimulantes vão ajudá-lo a recalibrar suas papilas gustativas de maneira a preferir porções generosas de frutas, legumes e proteínas magras junto a porções razoáveis de grãos não processados. Nunca tive que lidar com um dependente alimentar ou compulsivo alimentar que comesse frutas e legumes demais! Adicionando novas e excitantes comidas estimulantes, a maior parte das pessoas vai constatar uma significativa diminuição do desejo de comidas-cilada prontas, em geral pouco saudáveis e cheias de gordura e carboidratos.

Laticínios magros/alternativas aos laticínios

- *cream cheese light*
- creme azedo (iogurte fermentado com limão) magro ou sem gordura
- iogurte de soja natural magro
- coalhada seca natural magra
- iogurte natural magro
- *kefir* magro ou sem gordura (tipo de iogurte fermentado)
- leite de amêndoa não adoçado
- leite de ovelha desnatado
- leite desnatado ou 1%
- queijo *cottage* magro
- queijo magro ou com gordura reduzida

Grãos e sementes integrais

- arroz integral
- aveia natural instantânea
- barras de cereais e frutas ricas em fibras (pelo menos 5 gramas de fibras por porção)
- cereais integrais (pelo menos 5 gramas de fibras por porção)
- cevada
- flocos de aveia
- linhaça
- macarrão integral
- macarrão para *yakissoba*
- pão integral/pão sírio ou pita (pelo menos 3 gramas de fibras por porção)
- quinoa
- tortilha rica em fibras (pelo menos 3 gramas de fibras por porção)
- trigo-sarraceno
- trigo-vermelho

Proteína (sem ser frita nem à milanesa)

- proteína animal
  - frango
  - galeto
  - ovos
  - peru, peru moído (*blanquet*), peito de peru defumado
- frutos do mar (dê preferência aos pescados em relação aos criados)
  - arenque
  - atum
  - camarões
  - cavala
  - peixe-espada, halibute ou meca (espadarte)
  - linguado
  - moluscos
  - pescada-branca
  - salmão
  - sardinha
  - truta
  - vieiras
- feijões
  - ervilha
  - ervilha-torta
  - fava
  - feijão-azuki
  - feijão-branco
  - feijão-carioca
  - feijão-comum
  - feijão-da-china
  - feijão-de-lima
  - feijão-fradinho
  - feijão-preto
  - feijão-rajado
  - feijão-verde
  - feijão-vermelho
  - grão de soja
  - grão-de-bico
  - guandu
  - *homus*
  - lentilhas
  - noz de soja
  - *tempeh* (tempê, espécie de tofu fermentado e aromatizado com nozes)
  - tofu
  - tutu de feijão (sem gordura, nem óleo hidrogenado)
  - *yuba* (coalhada seca de feijão)
- nozes e sementes (apenas 10 a 15 por porção, de preferência natural e sem sal)
  - amêndoas
  - avelã
  - castanha-de-caju
  - castanha-do-pará
  - manteiga de amêndoa e de outras nozes
  - manteiga de amendoim (natural)
  - nozes
  - noz-pecã
  - pistache
  - sementes de girassol
- outras fontes de proteína
  - *chips* de soja
  - proteína caseína
  - proteína de soja
  - proteína de soro

Legumes (crus, grelhados, salteados, cozidos ou em suco)

- abóbora
- abobrinha
- acelga
- alface lisa, romana, crespa, roxa, americana
- algas
- alho-poró
- batata-doce
- berinjela
- beterraba
- brócolis
- cebola
- cenoura
- cogumelos
- couve
- couve-de-bruxelas
- couve-troncha
- espinafre
- inhame
- mostarda
- nabo
- pimentão
- pipoca estourada na panela sem óleo ou no micro-ondas (pouca gordura, sem óleos hidrogenados)
- salsão
- tomate
- yacon (espécie de batata que lembra uma pera suculenta e pouco adocicada)

Frutas: não adoçadas (sem acréscimo de açúcar, xarope ou óleo), não em suco, a própria fruta

- ameixa fresca
- ameixa seca
- amora
- bagas de açaí
- banana
- banana-da-terra
- cereja
- damasco
- figo
- framboesa
- grapefruit
- kiwi
- laranja
- lima
- limão
- maçã
- melão
- mexerica
- mirtilo
- morango
- papaia ou mamão comum
- pera
- uva

Óleos

- azeite de oliva extravirgem (para saladas)
- azeite de oliva (para cozinhar)

Temperos e ervas (dê preferência aos mais familiares ou que lhe despertem interesse)

- alecrim
- canela
- cominho
- cravo
- endro
- gengibre
- hortelã
- manjericão
- orégano
- salsa
- sálvia
- tomilho

Bebidas e sobremesas

- chá não adoçado (de ervas, chá branco, vermelho ou descafeinado)
- café descafeinado não adoçado
- água quente com limão
- água com gás com respingo de suco de frutas
- suco de legumes
- chocolate meio amargo com pelo menos 70% de cacau
- banana natural gelada
- frutas vermelhas naturais geladas

Atividades estimulantes de serotonina

Nos 28 dias da Dieta das Emoções, você também vai adicionar atividades estimulantes ao seu cotidiano. Já que serotonina baixa quer dizer alta ansiedade, seja gentil e generoso consigo mesmo quando for decidir quais atividades da lista seguinte você quer experimentar. Comece com aquelas que parecem agradáveis e fáceis. Uma vez que sua serotonina esteja estabilizada, outras opções mais desafiadoras, aqui listadas, não vão mais parecer tão difíceis de alcançar. Quando isso acontecer, talvez você descubra algumas de suas atividades estimulantes de serotonina prediletas. Apenas lembre-se: devagar e sempre, você ganha a corrida!

- Abraçar alguém
- Abrir uma poupança e planejar uma viagem que sonha em fazer
- Acender uma vela ou um incenso
- Adotar um animal resgatado
- Afagar seu parceiro ou animal de estimação
- Andar a cavalo
- Andar de caiaque
- Andar de canoa
- Apadrinhar uma criança
- Assistir a sua comédia romântica predileta

- Assistir a um programa cômico ou inspirador na TV
- Bater um bom papo
- Brincar com seu animal de estimação
- Caminhar ou correr por uma boa causa
- Cantar ouvindo rádio
- Cochilar por 20 minutos
- Colecionar recortes
- Colocar meias quentes
- Comer no escuro e apreciar o gosto de cada pedaço
- Construir um castelo de areia
- Convidar amigos ou a família apenas para bater um papo
- Correr
- Cortar a grama
- Cozinhar
- Criar uma conta no Facebook® e ficar em contato com um velho amigo
- Cumprimentar alguém desconhecido no elevador
- Dançar
- Dançar com seus filhos
- Dar banho em seu animal de estimação
- Dar um passo adiante para alcançar uma grande meta
- Deixar alguém com poucos itens passar na sua frente no caixa do mercado
- Desligar o telefone por uma hora
- Diário – escreva algo que você queira agradecer, um sentimento angustiante que queira descarregar ou alguma boa ideia!
- Dizer a si mesmo três coisas que você gosta em si mesmo
- Dizer a um amigo o quanto ele é importante para você
- Dizer a verdade
- Dizer não quando é apropriado sem se sentir culpado em relação a isso
- Doar roupas velhas
- Elogiar alguém
- Elogiar-se
- Entrar em um grupo de apoio
- Entrar na internet para ver fotos de cidades e paisagens estrangeiras
- Enviar uma carta
- Escrever seus sonhos infantis
- Escrever sua autobiografia
- Escrever um poema
- Escrever uma longa carta à mão
- Escutar os problemas de um amigo

- Estudar
- Experimentar a terapia da luz que brilha de manhã
- Experimentar a visualização positiva
- Falar com um amigo distante
- Falar com um terapeuta
- Fazer aquela mamografia ou exame médico que você está adiando
- Fazer alongamento durante 5 minutos ou mais
- Fazer exercícios
- Fazer mudanças pessoais
- Fazer suas contas
- Fazer trabalho voluntário
- Fazer um boneco de neve
- Fazer um favor sem esperar nada em retorno
- Fazer um passeio rápido e aliviador após o estresse do trabalho ou mais longo depois do jantar. Convide a família!
- Fazer uma assinatura de sua revista predileta
- Fazer uma caminhada pela natureza
- Fazer uma colcha de retalhos
- Fazer uma doação para caridade
- Fazer uma máscara facial ou uma limpeza de pele
- Ficar uma noite sem computador ou TV
- Ir à ópera ou ao teatro
- Ir a um mercado de produtos naturais
- Ir a uma biblioteca ou livraria apenas para dar uma olhada
- Ir a um show de humor
- Ir ao boliche
- Ir ao museu
- Ir ao trabalho a pé ou de bicicleta
- Ir ao zoológico
- Ir para a cama 30 minutos mais cedo
- Jardinar
- Jogar – em equipe ou sozinho
- Lavar a louça
- Ler
- Levar o cachorro para passear
- Levar uma sacola reutilizável para o supermercado
- Ligar para alguém apenas para dizer "eu te amo"
- Limpar as folhas secas do jardim
- Mandar flores para alguém
- Meditar

- Nadar
- Namorar
- Observar os pássaros
- Olhar alguém nos olhos enquanto vocês conversam
- Olhar-se no espelho e descobrir algo que gosta em sua aparência
- Organizar sua mesa de trabalho ou limpar as gavetas
- Ouvir música clássica ou calma
- Pagar para quem está atrás de você no pedágio
- Pagar uma conta
- Paparicar-se
- Parar para admirar a vista
- Participar de um serviço religioso, de estudos bíblicos ou outro
- Participar de uma reunião de algum programa de ajuda
- Passar alguns momentos no parque ou na praia
- Passar loção nas mãos e nos pés
- Passar o dia todo sem utilizar o carro
- Pedir desculpas
- Perdoar
- Perguntar ao garçom do café como está/foi seu dia
- Perguntar ao seu colega estressado se há algo que você possa fazer para ajudá-lo
- Pescar
- Pintar
- Planejar a aposentadoria
- Planejar uma festa
- Planejar uma refeição com amigos
- Pôr a mesa e sentar-se para comer
- Por ordem em suas coisas
- Praticar golfe
- Praticar *tai chi chuan/qi gong*
- Preencher o informe de rendimentos
- Pular pedras
- Receber ou fazer uma massagem
- Reciclar
- Resolver um quebra-cabeça
- Respirar profundamente durante 5 minutos
- Respirar profundamente por alguns minutos enquanto visualiza pensamentos positivos
- Rezar
- Sair para o cinema, um show ou concerto

- Segurar a porta para alguém
- Segurar as mãos de alguém
- Segurar um bebê
- Segurar um filhote de cachorro
- Sentir as rosas... literalmente
- Ser honesto
- Soltar pipa
- Sorrir
- Sorrir durante 5 minutos
- Subir até o último andar de um prédio para admirar a vista
- Subir ou descer pela escada
- Ter aula de ioga ou pilates
- Ter aulas de algum assunto que você se interesse
- Ter um cofrinho de moedas
- Ter um seguro de saúde
- Tirar fotos – mesmo que seja pelo telefone celular
- Tocar um instrumento
- Tomar banho
- Tomar banho de sol (não mais do que 20 minutos ou com protetor solar)
- Trazer flores para casa, para seu companheiro ou para você mesmo
- Treinar uma equipe de crianças
- Tricotar
- Velejar
- Ver antigas fotografias
- Visitar o túmulo de entes queridos e contar-lhes por que eles deveriam ter orgulho de você hoje

Comidas-cilada da serotonina

Enquanto estiver estabilizando seus alimentos e atividades estimulantes de serotonina durante as próximas semanas, você deverá ficar atento para eliminar algumas ciladas da serotonina que menciono abaixo. Não se preocupe, porque sua serotonina vai ficar balanceada por meio de outras fontes de sustentação dessa substância química do bem-estar. Quando isso acontecer, o fato de comer menos desses alimentos-cilada vai lhe parecer menos penoso. Se tiver dúvida, verifique as informações do rótulo. Os maiores culpados que você precisa identificar são o xarope de milho com alto teor de frutose, as farinhas brancas e qualquer tipo de óleo parcialmente hidrogenado. Esses ingredientes-armadilha transformam o que você espera ser estimulante – como algumas barras energéticas e pães de "trigo" – em cilada. No entanto, a maior parte dos alimentos-cilada são facilmente identificáveis. Seguem-se alguns dos mais comuns:

- Açúcar (branco)
- Balas
- Bolachas
- Bolinhos doces
- Bolos
- Café aromatizado
- Cereais adoçados no café da manhã
- Chocolate com leite
- Chocolate quente
- Creme *chantili*
- Farinhas brancas
- Geleias/pastas doces
- *Grissini* e bolachas de água e sal
- Massa de farinha branca
- Panquecas
- Pão branco
- Refrigerantes
- Rosquinhas
- Sorvetes
- Sucos de frutas
- Tortas
- *Waffles*
- Xarope (de milho ou outro)

Um passo de cada vez

Agora você sabe *o que* tem que fazer. Se você for como a maioria das pessoas com falta de serotonina, a maneira *como* você vai fazer é tão importante quanto, para seu processo de transformação. Perdoe-se e sempre procure focar no que você fez de *certo* durante o dia, em vez de se concentrar no que fez de *errado*. Alguns perfeccionistas com baixa serotonina, querendo ignorar a desintoxicação gradativa, vão seguir um tratamento de choque, entrando diretamente em um regime à base de alimentos inteiramente estimulantes desde o primeiro dia. Lembre-se: trata-se provavelmente do mesmo perfeccionismo que já lhe criou problemas antes!

Quando se trata de perder peso e mudar de vida, estamos diante de uma maratona e não de uma corrida, e essa competição é apenas sua. Já que a comida pode ser viciante, as mesmas dicas que se aplicam a outras dependências também funcionam aqui: um dia de cada vez. Vamos devagar. Primeiro, aja como em um faz de conta até conseguir. Já que a baixa serotonina pode despertar sentimentos de perfeccionismo, de autocrítica e de dúvida, preste atenção nos sete padrões de pensamentos-cilada (veja na página 50) que estão tentando tirá-lo fora da corrida. Uma vez que tiver reparado neles, você estará no momento apropriado para acrescentar uma das atividades estimulantes de serotonina ao seu dia para afastar sua mente dos pensamentos sedutores e destruidores!

Capítulo 13

Desprovido de dopamina: louco por gordura e cafeína

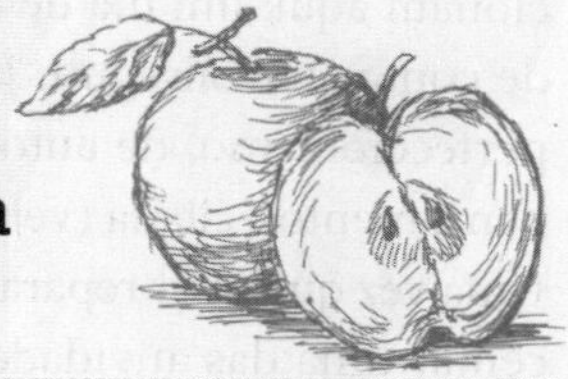

Se você descobriu no capítulo 5 que está com baixo nível de dopamina, pode ser que se sinta frustrado por sua vida parecer parada demais e entediante, ou pode ser que tenha o problema oposto: sentir-se esmagado por uma vida que parece rápida e cheia demais. Talvez tenha pulado de prazo em prazo, crise em crise, sempre gastando um pouco mais de energia, algumas reservas a mais – tendo como resultado sentir-se esgotado. Ou talvez você se sinta preso em um trabalho sem futuro e uma vida estreita, perguntando-se como passou seu tempo só entre os cuidados com os filhos e a manutenção da casa, deixando tão pouco espaço para a diversão.

Se o dependente alimentar com deficiência de serotonina é um comedor ansioso, o dependente alimentar com deficiência de dopamina é deprimido. Sentir-se vazio, sozinho e talvez um pouco perdido pode levar à automedicação com comidas ricas em gordura e dopamina. Além do mais, os tipos com baixa dopamina são mais propensos a evitar falar sobre sentimentos do que aqueles com baixa serotonina, de maneira que seus amigos talvez não saibam que você está infeliz ou frustrado e insatisfeito. Você pode estar com falta do apoio das pessoas amigas, intimidadas com sua vida supostamente perfeita e sua falta de vontade de pedir ou aceitar ajuda.

Mesmo que sua vida pareça bem-sucedida e organizada, a falta de dopamina pode refletir alguns problemas sutis que você tem dificuldade de reconhecer, mesmo para si. Talvez você e seu companheiro estejam cansados demais para ter o sexo que você gostaria. Talvez você tenha se deixado dominar pelo trabalho, antes satisfatório e que agora não lhe oferece mais nenhum desafio. Talvez seus maravilhosos filhos encham seu coração de amor – mas você ainda tem ânsia por um resquício de aventura.

Em todos os casos, você está com falta de dopamina e deseja algum verdadeiro incentivo para combater um sentimento crescente de depressão. Será que alguns dos seguintes pensamentos e sentimentos lhe parecem familiares?

- Isso é tudo?
- Com certeza, a vida deveria oferecer mais do que isso!
- Para onde foram a diversão e a excitação?
- Faz muito tempo que não faço nada de novo...
- Não estou mais me reconhecendo – como consegui ficar tão chato?
- Eu era uma pessoa apaixonada – o que aconteceu?

Quero ajudá-lo a despertar aquela sua parte que se sente reprimida ou diminuída, seja pelo tédio ou pelo excesso de trabalho. Felizmente, o programa da Dieta das Emoções vai convencê-lo a achar tempo e energia para si mesmo, e se dedicar a algum prazer na vida, tanto quanto você já se dedicou às suas tarefas e obrigações. Você vai ver que comidas ricas em gordura, que a curto prazo despertam um fluxo de dopamina, não estão acrescentando nenhuma satisfação a uma vida que pode parecer entediante demais. Nossa meta consiste em ajudá-lo a encontrar a excitação e aventura que você deseja – porém, a partir de alimentos e atividades mais saudáveis.

Seu plano de tratamento pela Dieta das Emoções

Ao começar sua Dieta das Emoções de 28 dias, você vai nutrir sua mente, seu corpo e seu espírito com alimentos e atividades estimulantes de serotonina. Pense em estimular-se com as seguintes palavras:

- De gordura e fritura à comida magra: se você for como a maioria das pessoas com falta de dopamina, você gravita entre batatas fritas, frango frito e bebidas energéticas para lhe dar a faísca que procura na vida. Porém, existe outra ótima fonte de dopamina que é a proteína magra. Se estiver com falta de dopamina, você precisa de proteína – e muita. Você precisa ter alguma proteína em cada refeição e lanches ricos em proteína durante o dia para proteger-se da compulsão. Dê uma olhada no Anexo A e descubra algumas de minhas receitas rápidas e fáceis de refeições estimulantes de dopamina, e vá até a página 206 para conhecer alguns lanches estimulantes de dopamina. Você vai ver que comidas saborosas como maçã e manteiga de amêndoa são uma ótima maneira de equilibrar sua dopamina.
- Ousadia: se você está querendo alguma mudança, excitação e aventura, então procure ter tudo isso aprendendo uma nova matéria ou curso, ou fazendo algo que sempre sonhou em fazer. Desça uma montanha de esqui,

aprenda a voar de paraglider, faça uma excursão em um balão dirigível ou tente falar em público. Cadastre-se em um site de encontros *on-line* ou faça um convite àquela paquera. Coloque um pouco de receio ou incerteza em sua vida! Quanto mais houver aventura em sua vida, menos você vai desejar comer alimentos gordos. E até misture ousadamente os alimentos estimulantes de dopamina. Peito de frango grelhado com clara de ovo estalada e brócolis ao molho picante caseiro (feito de pimentão vermelho, pimenta mexicana *jalapeña* e molho tabasco) pode parecer amedrontador para alguns – mas não para você!

- Prazer: quando não temos prazer na vida, compensamos com comida. Admire o pôr do sol, visite um novo trecho de um bairro vizinho, passe 10 minutos por dia fazendo algo que você realmente ama. Você vai se encher de prazer, e aquelas batatas fritas vão lhe parecer, bem, simplesmente batatas com gordura.
- Desejo: não posso lhe aconselhar que se apaixone – mas, se acontecer, vai ser ótimo para sua cintura! Que tal reatar um romance com seu parceiro? Ou, se você for solteiro, faça algo que sempre considerou romântico, sensual e excitante: visite a Itália, aprenda a jogar pôquer, tenha aulas de tango. Encontre *algo* que você deseje e permita-se ir atrás disso.
- Desafio: as pessoas com falta de dopamina precisam de desafios, então use sua criatividade e veja o que acontece. Você pode querer redesenhar seu jardim, mudar os móveis de lugar na sala ou no quarto, ou reorganizar seu armário. Aprenda um idioma, faça palavras cruzadas ou compre uma revista de *sudoku* – qualquer coisa que lhe dê um sentimento de luta e realização.

Alimentos estimulantes de dopamina

O primeiro passo do seu plano consiste em acrescentar alguns alimentos estimulantes de dopamina à sua dieta. Você não tem que comer todos esses alimentos, mas, se encontrar de dez a vinte que goste, será uma ótima maneira de começar. E como está desejando mais aventuras em sua vida, não será difícil para você experimentar esses novos alimentos. Talvez você possa se desafiar, experimentado todos os alimentos da lista. Atreva-se!

Qual deve ser o tamanho das porções?

Sinta-se livre para servir-se de porções generosas mas razoáveis de comidas estimulantes. A boa notícia é que, sem o excesso de comidas-cilada solicitando sua química cerebral, você vai saber verdadeiramente quando precisar comer, e a quantidade será baseada em sua verdadeira fome física. Com alguns alimentos estimulantes, como o azeite e as nozes, seja mais comedido, mas em relação ao resto, coma o que quiser em quantidades razoáveis. Em geral, os alimentos estimulantes vão ajudá-lo a recalibrar suas papilas gustativas de maneira que você vai preferir porções generosas de frutas, legumes e proteínas magras com porções razoáveis de grãos não processados. Nunca tive que lidar com um dependente alimentar ou compulsivo alimentar que comesses demais frutas e legumes! A maior parte das pessoas, acrescentando novas e excitantes comidas estimulantes, vai constatar uma diminuição significativa do desejo de comidas-cilada prontas, em geral pouco saudáveis e cheias de gordura e carboidratos.

Laticínios magros/alternativas aos laticínios

- coalhada seca natural e *light*
- *cream cheese light*
- creme azedo (creme de leite fermentado com limão) magro ou sem gordura
- *kefir* (iogurte fermentado) *light* ou sem gordura
- leite de amêndoa não adoçado
- leite de ovelha desnatado
- leite desnatado ou 1%
- queijo magro ou com gordura reduzida

Grãos e sementes integrais

- linhaça
- macarrão com farinha integral e alto teor em proteína
- quinoa

Proteína (sem ser frita ou à milanesa)

- proteína animal
  - avestruz (5% ou menos de gordura)
  - bife de boi magro (5% ou menos de gordura)
  - bife de búfalo (5% ou menos de gordura)
  - cordeiro magro (5% ou menos de gordura)
  - fatia de presunto magro
  - frango

- galeto
- javali
- ovos
- pato
- pernil de cordeiro
- peru, peru industrializado (*blanquet* ou defumado), bacon de peru
- porco

Outras fontes de proteína

- barras de proteína (15 gramas ou mais de proteína)
- batidos de proteína sem adição de açúcar
- caseína (proteína do leite que entra na fabricação do queijo)
- proteína de soro

Frutos do mar (dê preferência aos pescados em relação aos criados)

- arenque
- atum
- camarões
- cavala
- peixe-espada, halibute ou meca (espadarte)
- linguado
- moluscos
- ostras
- pescada-branca
- salmão
- sardinha
- truta
- vieiras

Feijões

- ervilha
- ervilha-torta
- fava
- feijão-azuki
- feijão-branco
- feijão-carioca
- feijão-comum
- feijão-da-china
- feijão-de-lima
- feijão-fradinho
- feijão-preto
- feijão-rajado
- feijão-verde
- feijão-vermelho
- grão-de-soja
- grão-de-bico
- guandu
- *homus*
- lentilha
- tutu de feijão (sem gordura, ou óleo hidrogenado
- *yuba* (coalhada seca de feijão)

Nozes e sementes (apenas 10 a 15 por porção, de preferência natural e sem sal)

- amêndoa
- avelã
- castanha-de-caju
- castanha-do-pará
- manteiga de amêndoa e de outras nozes

- manteiga de amendoim (natural somente; sem óleos hidrogenados)
- noz
- noz-macadâmia
- noz-pecã
- pistache
- sementes de abóbora
- sementes de gergelim
- sementes de girassol

Legumes (crus, grelhados, salteados, cozidos ou em suco)

- abacate (metade, não em guacamole)
- abóbora
- acelga
- alface-romana ou outras
- algas
- alho
- alho-poró
- aspargos
- berinjela
- beterraba
- brócolis
- cebola
- cenoura
- cogumelos
- couve
- couve-de-bruxelas
- couve-troncha
- erva-doce
- escarola
- espinafre
- folhas de nabo
- milho
- milho em pipoca estourada no micro-ondas, na panela ou no forno (com pouco óleo de canola, sem óleos hidrogenados)
  - mostarda
  - pepino
  - pimentão
  - salsão
  - tomate
  - vagem

Frutas: não adoçadas (sem acréscimo de açúcar, xarope, ou óleo), não em suco, a fruta inteira

- amora
- bagas de açaí
- banana
- mexerica
- mirtilo
- limão
- lima
- framboesa
- morango

Óleos e molhos (bastante vinagre e pouco óleo)

- óleo de canola
- azeite de oliva extravirgem (para molhos)
- mostarda
- óleos em embalagem com *spray* sem gordura trans
- vinagre
- azeite de oliva (para cozinhar)

Temperos e ervas (dê preferência aos mais excitantes e novos)

- chili
- coentro
- cúrcuma (em pó ou pasta)
- endro (*dill*)
- gengibre
- maionese magra
- molho picante
- orégano
- pimenta-caiena
- pimenta-do-reino
- sementes de mostarda
- tomilho
- vinagre

Bebidas, sobremesas e adoçantes

- água com gás
- água vitaminada sem açúcar
- banana congelada (*frozen banana*)
- frutas vermelhas (bagas) congeladas
- café não adoçado com açúcar
- chá gelado não adoçado
- chá não adoçado, verde ou preto
- chocolate meio amargo com pelo menos 70% de cacau
- estévia
- refrigerante ou suco adoçado com estévia
- suco de verduras ou legumes

Planeje-se para não fracassar

Já que a dopamina é associada à impulsividade, é especialmente importante que você planeje-se com antecedência. Sempre tenha alimentos estimulantes de dopamina ao alcance quando estiver em casa, se você tiver o hábito de comer algo assim que chegar.

Atividades estimulantes de dopamina

Durante os 28 dias da Dieta das Emoções, você também vai acrescentar essas atividades estimulantes ao seu dia a dia. Lembre-se, você é o especialista de si mesmo e seus sentimentos são as informações que indicam do que está precisando em determinado momento. No passado, o tédio o teria levado inconscientemente a um prato de batatas fritas com queijo e molho picante, mas agora você vai estar armado com uma lista completa de alimentos e atividades estimulantes que pode utilizar para romper a monotonia.

Claro, tenha compaixão de si mesmo e lembre-se de que a baixa dopamina pode ser associada ao desespero e à tristeza. Assim, se esta lista de atividades estimulantes faz com que você se sinta impotente, respire profundamente. Comece devagar, acrescentando 5 minutos de *sudoku* e um lanche estimulante de dopamina à sua segunda--feira. Ou faça alguma atividade noturna para chacoalhar a rotina do seu final de semana. Assim que seu nível de dopamina começar a subir, também crescerá sua motivação para adicionar mais itens à lista – e à sua vida. Ao fazer isso, você provavelmente vai descobrir sozinho ótimas atividades estimulantes de dopamina!

- Andar de bicicleta
- Andar de moto
- Andar de patins ou *skate*
- Aprender a dançar salsa
- Aprender um novo idioma
- Assistir a competições esportivas – melhor ainda, participar de uma
- Assistir a um filme de terror ou de ação
- Assistir a um jogo na televisão
- Assistir a uma palestra
- Atuar em uma companhia de teatro amador
- Beijar
- Branquear os dentes
- Brincar com seu cachorro
- Brincar de pega-pega
- Caminhar com o cachorro
- Caminhar na chuva
- Candidatar-se a um cargo
- Chegar na hora
- Combinar de sair com alguém especial
- Começar a namorar
- Começar um blog
- Comer algo que você nunca provou antes
- Conseguir ingresso para assistir à gravação do seu programa de TV predileto
- Consertar algo
- Construir algo
- Contratar um treinador pessoal
- Correr
- Cozinhar algo que você nunca fez antes
- Criar uma corrida de obstáculos para seus filhos e ver quem é o mais rápido
- Dançar
- Dançar com seus filhos

- Dar uma olhada nas lojas
- Divertir-se com karaokê
- Dormir 8 horas por noite
- Entrar na internet para procurar uma nova casa
- Escrever 5 coisas que você gostaria de fazer este ano
- Escrever 10 coisas que você gostaria de fazer na vida
- Escrever uma canção – e mostrá-la a alguém
- Esquiar
- Experimentar novos sapatos
- Experimentar um dos programas do computador que você nunca usou antes
- Experimentar um novo esporte, como esgrima, tênis ou surfe
- Fazer amor
- Fazer depilação
- Fazer o *test drive* de um novo carro – sem obrigação de comprar
- Fazer parte de um grupo esportivo ou de reuniões
- Fazer trabalho voluntário recompensador e excitante
- Fazer um exame neurológico ou um eletroencefalograma
- Fazer um filme no celular
- Fazer um passeio rápido com seu cachorro
- Fazer uma caminhada numa nova trilha
- Fazer uma corrida de *kart*
- Inscrever-se em um site de encontros
- Inscrever-se em um site de relacionamentos
- Inventar algo
- Ir a um evento escolar
- Ir a um evento esportivo
- Ir a um restaurante que você ainda não conhece
- Ir a uma cidade que você ainda não conhece
- Ir a uma degustação de vinhos
- Ir a uma reunião de algum grupo de ajuda pela primeira vez
- Ir ao parque de diversões com os filhos
- Ir ao zoológico
- Ir às reuniões de pais e mestres
- Ir dançar em um baile
- Jogar algum jogo de tabuleiro
- Jogar bola
- Jogar boliche
- Jogar dardos
- Jogar futebol
- Jogar gamão

- Jogar ou fazer um quebra-cabeça que o desafie, fazer *sudoku*, palavras cruzadas, jogar pôquer ou videogame
- Jogar pôquer com amigos e com apostas baixas
- Jogar sinuca
- Jogar tênis de mesa
- Jogar *twister*
- Ler histórias em quadrinhos
- Ler o horóscopo
- Ler um romance ou conto divertido
- Levantar peso
- Limpar a casa com música alta, seguindo o ritmo
- Mandar uma mensagem de texto para alguém dizendo por que você gosta da pessoa
- Meditar
- Mudar a maquiagem
- Mudar o corte de cabelo
- Mudar os móveis de lugar
- Organizar uma festa temática
- Participar de um concurso
- Participar de uma mobilização-relâmpago
- Participar de uma reunião de algum grupo de ajuda
- Participar por telefone de um programa de rádio
- Passar 5 minutos pesquisando destinos de férias *on-line*
- Pedir comida saudável de um lugar que você ainda não experimentou
- Pegar um novo caminho para voltar do trabalho
- Pintar as unhas com uma nova cor
- Pintar um cômodo de sua casa com uma nova cor
- Praticar mergulho
- Praticar mergulho com *snorkel*
- Praticar o minigolfe
- Praticar *rafting*
- Praticar tiro ao alvo
- Praticar um esporte de bola
- Praticar um jogo virtual
- Preparar um molho bem picante
- Pular corda
- Pular do trampolim na piscina
- Redistribuir sua série de metas em pequenas metas alcançáveis
- Sair do trem ou do ônibus em uma parte da cidade que você nunca visitou antes, ou pegar o carro para descobrir um lugar novo

- Seguir exercícios cardiovasculares ou um treinamento fracionado
- Seguir um novo caminho
- Seguir uma aula de ginástica
- Ser mestre de cerimônia de um evento
- Subir em uma montanha-russa
- Subir ou descer pelas escadas
- Submeter seu conto a uma revista
- Surpreender seu parceiro com lingerie sensual
- Surpreender seu parceiro com uma fantasia romântica
- Ter aquela conversa que você vem planejando
- Ter aulas de bicicleta em uma academia
- Ter aulas de dança do ventre ou de *pole dancing*
- Ter aulas de trapézio
- Tingir o cabelo com nova cor... ou deixá-lo cinza
- Tomar a iniciativa de fazer sexo hoje à noite
- Tomar uma ducha fria
- Treinar para uma corrida de 5 km
- Usar roupa íntima sensual – mesmo que seja apenas para você
- Velejar
- Ver aviões decolar
- Ver um artista de rua
- Ver um terapeuta
- Votar

Alimentos-cilada da dopamina

Ao mesmo tempo que estimula sua dopamina com alimentos e atividades estimulantes, você vai cortar os alimentos-cilada listados abaixo. A lista não é exaustiva, mas lhe dará uma boa indicação do tipo de coisas a evitar. Ao ler as informações nutritivas, preste atenção nos altos níveis de gordura – especialmente gordura saturada. Ao ler a lista dos ingredientes, uma quantidade excessiva de óleo ou óleos parcialmente hidrogenados podem fazer com que alimentos aparentemente estimulantes – como as "barras energéticas" – seja alimentos-cilada.

Lembre-se: à medida que seu nível de dopamina começar a aumentar, essas antigas ciladas vão perder seu aspecto sedutor. Mas isso não quer dizer que não sejam problemas e potencialmente viciantes, de forma que é importante mantê-los longe do alcance. Faça uma varredura dos alimentos-cilada em sua cozinha e comece a armazenar alimentos estimulantes de dopamina. Especialmente com a impulsividade associada à baixa dopamina, é importante que você garanta que esses alimentos não estejam facilmente acessíveis em momentos de fraqueza ou tédio. Quero que você realmente pense no que quer comer antes de colocar um alimento na boca. Dessa forma, os alimentos-cilada vão se tornar tratos ocasionais, não fazendo mais parte de forma permanente de seu cotidiano.

- Bacon
- Bolos do café da manhã
- *Brownie*
- Frango à milanesa
- Manteiga
- Molho de queijo
- Bolachas
- *Chips* de milho
- Embutidos
- Massas fritas
- Batatas fritas
- Fritura em geral
- Bebidas gordas à base de café
- Queijos cremosos gordos
- Pipoca de cinema
- Bastonetes de mussarela
- Batatas *chips*
- Salsicha
- Refrigerante

De vento em popa

Todas as vezes que focamos nossa força, nos predispomos para o sucesso e a felicidade. As pessoas com perfil ansioso por dopamina precisam de novidades, aventuras e desafios. Agora que você está armado com um arsenal de maneiras para responder às suas necessidades de forma sustentável e saudável, use seu lado competitivo para progressiva e definitivamente investir suas forças na construção da vida que quer viver. Não se trata verdadeiramente das coisas que você não pode ter; trata-se do que você realmente precisa para que os substitutos da automedicação fiquem de lado.

Capítulo 14

A Dieta das Emoções: o programa

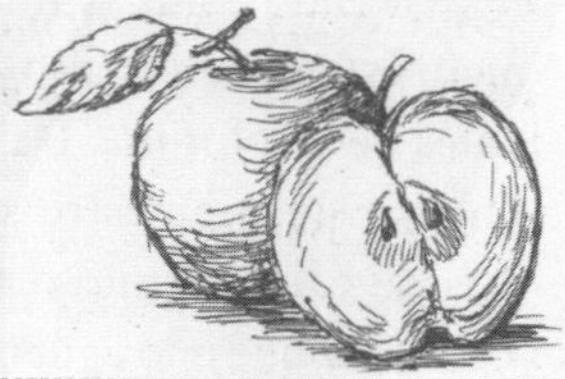

Agora você está pronto para acrescentar deliciosas comidas e atividades estimulantes à sua vida! Apresento agora o programa de desintoxicação gradativa da Dieta das Emoções, que vai manter você suprido com estimulantes, e então – quando você estiver começando a receber o que precisa de sua vida – vai cortar progressivamente as ciladas. Para encontrar sugestões sobre atividades estimulantes, veja as páginas 178 e 191, e para encontrar uma lista de alimentos estimulantes, vá até as páginas 174 e 187.

Como você já sabe, alimentos-cilada inundam o cérebro com quantidades insustentáveis de serotonina e dopamina por meio de gorduras saturadas, açúcares e carboidratos brancos. Se eles são tão ruins para o cérebro, são ainda mais para o corpo!

Os alimentos estimulantes dão ao seu cérebro uma energia sustentável ao promover a produção saudável de serotonina e dopamina que, claro, é boa tanto para o cérebro quanto para o corpo. Graças à proteína, às gorduras saudáveis e às fibras que contêm, os alimentos saudáveis também fazem você se sentir satisfeito durante um período de tempo mais longo. Por sua vez, as atividades estimulantes proporcionam níveis saudáveis de serotonina e dopamina, que vão ajudá-lo a diminuir a alimentação emocional e promover uma alimentação baseada na fome física. Essa combinação de estimulantes vai equilibrar sua química cerebral e, sim, você realmente vai começar a desejar alimentos estimulantes, ao mesmo tempo em que se sentirá física e emocionalmente satisfeito.

Nas semanas 1 e 2 você vai acrescentar alimentos estimulantes de serotonina e dopamina, conforme a substância neuroquímica que você realmente necessita.

Quando sua química cerebral começar a ficar equilibrada, nas semanas 3 e 4, você poderá acrescentar à dieta qualquer um dos alimentos estimulantes mencionados nas páginas 174 e 187. Isso quer dizer que alguém com baixa serotonina pode experimentar alguns alimentos estimulantes de dopamina, e quem estiver com baixa dopamina pode acrescentar alimentos estimulantes de serotonina. Nosso cérebro precisa de níveis saudáveis de ambos os neurotransmissores para sentir-se feliz e saudável, e ao se sentir equilibrado e com ânimo, felicidade ou paz, você vai começar a tirar proveito de qualquer alimento listado.

Sabendo quais estimulantes são especialmente bons para sua química cerebral, quem estiver com serotonina baixa sempre pode favorecer-se de alimentos estimulantes de serotonina. Da mesma forma, eles podem ser escolhidos quando você se sentir ansioso ou estressado. Saber que uma maçã inteira com uma xícara de chá de ervas é uma comida estimulante de serotonina pode ser uma ótima arma quando você sente que não aguenta mais lidar com os problemas do trabalho, e isso também vai ajudá-lo a passar diante da loja de bombons e balas sem parar.

Quem sofrer de baixa dopamina sempre pode dar preferência a alimentos estimulantes de dopamina. Procure esses alimentos quando você se sentir desanimado e precisar de ânimo. O fato de saber que um iogurte natural desnatado com uma xícara de chá verde é uma comida estimulante de dopamina vai ajudá-lo a se reerguer quando estiver por baixo e fazer com que você evite as bebidas energéticas, ricas em açúcar, e as batatas fritas.

Os alimentos estimulantes de serotonina e dopamina têm muito mais a oferecer do que apenas níveis saudáveis de proteínas, gorduras boas e carboidratos. Também contêm um ou mais dos seguintes componentes saudáveis que ajudam a química cerebral: vitamina B, aminoácidos, ômega 3 e antioxidantes protetores. Por exemplo, o salmão – especialmente selvagem (não criado em cativeiro) – é uma proteína com gordura, o que quer dizer que ele ajuda a liberar a dopamina, mas também contém tanto ômega 3 nutritivo do cérebro que ajuda a manutenção da produção de serotonina e dopamina. O mirtilo – especialmente orgânico – tem nível saudável de açúcar natural estimulante de serotonina, mas também contém antioxidantes que previnem a danificação dos neurônios – ajudando-os a bombear a serotonina e a dopamina. Dê uma olhada no Anexo A e veja algumas de minhas receitas prediletas com alimentos estimulantes. Essas ferramentas vão ajudá-lo a transferir essas listas de alimentos estimulantes para sua lista de compras!

SEMANA 1 = 1+1

- **Não corte nada da sua dieta normal.** Vamos acrescentar antes de retirar.
- **Garanta que pelo menos UMA das suas refeições ou UM de seus lanches diários seja feito com alimentos estimulantes de serotonina ou dopamina.** Veja a Parte II para saber se está com falta de serotonina, dopamina ou ambas. Se você precisar repor ambos os tipos de substâncias químicas cerebrais, alterne-os, acrescentando uma refeição ou lanche estimulante de serotonina em um dia e uma refeição ou lanche estimulante de dopamina no outro.

- **Acrescente UMA atividade estimulante por dia.** Baseado no que você descobriu na Parte II, se está com falta de serotonina ou dopamina, ou ambas, vou lhe dar uma lista de atividades que vão reabastecer as substâncias neuroquímicas de que você mais precisa. Se tiver que repor serotonina e dopamina, alterne-as, acrescentando um estimulante de serotonina em um dia e um estimulante de dopamina no dia seguinte.

SEMANA 2 = 2+2

- **Não corte nada da sua dieta normal.**
- **Garanta que pelo menos DUAS de suas refeições ou um de seus lanches diários sejam feitos com alimentos estimulantes de serotonina ou dopamina.** Se tiver que repor ambos os tipos de substância química cerebral, acrescente uma refeição ou um lanche de serotonina e dopamina a cada dia.
- **Acrescente DUAS atividades estimulantes de serotonina ou dopamina por dia.**

SEMANA 3 = 3-3

- **Limite seus alimentos-cilada a não mais que TRÊS porções por dia. As demais refeições ou lanches devem ser feitos com alimentos estimulantes.** Favoreça estimulantes adaptados à sua química cerebral, mas, agora que sua química cerebral está começando a ficar equilibrada, qualquer alimento estimulante vai ser benéfico. Uma porção de comida-cilada representa no máximo cerca de 300 calorias, de maneira que você não deve ultrapassar 900 calorias de alimentos-cilada ao dia.
- **Acrescente TRÊS atividades estimulantes de serotonina ou dopamina por dia.** Veja a Parte II para saber se está com falta de serotonina, dopamina ou ambas. Se precisar repor os dois tipos de substâncias químicas cerebrais, alterne-os, acrescentando dois estimulantes de serotonina e um estimulante de dopamina em um dia, e um estimulante de serotonina e dois de dopamina no dia seguinte.

SEMANA 4 = 4-2

- **Limite seus alimentos-cilada a não mais que DUAS porções por dia. As demais refeições e lanches devem ser feitos com alimentos estimulantes.** Dê preferência a estimulantes adaptados à sua química cerebral, mas agora que ela está começando a ficar equilibrada, qualquer alimento estimulante vai começar a ser benéfico. Lembre-se de que uma porção de comida-cilada representa, no máximo, cerca de 300 calorias, de maneira que você não deve ultrapassar 600 calorias de alimentos-cilada ao dia.

- **Acrescente QUATRO atividades estimulantes de serotonina ou dopamina por dia.** Veja a Parte II para saber se está com falta de serotonina, dopamina ou ambas. Se precisar repor os dois tipos de substâncias químicas cerebrais, acrescente dois estimulantes de serotonina e dopamina por dia.

MANUTENÇÃO = 4-2

- **Limite seus alimentos-cilada a não mais que DUAS porções por dia. As demais refeições e lanches devem ser feitos com alimentos estimulantes.** Dê preferência a estimulantes adaptados à sua química cerebral, mas agora que ela está começando a ficar equilibrada, qualquer alimento estimulante vai ser benéfico. Lembre-se de que uma porção de comida-cilada representa no máximo cerca de 300 calorias, e que você não deve ultrapassar 600 calorias de alimentos-cilada ao dia.
- **Mantenha QUATRO atividades estimulantes por dia.** Prefira estimulantes adaptados à sua química cerebral (baixa serotonina ou baixa dopamina), mas agora que sua química cerebral está começando a ficar equilibrada, qualquer atividade estimulante vai ser benéfica. Quem estiver com baixa serotonina pode acrescentar algumas atividades estimulantes de dopamina, especialmente se sentir que precisa de mais energia. Quem estiver com baixa dopamina pode acrescentar algumas atividades estimulantes de serotonina, especialmente se precisar de paz e calma. Quem estiver com falta de ambas pode continuar a acrescentar atividades estimulantes de dopamina e serotonina à sua lista.

Faça um diário de sua jornada rumo à perda de peso

Uma das maneiras mais simples e clinicamente comprovadas de perder peso consiste em manter um diário sobre sua alimentação. O fato de escrever tudo que consumiu a cada refeição ou lanche vai ajudá-lo a ficar mais atento e menos impulsivo em relação às suas escolhas.

O diário da Dieta das Emoções tem outros elementos-chave. Primeiro, você vai escolher atividades estimulantes para acrescentar à sua alimentação. Também vai relatar como seu esforço diário para equilibrar suas substâncias químicas de forma positiva afeta seu mantra e seu humor. A melhoria na forma como você se sente é o prêmio máximo, e esse retorno positivo vai ajudá-lo a manter sua vida dentro da espiral ascendente que você mesmo criou. Se você sentiu que seu humor estava totalmente fora de controle, o fato de escrever sobre suas atividades e seus resultados vai lhe dar um sentimento de esperança, já que grande parte de seu humor na verdade está sob controle, com base nas escolhas diárias que você fez para cuidar da sua saúde, do seu corpo e da sua vida.

Plano da Dieta das Emoções: perguntas frequentes

P. E se eu gostar mesmo de comer macarrão?
R: Não tem problema! Apenas prepare o macarrão do velho jeito italiano em que a massa representa apenas de 20% a 30% do prato, que na verdade é feito com alimentos estimulantes como tomate, alcachofra, alho e ervas com um pouco de azeite extravirgem. Adicione a isso uma salada ou uma porção de legumes verdes do mesmo tamanho que a massa para a plena satisfação do seu apetite. E troque seu macarrão de farinha branca por macarrão estimulante, feito com trigo integral, ou do tipo rico em proteínas. Se um dia você não resistir a uma versão-cilada dessa comida, então conte cada porção como uma das porções-cilada daquele dia.

P. Quais legumes são ciladas e quais são estimulantes?
R: A batata lhe dá um aumento rápido e viciante de serotonina, por isso é o único legume classificado como cilada. Todos os outros legumes – inclusive a batata-doce – dão ao seu cérebro uma dose saudável e sustentável de serotonina, de maneira que são todos alimentos estimulantes. Os legumes também têm alto teor de saciedade, e o ajudam a sentir-se satisfeito. Tenha cuidado para não escolher legumes fritos ou cozidos em muita manteiga ou óleo. Os legumes fritos são considerados alimentos-cilada.

P. Quais frutas são ciladas e quais são estimulantes?
R: Qualquer fruta que não tenha sido modificada é estimulante, exceto tâmara, abacaxi e melancia, que abaixam o nível de serotonina. Todas as outras frutas podem ser ingeridas frescas, cortadas ou congeladas. Não é necessário acrescentar açúcar, óleo, xarope, nem tomá-las em sucos ou compotas, em latas ou mesmo secas. Costumo ter no *freezer* mirtilo e framboesa (ou outras frutas), orgânicas e congeladas (sem adição de açúcar), já que são ótimas misturadas com aveia e iogurte natural desnatado. E como bônus, a casca, seja da maçã, pera, ameixa ou pêssego, é rica em fibras e, portanto, contribui para a sensação de saciedade.

P. E se eu não tiver tempo para cozinhar?
R: Sei o que quer dizer – eu também não tenho! Dê uma olhada em minhas dicas de receitas estimulantes no Anexo A, em que apresento receitas para a semana inteira que não demoram mais do que 20 minutos para ficarem prontas.

P. Eu não deveria fazer exercícios, também?

R: Nosso corpo foi projetado para se movimentar, e eu gostaria que você exercitasse o seu. Porém, a menos que você já esteja envolvido em um programa de exercícios que o satisfaça, sugiro que comece devagar, porque você está apenas começando a curar sua química cerebral - motivo pelo qual não deve acrescentar mais do que uma atividade estimulante na semana 1 até chegar a quatro por dia na semana 4. Você vai notar que muitas das atividades estimulantes mencionadas nas páginas 178 e 191 são físicas, e à medida que você se sentir melhor, será cada vez mais fácil acrescentar novos exercícios estimulantes diários.

P. Devo para de beber?

R: Se você tiver problemas com álcool, deve procurar um médico antes de começar este programa. A Dieta das Emoções não foi projetada para tratar o alcoolismo. Nos demais casos, incentivo todos a limitar o consumo diário de álcool a um copo para as mulheres não alcoólatras e dois copos para os homens não alcoólatras. Com essas medidas, você reduz o risco de doenças mais graves. Se consumir mais, poderá desenvolver doenças graves, sem falar do risco do alcoolismo. O álcool tem uma enorme quantidade de calorias (algumas bebidas podem chegar a 500 calorias), e o fato de beber diminui sua inibição em relação à comida, deixando você mais propenso a beliscar algo, mesmo sem fome. E, claro, conte cada acréscimo de açúcar, seja suco ou água tônica, como uma porção de alimento-cilada.

Você já reparou que toda vez que bebe algo sente desejo de salgadinhos ricos em gordura e sal? O álcool também é uma cilada no sentido de que domina sua química cerebral, deixando-o deprimido no dia seguinte, o que o leva a consumir mais alimentos-cilada para tentar aliviar sua tensão e tirá-lo do estado de depressão.

Em geral, aconselho meus pacientes a não beberem suas calorias. Não há nada de satisfatório em tomar um *milk-shake*, equivalente ao consumo de gordura de um dia inteiro, ou exagerar o consumo de vinho, e ver que acaba de dar dois passos para trás em sua missão para sentir-se bem.

P. Não consigo abrir mão da carne vermelha.

R: E isso não é necessário! Você pode encontrar cortes de carne até 95% magros. E sempre pode comer hambúrguer ou cachorro-quente que não ultrapasse 5% de gordura. Apenas considere esse pequeno hambúrguer ou cachorro-quente como uma porção de alimento-cilada.

P. Estou seguindo uma dieta especial: para diabéticos, ou alérgicos a certos alimentos, sem glúten, *kosher*, vegetariana, vegana...

R: Não se preocupe. Você talvez tenha que escolher de uma lista um pouco mais restrita, mas com certeza vai encontrar alimentos estimulantes apropriados e dentro dos seus limites.

P. E quanto ao molho para salada?

R: Recomendo uma colher de chá de azeite extravirgem (um fantástico alimento estimulante) misturado com a mesma quantidade de vinagre (recomendo balsâmico, de vinho branco ou vermelho, de cidra ou de champanhe) ou suco de limão, conforme seu gosto. Lembre-se de que a maior parte dos molhos comprados em lojas e servidos nos restaurantes tem muito açúcar e gorduras não saudáveis.

P. Por que devo pensar nas calorias?

R: Proteínas magras, legumes sem amido e frutas naturais têm menos caloria por grama que as carnes ricas em gordura e os amidos. Se você consumir muitos estimulantes, vai suprir-se de alimentos saudáveis que ajudarão sua química cerebral e satisfazer sua fome, de maneira que você, automática e naturalmente, vai consumir menos calorias. A quantidade de comida que você consumir vai começar a se autorregular, já que você está se sentido melhor e abriu mão de sua dependência alimentar. Nosso corpo foi projetado para ter fome daquela quantidade de calorias que necessita. Só precisamos aprender a atender à fome física.

P. E quanto aos refrigerantes *diet* e sucos?

R: O suco de legumes é ótimo, já que tem apenas uma fração do açúcar cheio de serotonina dos sucos de frutas, portanto é um alimento estimulante. Os sucos, mesmo os de frutas naturais, têm alta concentração de açúcar, que inunda o cérebro com serotonina da mesma forma que o açúcar dos refrigerantes. No que diz respeito aos refrigerantes *diet*, eles podem não ter calorias, mas calibram suas papilas gustativas em um nível superdoce, que pode fazer você rejeitar a doçura natural dos alimentos em favor de alimentos ricos em açúcar e amido. Se você precisar de um substituto para livrar-se dos refrigerantes *diet*, procure refrigerantes adoçados com estévia. Melhor ainda, opte por águas com gás de diversos sabores, chás ou café. Considere os sucos de frutas, o refrigerante e o refrigerante *diet* como alimentos-cilada. As únicas exceções são os sucos de frutas e refrigerantes adoçados com estévia, que devem ser contados como alimentos estimulantes.

P. E os adoçantes artificiais?

R: Existem dois adoçantes artificiais considerados como alimentos estimulantes, que são o xilitol e a estévia. Felizmente, você terá que usá-los apenas ocasionalmente porque vai se tornar cada vez mais acostumado ao açúcar natural dos alimentos. Se estiver consumindo mel, xarope de bordo ou geleias, existem variedades com xilitol. Use quantidades pequenas porque eles podem causar problemas digestivos. Se você estiver usando adoçante sem calorias do tipo sucralose, como eu já usei, a estévia é uma ótima opção: não é tão doce quanto os outros adoçantes artificiais, e ela vai ajudá-lo a reequilibrar suas papilas gustativas passo a passo. Felizmente, você, como eu, vai acabar gostando do café sem açúcar ou com apenas uma gota de leite desnatado. E quando estiver procurando algo doce, você pode ir diretamente até supermercado mais próximo para se abastecer de suas estimulantes frutas prediletas.

P. E o chiclete sem açúcar?

R: Para todas as escolhas que fazemos na vida, sempre precisamos avaliar se o benefício ultrapassa o risco. A quantidade de adoçante artificial contida no chiclete sem açúcar é ínfima e é uma ótima maneira de prevenir cáries e manter o hálito fresco!

P. E se eu me atrapalhar, se me faltarem alimentos ou atividades estimulantes ou se eu tiver muitos alimentos-cilada em um só dia?

R: Agora você sabe que o pensamento polarizado é uma cilada. Isso quer dizer que se um dia você se atrapalhar, você não arruinou sua Dieta das Emoções como um *todo*. E você também não deve cair na personalização, outro tipo de pensamento--cilada de que um dia ruim simplesmente quer dizer que *você* é fraco demais ou um fracassado.

O que você deve fazer é simplesmente seguir adiante. Talvez esteja pensando em se castigar. Talvez pense que, se você teve quatro porções de alimentos-cilada no dia 24, quando supostamente deveria ter tido apenas duas, o fato de não ter *nenhum* alimento-cilada no dia 25 vai ser uma ótima maneira de resolver isso.

Na verdade, esse ciclo de castigos apenas torna as coisas piores. Um tipo extremo de dependência alimentar é o transtorno de compulsão alimentar periódico. Quando uma pessoa sofrendo desse transtorno cai na compulsão, a maneira clínica mais efetiva de lidar com a refeição ou o lanche seguinte é agir *como se nada tivesse acontecido*. É isso mesmo: ainda que o comedor compulsivo tenha ingerido 2.000 calorias às 4h00, ele de fato vai se beneficiar se seguir adiante e tomar um café da manhã normal, em vez de pular as duas próximas refeições para compensar a compulsão. Os mesmos princípios se aplicam a todos os comedores. Quando começamos a nos castigar por meio da compensação, afirmamos um mantra que diz "Fui mau e preciso ser castigado". A longo prazo, isso o predispõe ao fracasso e não ao sucesso. Apenas continue seguindo o plano diário, independentemente do que fez no dia anterior.

P. E se eu recair depois de minha Dieta das Emoções de 28 dias?

R: Você pode descobrir que acrescentou três alimentos-cilada à sua dieta e que, no mês seguinte, passaram a ser quatro. Agora que você sabe o quanto esses alimentos podem ser viciantes, você vai perceber que corre o risco de precisar cada vez mais de alimentos ricos em gordura ou açúcar simplesmente para sentir-se normal.

A recaída é especialmente comum quando você passa por dificuldades ou estresse em sua vida. Use as tragédias inesperadas, os obstáculos e as transições de sua vida como oportunidades para ser ainda mais diligente em obter o que você precisa por meio de alimentos e atividades estimulantes que o ajudarão a cuidar de si mesmo. É normal sentir tristeza e ansiedade quando passamos por momentos difíceis da vida, e todos nós queremos sentir-nos melhor quando isso acontece. A única pergunta é: você vai escolher uma automedicação nociva por meio de alimentos-cilada ou vai encontrar maneiras mais saudáveis de cuidar dos seus sentimentos por meio de alimentos e atividades estimulantes?

Não seja duro consigo mesmo. Apenas use cada recaída como uma oportunidade para dizer a si mesmo que ainda tem alguma coisa na sua vida que está lhe faltando. Quem sabe, a primeira vez você se sentiu mais feliz, mas, mesmo assim, não obtivera o suporte que precisava. Quem sabe, a segunda vez você possa decidir começar uma psicoterapia, contratar um *personal trainer* ou ter o apoio de um padrinho de grupo de dependentes alimentares anônimos além de todos os outros ritos saudáveis que agora fazem parte de sua vida. Se você ainda se sentir fora de controle, então talvez esteja na hora de pensar em seguir um programa intensivo, seja com internação médica ou não, para tratar de seus problemas de comida e peso.

Se alguém que você ama é dependente alimentar...

Lembre-se de que os dependentes alimentares já tem um retorno negativo na forma do julgamento e da crítica que recebem de si mesmos e dos outros. Eles precisam do seu amor e apoio. A melhor maneira de mostrar isso para ajudar a modelar um comportamento saudável e manifestar de forma não verbal seu apoio consiste em fazer coisas como cozinhar uma refeição saudável ou fazer uma caminhada com ele ou ela. Não deixe que eles se sintam diferentes ao preparar uma refeição "especial" para eles a menos que tenham pedido. Você vai ajudar a família inteira cozinhando alimentos estimulantes que vão ser bons para a saúde de todos.

Ao falar com quem você ama, mude a forma de falar de "você" para "eu". Dessa forma, em vez de "Você realmente precisa perder peso. Tem certeza que quer comer isso?" diga "Estou realmente preocupado com sua saúde. Amo você e quero te ajudar. Há algo que eu possa fazer?".

Não facilite a dependência alimentar comprando alimentos-cilada no supermercado. Mas também não é sua responsabilidade controlar cada pedaço de comida. Em um meio-termo entre permitir e policiar está apoiar, e é lá que você vai querer estar para ajudar um dependente alimentar. Lembre-se, a decisão final de mudar deve vir de quem sofre a dependência.

As intervenções não são apenas para os dependentes de drogas e álcool. Se alguém que você ama é um verdadeiro dependente alimentar e você não sabe o que fazer, uma intervenção profissional moderada sobre a alimentação pode ser uma forma efetiva de promover uma comunicação saudável entre os membros da família e dar ao dependente a ajuda que ele precisa.

Lanches e refeições estimulantes

Você está tentando saber como incorporar alimentos estimulantes à sua dieta? Seguem algumas sugestões:

Lanches estimulantes da serotonina	Refeições estimulantes da serotonina
• 1 xícara de queijo *cottage* com ½ xícara de frutas vermelhas • 2 quadrados de chocolate meio amargo com chá de ervas • Bolacha integral com *homus*, 1 maçã e água com gás • Suco de cenoura e beterraba com tirinhas de queijo *light* • Banana, 1copo de iogurte natural e chá • Cenouras, homus e água com gás • Bolo integral com *cream cheese light* e água quente com limão	• Macarrão integral com molho de tomate com brócolis e ½ xícara de frutas vermelhas com estévia • Peito de peru orgânico com queijo de tipo *emmenthal light*, 1 maçã e chá branco • Grande salada verde com beterraba, molho italiano *light* e salmão grelhado, fatia de bolo integral e café descafeinado • ½ xícara de arroz integral, peixe grelhado, pimentões vermelhos e amarelos refogados, ¼ xícara de mirtilos e 1 copo de iogurte natural • Tirinhas grelhadas de frango com salada verde, ¼ xícara de queijo *cheddar light*, molho de tomate apimentado e uma torrada de pão integral

Lanches estimulantes da dopamina	Refeições estimulantes da dopamina
• 1 copo de iogurte natural e um café preto pequeno • Tirinhas de queijo *light*, 1 maçã e chá verde • Cenouras com *homus*, suco de legumes e água com gás • Panqueca de clara de neve com tortilha integral e queijo feta *light* • 6 fatias de peito de peru com baixo teor de sódio e 1 maçã • 10 amêndoas, tirinhas de queijo *light* e água com gás • Café pequeno descafeinado com ¼ xícara de leite desnatado e dois ovos cozidos • 8 bastonetes de salsão com molho picante e café com uma gota de leite descafeinado • 2 xícaras de pipoca sem gordura para micro-ondas e um pêssego	• 2 filés grelhados de peito de frango, brócolis grelhado e iogurte natural com mirtilo • Chili de peru, salada romana com vinagre balsâmico e azeite e 1 pera • 100 gramas de salmão grelhado, espinafre refogado no azeite e com alho, uma xícara de leite desnatado • Hambúrguer de carne magra 95% grelhado, 1 fatia de queijo de tipo *emmenthal light* sobre um leito de folhas verdes mistas com abacate, mostarda apimentada e vinagre balsâmico

Mantenha certo controle de seus alimentos-cilada

Ao escolher seus alimentos-cilada, tenha certeza de escolher porções que não vão inundar seu cérebro com substâncias químicas, levando você a recair na dependência. Se algo não estiver nessa lista ou se você não tiver certeza do que é uma porção, lembre-se que uma porção de alimento-cilada não deve conter mais do que 300 calorias.

1 porção controlável de alimentos-cilada:
• 1 e ½ copo de suco de frutas
• 2 salsichas
• 1 pequena panqueca
• 2 colheres de sopa de xarope de bordo ou outro xarope aromatizado artificialmente
• 1 rosquinha
• 2 colheres de sopa de *cream cheese* natural
• 1 *donut* (ou outra rosquinha)
• 1 pedaço de bolo de café
• 1 xícara de leite integral
• Batatas fritas caseiras
• 1 *croissant*
• 1 bolinho
• 1 pedaço de queijo gordo
• 1 bolacha
• 1 fatia de pizza sabor *pepperoni* (tipo de salame seco)
• 1 copo de iogurte aromatizado e com açúcar
• 1 pedaço de frango frito
• 3 *nuggets* de frango
• Uma porção de 120 gramas de carne vermelha com mais de 5% de gordura
• Pequena porção de salada de repolho
• Pequena porção de batatas fritas
• 1 porção de purê de batata
• 1 *baked potato*
• 1 cachorro-quente
• 1 porção de feijão
• 2 colheres de sopa de manteiga de amêndoa
• 2 colheres de sopa de geleia
• 60 gramas de macarrão não integral
• Molho de queijo ou molho branco
• 2 almôndegas
• Pequeno *cheeseburger*

1 porção controlável de alimentos-cilada:

- Salada de atum ou de frango com maionese normal
- 2 fatias de pão branco
- Panqueca grande de farinha de trigo
- 12 bolachas de água e sal
- Pequeno pacote de batatas *chips*
- Nozes assadas no óleo
- Frutas secas no óleo
- Coquetel de frutas em calda
- Pacote pequeno de *pretzels* ou outras rosquinhas
- ½ pequena porção de pipoca de cinema
- ½ pequeno prato de *nachos*
- ½ *pretzel* grande (ou outra rosquinha)
- Acompanhamento à base de molho de queijo
- Macarrão instantâneo
- 1/3 de embalagem de macarrão com queijo
- 250 ml de *milk shake*
- 1 fatia de *cheesecake*
- 1 pedaço de bolo
- 1 copo de *frozen yogurt*
- 1 copo de sorvete
- 1 e ½ copo de refrigerante
- 1 e ½ copo de refrigerante *diet*
- 1 e ½ copo de água tônica
- 1 pequena bebida à base de café e açúcar
- 1 e ½ copo de suco de frutas
- 2 pequenos cookies
- 1 pequena barra de chocolate ao leite
- 2 colheres de sopa de molho de salada não *light*
- 1 colher de sopa de maionese não *light*
- 2 colheres de sopa de molho tártaro
- 1 colher de sopa de manteiga, margarina ou óleo (exceto azeite)
- 2 colheres de sopa de açúcar

Faça substituições

Um dos aspectos mais excitantes ao fazer a Dieta das Emoções, depois da frustração permanente provocada por dietas com efeito de ioiô, se encontra no fato de esta dieta focar no que você acrescenta, e não no que você retira. Você sempre vai gostar de determinados alimentos, seja macarrão ou laranja. Mas com algumas simples trocas, você pode obter o gosto que deseja de maneira mais saudável e sustentável. À medida que seguir esse programa, você de fato vai começar a preferir esses alimentos estimulantes aos alimentos-cilada que eles vão substituir! Minha própria experiência me ensinou isso. Mas não acredite simplesmente na minha palavra. Descubra por si mesmo.

Em vez de alimento-cilada	Substitua por este alimento estimulante
• café com açúcar	• café aromatizado
• suco de laranja	• laranja
• suco de maçã	• maçã
• bacon	• bacon de peru
• iogurte com frutas	• iogurte natural com estévia e frutas congeladas
• aveia com sabor de banana	• aveia integral com ½ banana
• pão branco	• pão integral (3 gramas de fibra)
• *cream cheese*	• *cream cheese* sem gordura
• flocos de milho ou de arroz	• cereal integral (5 gramas de fibra)
• coquetel com suco de *cranberry* ou outro	• água com gás
• refrigerante *diet*	• água vitaminada sem açúcar
• refrigerante	• café ou chá
• água tônica	• água gaseificada
• molho Caesar	• vinagrete
• molho *ranch*	• vinagre balsâmico
• *croûtons*	• pão integral (mais de 3 gramas de fibra)
• leite integral	• leite desnatado

Em vez de alimento-cilada	Substitua por este alimento estimulante
• pequeno *cheeseburger*	• bife de 90 gramas (menos de 5% de gordura)
• hambúrguer com pão branco	• hambúrguer vegetariano com pão integral
• batata frita	• batata-doce assada
• frango frito	• frango refogado
• espinafre com queijo	• quiabo com molho de tomate
• *rissole*	• espetinho de frango grelhado
• atum apimentado com arroz branco	• *sashimi* de atum com ervilha-torta
• 1 xícara de arroz branco	• ½ xícara de arroz integral com legumes ao vapor
• sanduíche de 15 cm de pão branco recheado com queijo, maionese, frios, sal e pimenta, mais batatas *chips* e refrigerante	• sanduiche de 15 cm de pão integral sem queijo, com legumes, vinagre, mostarda, pimenta, mais maçã fatiada e café descafeinado
• hambúrguer com queijo, anéis fritos de cebola e refrigerante	• hambúrguer vegetariano com salada, molho italiano magro e água
• Big Mac®, batata frita, *milk shake* de chocolate	• salada com frango grelhado, vinagrete, água
• guacamole	• molho de tomate
• arroz branco com tomate	• pimentões grelhados
• carne grelhada com pão branco	• camarões grelhados, sem pão
• panqueca de farinha branca	• panqueca de farinha integral
• creme azedo	• molho tabasco
• frango frito	• frango grelhado
• molho de queijo	• *homus*
• manteiga de amendoim	• manteiga *light*
• sopa creme	• sopa à base de caldo
• muito macarrão	• muitos legumes
• refogado de carne	• refogado de peru ou legumes
• porções com molho *ranch*	• porções com molho de tomate apimentado

Em vez de alimento-cilada	Substitua por este alimento estimulante
• batatas *chips*	• *chips* de soja ou uma maçã inteira
• queijo *cheddar*	• queijo *light*
• macarrão de farinha branca	• macarrão de farinha integral
• sal	• pimenta
• maionese	• maionese com baixo teor de gordura
• manteiga	• 1 colher de sopa de azeite
• óleo	• mostarda
• barra de chocolate	• barra de proteína (mais de 15 gramas de proteína)
• salgadinhos e manteiga de amendoim	• cenouras e salsão com *homus* ou molho de tomate
• chocolate ao leite	• chocolate com 70% ou mais de cacau
• torta de maçã	• banana gelada
• *milk shake* de chocolate	• batido *diet* de chocolate
• doce com frutas	• barra de granola (mais de 5 gramas de fibra)
• *frozen yogurt* com calda de morango	• iogurte natural desnatado com morango e estévia
• frituras	• assados, refogados, grelhados
• mão pesada no óleo (mesmo azeite)	• mão leve no óleo, mão pesada no vinagre e temperos
• presença visível de gordura	• corte
• presença visível de banha	• esqueça

Cuidado com os alimentos traiçoeiros

Finalmente, cuidado com os alimentos-cilada disfarçados – alimentos que parecem ser saudáveis, mas que na verdade são carregados de açúcar, amido, gordura ou sal. Veja a seguinte lista:

Alimentos-cilada disfarçados
• barras de proteínas ou energéticas com menos de 15 gramas de proteína
• café da manhã, fibra ou barras de granola com menos de 5 gramas de fibra
• chocolate amargo com menos de 70% de cacau
• pão integral com menos de 3 gramas de fibra por porção
• qualquer tipo de *chips*
• frutas secas feitas com óleo
• refrigerantes com açúcar que dizem ter "sabor natural"
• suco de frutas
• lanches prontos com recheio à base de frutas
• iogurtes de frutas com açúcar
• refrigerantes *diet*
• substitutos de produtos lácteos
• cereal para o café da manhã com menos de 5 gramas de fibra por porção
• barras de frutas
• *frozen yogurt*
• cobertura de frutas com açúcar
• vitamina de "fruta verdadeira" que usa fruta com açúcar ou em suco
• qualquer coisa que tenha xarope de milho com alto teor de frutose
• qualquer coisa com gordura parcialmente hidrogenada ou gordura *trans*

Predisponha-se para o sucesso

Ao decidir comprometer-se com algo *quando você está pronto* garante que essa mudança esteja vindo do lugar mais importante: de você mesmo. O melhor indício do sucesso é sua *vontade* de mudar. Quando você está realmente decidido a mudar algo na vida, então está na hora de manifestar a saúde e felicidade que você sempre esteve procurando.

As metas declaradas publicamente têm mais chances de serem cumpridas do que as metas declaradas a sós. Então está na hora de ir além das resoluções que você já fez para si mesmo, em sua cabeça – aquelas mesmas resoluções que dificilmente são cumpridas. Torne sua experiência pública. Conte para seu parceiro, para algum grupo de apoio ou para seu médico, de modo que eles o apoiem nessa espécie de contrato público. Você vai fazer uma promessa para a pessoa mais importante desse acordo: você. É uma maneira simples de se manter responsável e obter o apoio que necessita nessa jornada.

Aqui está seu contrato da Dieta das Emoções:

Identifiquei meu mantra-cilada como sendo: ______________________________
____

E o mantra que eu gostaria de ter é: ___________________________________
____

A melhor coisa em ter um novo mantra vai ser: ____________________________
____

Eu daria a seguinte nota, de 0 a 10, à minha vontade de mudar (0 = não querer mexer um único dedo sequer e 10 = aceitar fazer o que for necessário): __________
____

Meu peso atual: ________

Minha meta de peso: ________

(Procure uma meta de peso alcançável no período de 28 dias da Dieta das Emoções. Pode ser qualquer número entre 1 e 5 quilos. Lembre-se: determinar metas alcançáveis é um maneira de evitar pensamentos-cilada.)

Eu, (*seu nome*) ______________________________, comprometo-me a seguir a Dieta das Emoções durante 28 dias. Vou comer alimentos estimulantes e preencher minha vida com atividades estimulantes para mudar meu mantra. Vou fazer o que for preciso para mudar toda alimentação obsessiva, emocional ou compulsiva, usando as ferramentas que agora tenho. O fato de embarcar nessa jornada quer dizer que estou afirmando minha autoestima, e estou querendo que meus comportamentos e minhas escolhas ajudem a sustentar essa crença.

Assinado, Data:

______________________________ ______________

(por você)

______________________________ ______________

(pessoa de confiança: amigo(a), esposo(a), médico ou nutricionista, padrinho (madrinha))

A seguir, você vai encontrar exemplos de diários de falta de serotonina, de falta de dopamina e de falta de ambas para cada semana. Anote em uma agenda, caderno ou diário as suas refeições, lanches e atividades diárias ao longo dos 28 dias da Dieta das Emoções.

EXEMPLO: SEMANA 1

Diário de alimentação do deficiente em serotonina

Marque com um círculo sua refeição ou lanche estimulante de serotonina (estão em itálico e negrito).

Café da manhã: cereal com leite, *croissant*, suco de laranja, café

Almoço: 2 pedaços de pão com alho, espaguete com molho de tomate, 2 refrigerantes

Jantar: ***salada feita de alface-romana, tomates em vinagrete balsâmico, uma xícara de arroz integral, um peito de frango grelhado com alecrim fresco, tomilho e pimenta-do-reino, 2 copos de água com gás***

Lanche (opcional): barra pequena de chocolate, refrigerante

Lanche (opcional): batatas *chips*, água

Lanche (opcional): 2 xícaras de sorvete de chocolate

Atividade estimulante: fiz uma caminhada de 10 minutos durante a tarde quando me senti estressado

EXEMPLO: SEMANA 2

Diário de alimentação do deficiente em serotonina

Marque com círculo sua refeição ou lanche estimulante de serotonina (estão em itálico e negrito).

Café da manhã: café com leite integral, bolo

Almoço: ***arroz integral com cenouras fatiadas cozidas no vapor, brócolis e linguado grelhado com molho de soja de baixo teor de sódio, chá verde***

Jantar: sanduíche, batatas fritas, chá gelado adoçado

Lanche (opcional): bombom

Lanche (opcional): ***barra de proteína, café preto***

Lanche (opcional): *pretzels* (ou outras rosquinhas)

Atividade estimulante 1: meditei durante 5 minutos de manhã

Atividade estimulante 2: desafiei meus limites cumprimentando um estranho no elevador quando eu estava indo trabalhar

EXEMPLO: SEMANA 3

Diário de alimentação do deficiente em serotonina

Marque com círculo um número máximo de alimentos-cilada (estão em itálico e negrito).

Café da manhã: pera inteira, aveia com estévia, chá branco

Almoço: ***2 fatias de pizza de pepperoni,*** salada verde com molho italiano *light*, água

Jantar: macarrão rico em fibras com molho de tomate, frango grelhado, pimentão vermelho e água com gás

Lanche (opcional): minicenouras com *homus*, água quente com limão

Lanche (opcional): ***1 pacotinho de batatas* chips**

Lanche (opcional): nada

Atividade estimulante 1: mandei um e-mail carinhoso a um amigo para dizer o quanto eu gosto dele

Atividade estimulante 2: rezei e agradeci pelas coisas que recebi hoje

Atividade estimulante 3: dei uma cochilada de 20 minutos ao sol

EXEMPLO: SEMANA 4

Diário de alimentação do deficiente em serotonina

Marque com um círculo um número máximo de 2 porções de alimentos-cilada (estão em itálico e negrito).

Café da manhã: barra de cereais com alto teor de fibras, uma laranja inteira, chá verde

Almoço: salada Caesar com frango grelhado, sem *croûtons*, molho *light*, água com gás

Jantar: tilápia grelhada, ervilhas cozidas no vapor, ½ xícara de arroz integral

Lanche (opcional): ***1 barra de frutas***

Lanche (opcional): tigela de sopa de legumes com baixo teor de sódio

Lanche (opcional): ***1 pacotinho de batatas* chips**

Atividade estimulante 1: afaguei meu cachorro durante 10 minutos antes de trabalhar

Atividade estimulante 2: arrumei meu armário

Atividade estimulante 3: fiz uma caminhada de 30 minutos depois do jantar

Atividade estimulante 4: fui à minha aula de cerâmica

EXEMPLO: SEMANA 1

Diário de alimentação do deficiente em dopamina

Marque com círculo sua refeição ou seu lanche estimulante de dopamina (estão em itálico e negrito).

Café da manhã: bacon, torrada de pão branco com manteiga de amendoim, suco de laranja, 2 xícaras de café

Almoço: *cheeseburger*, batatas fritas, refrigerante *diet*

Jantar: ***macarrão com alto teor de proteína e camarão grelhado, aspargos e brócolis com molho de tomate, chá verde, iogurte natural desnatado com amoras congeladas orgânicas***

Lanche (opcional): batatas *chips*, refrigerante *diet*

Lanche (opcional): chocolate com leite

Lanche (opcional): bolo de chocolate

Atividade estimulante: levantei pesos durante 40 minutos

EXEMPLO: SEMANA 2

Diário de alimentação do deficiente em dopamina

Marque com círculo sua refeição ou seu lanche estimulante de dopamina (estão em itálico e negrito).

Café da manhã: ***iogurte natural desnatado com frutas vermelhas congeladas, café com leite desnatado***

Almoço: arroz com camarão frito, 2 rolinhos primavera, arroz branco com molho de soja, refrigerante

Jantar: frango frito, pão com molho, espiga de milho com manteiga, água

Lanche (opcional): ***barra de proteína***

Lanche (opcional): 2 barras pequenas de chocolate

Lanche (opcional): pacote grande de batatas fritas, bebida à base de café e leite integral, açúcar

Atividade estimulante 1: fui a uma reunião de um grupo de dependentes alimentares pela primeira vez

Atividade estimulante 2: brinquei com meu cachorro durante 20 minutos

EXEMPLO: SEMANA 3

Diário de alimentação do deficiente em dopamina

Marque com círculo um número máximo de 3 porções de alimentos-cilada (estão em itálico e negrito).

Café da manhã: proteína de soro de leite em pó com leite desnatado, banana, frutas vermelhas congeladas

Almoço: peixe grelhado com salada verde, tomates, nozes com vinagre balsâmico e azeite

Jantar: ***1 pequeno*** **cheeseburger,** ***1 porção pequena de batatas fritas,*** garrafa d'água

Lanche (opcional): sanduíche de frango

Lanche (opcional): queijo magro, 10 amêndoas, café preto

Lanche (opcional): 1 refrigerante pequeno, 1 maçã inteira

Atividade estimulante 1: assisti a um jogo de meu time predileto durante 30 minutos

Atividade estimulante 2: fiz uma caminhada no bairro e segui um trajeto diferente

Atividade estimulante 3: procurei roteiros de férias *on-line*

EXEMPLO: SEMANA 4

Diário de alimentação do deficiente em dopamina

Marque com círculo um número máximo de 2 porções de alimentos-cilada (estão em itálico e negrito).

Café da manhã: ***1 pedaço de bolo,*** café preto

Almoço: hambúrguer vegetariano com mostarda forte e pão integral, batata-doce assada e café gelado sem açúcar

Jantar: macarrão rico em proteína com peito de frango grelhado e molho vermelho picante, pão integral de alho e azeite extravirgem

Lanche (opcional): ovo cozido, chá verde

Lanche (opcional): 1 cheeseburger *pequeno*

Lanche (opcional): 10 amêndoas, ½ xícara de frutas vermelhas frescas

Atividade estimulante 1: aula de bicicleta ergométrica

Atividade estimulante 2: peguei um novo caminho para voltar do trabalho

Atividade estimulante 3: comprei flores para minha mulher

Atividade estimulante 4: fiz amor

EXEMPLO: SEMANA 1

Diário de alimentação do deficiente em ambas

Marque com círculo sua refeição ou seu lanche estimulante de serotonina e de dopamina (estão em itálico e negrito).

Café da manhã: 2 torradas, café, suco de laranja

Almoço: ***salmão grelhado no azeite com pimenta-do-reino, ½ xícara de quinoa, brócolis cozidos no vapor, café com gota de leite desnatado, água***

Jantar: bife, *baked potato*, creme de milho, água

Lanche (opcional): 10 bolachas água e sal, refrigerante *diet*

Lanche (opcional): pequeno pacote de batatas *chips*

Lanche (opcional): nada

Atividade estimulante: liguei para um amigo com quem eu não falava havia muito tempo

EXEMPLO: SEMANA 2

Diário de alimentação do deficiente em ambas

Marque com círculo sua refeição ou seu lanche estimulante de serotonina e de dopamina (estão em itálico e negrito).

Café da manhã: ***cereais com alto teor de fibras, leite desnatado, frutas vermelhas congeladas, ½ banana, chá preto quente***

Almoço: sanduíche com frios, salada e queijo, batatas *chips*, refrigerante *diet*

Jantar: macarrão com molho branco, pão de alho, cerveja

Lanche (opcional): ***1 maçã, tirinhas de queijo magro***

Lanche (opcional): bolachas água e sal

Lanche (opcional): *croissant*

Atividade estimulante 1: escrevi no meu diário

Atividade estimulante 2: me inscrevi para o treinamento de um serviço voluntário

EXEMPLO: SEMANA 3

Diário de alimentação do deficiente em ambas

Marque com círculo um número máximo de 3 porções de alimentos-cilada (estão em itálico e negrito).

Café da manhã: ***1 bolinho frito,*** ovos mexidos, café, água

Almoço: salada de atum com maionese *light*, alface, tomate, pão integral, 1 maçã, chá gelado sem açúcar

Jantar: frango grelhado, queijo magro, molho de tomate, torrada de pão integral com creme de leite *light*, salsão, água

Lanche (opcional): água aromatizada sem açúcar, 1 maçã, 10 amêndoas

Lanche (opcional): ***1 pequena barra de chocolate***

Lanche (opcional): ***2 fatias de pão branco***, 2 colheres de sopa de manteiga de amêndoa

Atividade estimulante 1: fui ao terapeuta

Atividade estimulante 2: fui para a cama 30 minutos mais cedo para estar bem descansado no dia seguinte

Atividade estimulante 3: subi pela escada e não pelo elevador no trabalho

EXEMPLO: SEMANA 4

Diário de alimentação do deficiente em ambas

Marque com um círculo um número máximo de 2 porções de alimentos-cilada (estão em itálico e negrito).

Café da manhã: 1 fruta, tirinhas de queijo magro, chá verde, água

Almoço: ***1 pão branco,*** filé-mignon, brócolis cozidos no vapor, ***batatas fritas***

Jantar: quinoa com vinagre balsâmico e azeite extravirgem, salmão grelhado, legumes grelhados com molho leve de pesto

Lanche (opcional): barra de proteína

Lanche (opcional): salsão com molho picante

Lanche (opcional): 1 maçã, tirinhas de queijo magro

Atividade estimulante 1: brinquei com meu filho fora de casa durante 45 minutos

Atividade estimulante 2: fiz um favor ao meu vizinho e fui buscar o filho dele na escola

Atividade estimulante 3: comi em um novo restaurante

Atividade estimulante 4: escrevi uma carta a um amigo

Ao final do programa, faça uma análise do que mudou nesses 28 dias.

Meu peso: ____ quilos

O que aprendi sobre mim nesta semana foi: ______________________________

____

____

O que preciso mais na minha vida é: ____________________________________

____

____

A coisa da qual tenho mais orgulho esta semana é: ______________________

____

____

Notei que os 7 padrões de pensamentos-cilada (personalização, pervasividade, paralisia da análise, pessimismo, polarização, psíquica e permanência):

AUMENTARAM DIMINUÍRAM FICARAM IGUAIS

Senti que as 7 posturas estimulantes (propósito, paz, preferência, poder, paixão, produtividade e prazer) na minha vida:

AUMENTARAM DIMINUÍRAM FICARAM IGUAIS

De forma geral, estou me sentindo: ____________________________________

____

____

____

Parabéns!

Tenha orgulho de si mesmo! Você conseguiu finalizar a Dieta das Emoções de 28 dias. Agora, você certamente entendeu que meu mais profundo desejo é que você mantenha vivos os princípios que aprendeu aqui pelo resto da vida. E agora – por meio de sua própria experiência – você sabe *o que significa* encher seu prato, seu dia e sua vida com estimulantes. Espero que agora você perceba que viver dessa maneira não é um fardo, porque sentir-se bem está se tornando o reforço positivo que faz com que você esteja se movendo dentro de uma espiral ascendente que pode facilmente ser permanente. Compre um caderno para manter seu diário de alimentação ou faça o *download* de um aplicativo pelo celular e continue cuidando de si, executando atividades estimulantes diariamente.

Meu maior desejo é que você crie relações, experiências e atividades tão inspiradoras que a comida se torne exatamente o que ela deve ser: o delicioso combustível que vai ajudá-lo a ter uma vida rica, cheia de propósito!

ANEXO A

7 dias de receitas rápidas e fáceis

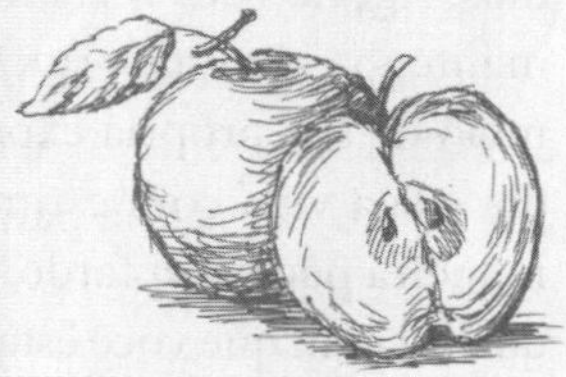

Uma vez que você alcançou a semana 3 da Dieta das Emoções, seu cérebro ficou equilibrado, o que quer dizer que você pode começar a combinar estimulantes de serotonina e de dopamina para criar refeições deliciosas. Estas receitas simples, que ficam prontas em 20 minutos – ou, às vezes, pedidas em restaurantes –, vão ajudá-lo a manter um equilíbrio saudável de suas substâncias químicas cerebrais, fazendo com que você esteja feliz e saudável.

Para mais receitas rápidas e fáceis, entre no **www.drmikedow.com** (conteúdo em inglês).

7 CAFÉS DA MANHÃ ESTIMULANTES

Estilo americano: unte uma frigideira antiaderente com azeite em *spray*. Bata dois ovos ou claras com um pouco de leite desnatado, coloque o preparo na frigideira e mexa até que fique leve e fofo, e então tempere com um pouco de pimenta-do-reino. Acrescente ervas, como tomilho e manjericão, no último momento. Sirva com duas salsichas vegetarianas ou de peru ou duas fatias de bacon e duas fatias de pão integral tostado com azeite ou óleo sem gordura trans em *spray*. Você pode substituir o pão por aveia. Acrescente uma fatia de melão e frutas vermelhas, e café com uma gota de leite desnatado. Se for à padaria, peça claras com bacon de peru, aveia e salada de frutas naturais.

Deliciosa panqueca de ovos: unte uma frigideira com azeite em *spray*. Bata dois ovos ou duas claras com um pouco de leite desnatado, coloque o preparo na frigideira e mexa, acrescentando queijo magro ralado e pimenta-do-reino até que fique leve e fofo. Cubra com tomates fatiados, molho de tomate picante ou ervas, para dar mais sabor. Enrole os ovos em uma panqueca de trigo integral. Você não tem ovos na geladeira? Vá até a padaria e peça claras batidas com bacon de peru e pãozinho integral ou multigrão – com ou sem queijo magro. Você também pode comer aveia com nozes e um pouco de leite desnatado – evite as frutas secas, que são ricas em açúcar e óleo!

Frutas vermelhas com alto teor de proteína: misture um copo de iogurte natural desnatado com morangos, framboesas e mirtilos congelados ou frescos. Acrescente um pouco de estévia para dar mais sabor. Atrasado para ir ao trabalho? Coloque todos os ingredientes no liquidificador com um pouco de leite desnatado, bata e leve o preparo em uma caneca de viagem.

Ovos rápidos: unte uma forminha com azeite em *spray*. Encha a forma até a beira com folhas de espinafre, fatias de cogumelos e tomates em cubos. Esquente no micro-ondas por 15 segundos. Bata levemente dois ovos ou claras e acrescente à forma. Leve o preparo novamente para o micro-ondas por mais 50 segundos. Tempere com pimenta-do-reino, ervas finas secas (erva-doce, manjericão, tomilho e sálvia) ou ervas frescas como cebolinha, manjericão ou tomilho. Se não estiver com pressa, experimente fazer uma omelete com espinafre, cogumelos e tomate.

Aveia com frutas e canela: cozinhe um pacote de aveia instantânea natural no micro-ondas (ou, ainda melhor, cozinhe os grãos de aveia em uma panela) com água, leite desnatado, leite de soja natural ou leite de amêndoa não adoçado. Acrescente ½ banana, frutas vermelhas congeladas (ou frescas), canela e, se desejar algo doce, estévia. Para um estimulante extra de dopamina, misture um pouco de proteína de soro com sabor de baunilha (às vezes vendida com o nome em inglês, *whey*). Sirva com chá preto ou verde.

Pão doce com manteiga: toste um pão doce de farinha integral e passe manteiga de amêndoa. Se quiser um gosto mais doce, acrescente fatias de banana. Com uma xícara de café fica perfeito!

Panquecas estimulantes do cérebro: no liquidificador, bata ¾ xícara de aveia, ½ xícara de queijo *cottage* magro, uma pitada de noz-moscada, uma pitada de canela, 1 colher de chá de extrato de baunilha, 1 ovo ou 2 claras e 1 xícara de leite desnatado. Para um toque diferente, acrescente frutas vermelhas e ½ banana. Cozinhe o preparo como para qualquer outra panqueca ou tortilha. No lugar de manteiga ou geleia, acrescente frutas vermelhas frescas, banana e canela para adoçar, ou experimente alguma margarina sem gordura trans ou um xarope sem açúcar à base de xilitol.

7 ALMOÇOS ESTIMULANTES

Vamos pescar: escolha uma lata de salmão ou atum conservado na água, de preferência selvagem e não criado. Misture com maionese *light*, um pouco de mostarda e salsão, maçã e nozes picadas. Separe uma fatia de queijo magro, algumas folhas ou brotos de alface, um tomate fatiado e coloque todos os ingredientes sobre um pão integral tostado. Use o resto da maçã fatiada como acompanhamento.

Macarrão com proteína: cozinhe 60 gramas de macarrão (com rico teor de proteína e fibra) ou macarrão integral e escorra. Unte uma frigideira com azeite em *spray*, refogue seus legumes verdes prediletos (espinafre, abobrinha, couve) com alho até ficarem macios, e então acrescente molho de tomate. Acrescente um pouco de peru ou carne 95% magra como estimulante de proteína. Misture o molho com a massa de maneira que o prato seja composto por ⅔ de legumes superestimulante e proteína e ⅓ de macarrão. Salpique um pouco de mozarela *light*, manjericão e orégano. Sirva com uma fatia de pão integral untada com um pouco de azeite extravirgem e um pouco de vinagre balsâmico.

A quinoa da felicidade: coloque ½ xícara de quinoa em uma panela com 1 xícara de água, favas e alguns dos seus legumes congelados ou frescos prediletos. Deixe ferver e então reduza o fogo e deixe cozinhar por 15 minutos. Tempere com vinagre balsâmico e 1 colher de sopa de azeite extravirgem. Faça um pouco mais para servir de acompanhamento no jantar!

Salada de frango alegre: em uma tigela grande, misture alface-romana, peito de frango grelhado, tomates picados, ½ abacate, amêndoas em lascas e fatias de maçã. Acrescente uma colher de sopa de azeite extravirgem, um pouco de vinagre balsâmico e pimenta-do-reino para temperar.

O passeio feliz: muito bem, vamos dizer que você está fora de casa e tem apenas 15 minutos para almoçar. Troque o velho hambúrguer por um sanduíche de 15 ou 30 centímetros com peito de peru, presunto e frango grelhado ou vegetariano, com pão rico em ômega 3 ou integral, sem queijo. Peça para caprichar nos ingredientes estimulantes ricos em proteínas ou vegetarianos. Esqueça a salada e escolha espinafre. Peça bastante tomate, pimentão verde, azeitonas, cebola e pimenta. Acrescente pimenta-do-reino, mostarda e vinagre, porém deixe de lado a maionese, o sal ou o óleo. Escolha um pacote de fatias de maçãs no lugar das batatas *chips*.

Um pão com sabor de alegria: unte um pão integral tostado com manteiga de amêndoa. Esqueça a geleia e coloque ½ banana fatiada. Sirva com um acompanhamento de cenouras com *homus*, salsão e molho de tomate, ou, para uma opção mais doce, uma maçã ou pera inteira.

Sopa sedutora e salada: escolha qualquer sopa à base de legumes e não cremosa. Você pode escolher tomar um caldo de feijão ou uma sopa de legumes. Acompanhe de uma salada sem *croûtons* com molho vinagrete e frango grelhado opcional. Termine com maçã, laranja, pera ou pêssego.

7 Jantares estimulantes

Pizza dinâmica: pegue um disco de pizza de massa integral ou uma panqueca de massa integral, cubra com molho de tomate, queijo mozarela magro, orégano fresco, alho fresco, manjericão fresco e seus legumes prediletos fatiados, como tomates, brócolis, alcachofras ou mesmo azeitonas. Para ficar mais estimulante, acrescente frango grelhado, camarão ou carne vegetariana. Asse até que fique quente, borbulhando e com um cheiro delicioso.

Arroz frito: esta receita é ótima se você tiver sobra de arroz integral na geladeira. Coloque de ½ a 1 xícara por pessoa em uma frigideira com 2 colheres de sopa de óleo de canola ou azeite. Acrescente 2 ovos (ou claras) por pessoa e 1 ou 2 xícaras de legumes estimulantes: cenoura, milho, ervilha, brócolis, alcachofra e cebola são ótimas opções. Cozinhe até que fique quente e os ovos estejam cozidos. Salpique sementes de gergelim, um pouco de molho de soja, cúrcuma, e – para um estimulante de dopamina – molho picante. Se estiver em um restaurante chinês, escolha um frango grelhado, descarte o arroz branco e peça legumes grelhados como acompanhamento, ou peça meia porção de arroz integral.

Tacos: pegue tirinhas de peito de frango grelhado, camarões ou bife 95% magro e recheie uma tortilha de milho ou de farinha integral com queijo magro, tomate picado e creme azedo *light*. Descarte o arroz e coma uma bela porção de feijões orgânicos. Os vegetarianos podem usar o feijão no lugar da carne. Termine acrescentando coentro fresco, pimenta picada ou molho picante.

Macarrão maravilhoso: cozinhe 60 gramas de macarrão integral por pessoa e escorra. Acrescente brócolis grelhado, frango grelhado e ¼ xícara de queijo magro ou sem gordura e uma colher de chá de azeite extravirgem. Tempere com pimenta-do-reino e algumas folhas de manjericão.

Delicioso hambúrguer com fritas: cozinhe seu hambúrguer vegetariano, de peru ou de carne 95% magra predileto e acrescente fatias de tomate e queijo magro, se quiser. Coloque a carne em um pão integral ou faça uma trouxa com folhas de alface-lisa. Acrescente pouco ketchup e bastante mostarda suave ou forte. Toste algumas fatias de batata-doce em um pouco de azeite e salpique páprica e pimenta-do-reino antes de assar por 20 minutos a 230 °C. De sobremesa: iogurte natural desnatado com frutas vermelhas congeladas e estévia. Acredite se quiser, você pode comer hambúrgueres estimulantes fora de casa! Vá às lanchonetes que servem hambúrgueres de peru com pão integral e peça para descartar a maionese e acrescentar um pouco de ketchup e bastante mostarda. Se estiver com vontade, é melhor comer dois hambúrgueres desses do que acrescentar uma porção de batatas fritas, ou peça uma salada com molho *light* para acompanhar.

Bife, batata-doce e legumes alto-astral: cozinhe um pedaço de filé-mignon ou de outra carne magra. Tempere com suas ervas e temperos prediletos. Fure a pele de uma pequena batata-doce ou inhame e asse-a durante 45 minutos a 230 ºC. Salpique canela e unte com algum óleo sem gordura trans. Cozinhe legumes, como brócolis, aspargos ou couve-flor no vapor ou refogue-os no azeite com alho e ervas. De sobremesa, escolha fatias de laranja ou uma pera.

Incrível berinjela: passe as fatias de berinjela no ovo e então na farinha de rosca feita com pão integral (use 1 berinjela e 1 ovo para 2 porções). Coloque-as sobre uma folha de papel-manteiga e asse durante cerca de 5 minutos de cada lado a 230 ºC. Então, coloque um molho de tomate em uma forma refratária e disponha as fatias de berinjela por cima. Salpique orégano, manjericão e queijo mozarela *light* e asse por mais 20 minutos. De sobremesa, tome um café expresso descafeinado com dois quadradinhos de chocolate escuro.

7 LANCHES ESTIMULANTES

Salsão com molho: esta é a comida que você pode beliscar sem nenhum remorso diante da TV. Claro, sempre recomendo que coma de forma atenta e na mesa, mas às vezes você precisa mastigar algo.

Homus *paradisíaco com cenouras e tomates*: eu como tanto este lanche que até meu cachorro Rocco agora adora as minicenouras. Sempre tenha minicenouras e tomates-cerejas na geladeira. Deixe-os em um belo prato e logo seus filhos vão trocar os salgadinhos por esses estimulantes alimentos laranja e vermelhos.

Fantástica salada de frutas: mais uma vez, a apresentação é muito importante. Uma maçã em uma bancada de cozinha pode parecer muito mais entediante do que um pacote de batatas *chips*, mas se você fatiar e dispuser em um lindo prato maçãs, uvas, frutas vermelhas e melão (com uma gotas de suco de limão para manter a cor), verá como podem ser úteis os truque espertos que a indústria alimentícia vêm usando com você todos esses anos!

Gelado e divertido: meu lanche predileto e mais fácil consiste em uvas e bananas congeladas. Coloque as uvas lavadas em um pote ou saco de plástico para levar como lanche. Quando as bananas estão ficando um pouco escuras, está na hora de descascá-las, embrulhá-las em um plástico e colocá-las no freezer.

Delicioso sorvete: faça um batido com proteína de soja, de soro ou caseína. Experimente várias combinações aromatizadas com frutas e use água, leite desnatado ou até leite de amêndoa não adoçado. Coloque o preparo em bandejas de cubos de gelo com palitos. Quando você precisar de um lanche à tarde que lhe dê energia, escolha um desses em lugar do tradicional sorvete cremoso.

Quebre-me: sempre tenha à mão 4 ou 5 biscoitos integrais. Basta acrescentar fatias de queijo magro para obter um delicioso lanche estimulante de serotonina e dopamina.

Vamos fazer pipoca: faça pipoca estourada sem gordura e com um pouco de azeite extravirgem. Ou procure aquelas versões *light* para micro-ondas (leia o rótulo para garantir que não haja óleos parcialmente hidrogenados nem gorduras trans). Acompanhe com uma maçã para ficar satisfeito até o jantar.

ANEXO B

Exceções: quem *não* deve seguir a Dieta das Emoções

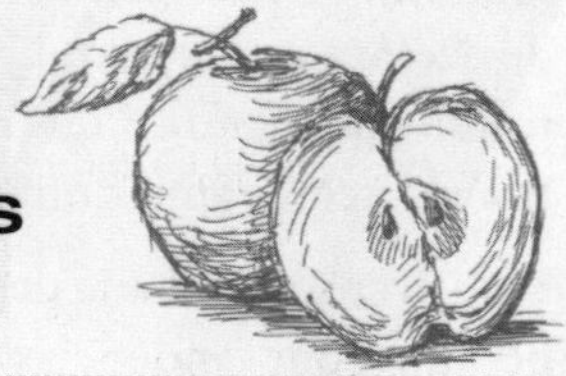

Existem várias condições que a Dieta das Emoções não atende, e várias circunstâncias em que ela deveria ser seguida sob a supervisão de um médico ou psicoterapeuta. Por favor, leia o presente anexo cuidadosamente se você estiver em alguma das seguintes condições:

- anorexia ou bulimia
- magreza excessiva: índice de massa corporal abaixo de 18
- depressão ou ansiedade grave
- problemas com álcool ou uso de drogas
- diabetes, uso de medicação ou outros problemas de saúde

Anorexia ou bulimia

Esse livro não é para você se estiver passando por problemas de anorexia ou bulimia. Se estiver lutando contra uma dessas duas condições, por favor procure a ajuda de seu médico. Esses graves problemas alimentares são caracterizados por severa autoprivação e ciclos de compulsões e purgações, seja por meio de vômito provocado ou pelo uso de laxativos. A Dieta das Emoções não foi projetada para tratar esses transtornos alimentares suscetíveis de pôr a vida em risco. Condições como a anorexia e a bulimia podem resultar em problemas de saúde a longo prazo e até levar à morte; então, por favor, se suspeitar que você mesmo ou alguém querido esteja sofrendo de uma dessas doenças, procure a ajuda de um profissional.

Magreza excessiva: índice de massa corpórea 18 ou menos

Da mesma maneira, se você procura perder peso e já estiver magro demais, com índice de massa corporal 18 ou menos, não deve seguir nenhum programa para emagrecer, mas deveria consultar um especialista para verificar se não está sofrendo de anorexia. Você deve usar a Dieta das Emoções apenas sob a supervisão de profissionais da saúde e simplesmente para criar novos costumes alimentares mais saudáveis, e não para perder peso.

Depressão ou ansiedade grave

Se estiver sofrendo de depressão ou ansiedade grave – sentindo-se perdido, desesperado, com tendências suicidas ou querendo chorar com frequência, notando mudanças significantes em seu padrão de sono ou no seu apetite, tendo ataques de pânico ou insônia –, você precisa consultar seu médico antes de começar esse programa. Embora a Dieta das Emoções possa ajudá-lo, primeiro você precisa sair dessa depressão ou ansiedade, o que pode requerer medicação sob a supervisão de um médico ou psicoterapeuta. A Dieta das Emoções não foi projetada para substituir nenhuma medicação que seu médico tenha lhe prescrito.

Problemas com bebida ou drogas legais ou ilegais

Se estiver lutando para conter seu consumo de álcool ou se estiver usando drogas, você deve em primeiro lugar procurar ajuda para resolver esse problema.

Diabetes, uso de medicação ou outros problemas de saúde

Finalmente, se for diabético, estiver usando medicação ou ainda tiver outros problemas de saúde, deve primeiramente procurar os conselhos de seu médico antes de começar algum programa para perder peso.

Agradecimentos

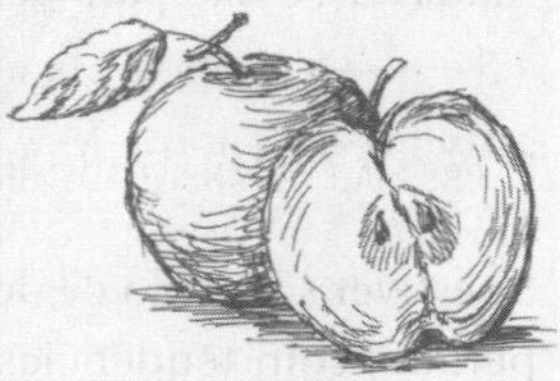

Primeiro, e principalmente, quero agradecer à minha família, que sempre me ensinou que preencher uma vida com propósito e amor é mais importante do que com coisas materiais. Mãe, você nunca me deixou esquecer quanto fui amado e, mesmo depois de adulto, meu *freezer* continua abastecido com as sopas e os refogados saudáveis que você prepara para manifestar isso. Pai, acredito que seus discursos para que eu comesse direito tiveram êxito. David, sua coragem diante da adversidade fez de você meu herói e me deu parte da compaixão de que preciso diariamente no trabalho. Vovô, os biscoitos que você preparou e me mandou durante anos ainda são minha sobremesa predileta – e espero que você entenda, depois de ler este livro, por que tive que abrir mão de alguns. Vovó, o amor que você demonstrou para mim sempre me acompanhou.

À minha agente da televisão, Babette Perry: você acreditou em mim porque percebeu que eu era uma "boa pessoa". Por isso, sempre lhe serei agradecido. À minha agente literária, Celeste Fine: você aceitou um livro que muitos outros agentes teriam descartado, e ajudou a moldá-lo como Michelangelo, descartando com maestria os excessos para revelar embaixo a qualidade do trabalho. Antonia Blyth, minha brilhante coautora, obrigado por seu talento e pelas inúmeras horas de conversas sobre o tema e outros assuntos que levaram a este livro, e obrigado a Heather Case e Reagan Alexander por nos terem apresentado um ao outro. A Rachel Kranz, obrigado por ajudar a esculpir. Obrigado também à incrível Lisa Lynch. A Andrew Strauser, Colin Whelan, Jennifer Williams e todos os membros do TLC e da Shed Media, obrigado por um programa de televisão que me ajuda a preencher minha vocação. À minha assessora de imprensa, Annie Jeeves, obrigado por sempre me promover de maneira tão condizente com essa vocação. A todos os membros da Avery, obrigado por sua paixão e visão. Agradecimentos especiais à minha excepcional editora, Rachel Holtzman, que – por exemplo – não hesitou em descer de um ônibus para me ligar em uma parada e garantir que íamos trabalhar juntos (sou muito grato por você ter feito isso), e que, com talento e graça, liderou com maestria cada passo da elaboração e revisão deste livro.

Obrigado a todos aqueles que influenciaram meu trabalho clínico: Dr. Mike Carragher, Dr. Shannon Hanrahan, Dr. Luis Rubalcava, Dra. Diane Gehart, Dr. Harville Hendrix, toda a equipe do Centro Médico Integrado The Body Well, do Betty Ford Center e Mark Smith. A todos os meus pacientes, que compartilharam comigo os aspectos mais íntimos de sua vida e permitiram que eu fizesse parte de sua jornada rumo à cura: espero que sua experiência coletiva ajude outras pessoas que estão no mesmo caminho. Aos amigos que foram minha segunda família em Los Angeles por mais de uma década, vocês me deram a confiança que eu precisava para correr riscos na minha vida; obrigado por terem respondido àquelas chamadas altas horas da noite.

Deus, o Senhor me abençoou tanto que às vezes me sinto abismado. Ajude-me a ser um instrumento de sua paz e a contribuir para que este mundo seja um lugar melhor – e mais saudável.

Referências Bibliográficas

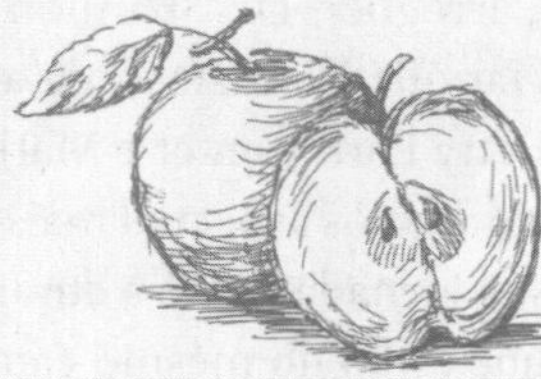

AMEN, D. G. *Change Your Brain, Change Your Body*. Random House, 2010.

BARTZ, A. Watered-down thinking. *Psychology Today* (February 2011): 36-37.

BECK, A. T. *et al. Cognitive Therapy of Depression*. Guilford Press, 1979.

BECKLEY, J.; MOSKOWITZ, H. R. *Databasing the Consumer Mind:* The Crave It!, Drink It!, Buy It! & Healthy You! Databases. Institute of Food Technologists annual meeting, Anaheim, California, July 2002.

BROWNELL, K.; HORGEN, K. B. *Food Fight:* The Inside Story of the Food Industry, America's Obesity Crisis, and What We Can Do About It. McGraw-Hill, 2003.

CHALLEM, J. Sunshine for your mind. *The Nutrition Reporter*, 2002.

CLONINGER, R. C. *et al.* Promotion of well-being in person-centered mental health care. *Focus* 8 (Spring 2010): 165-79.

ELLIS, A. *et al. Handbook of Rational-Emotive Therapy*. Springer Publishing, 1977.

FREEDMAN, D. H. How to fix the obesity crisis. *Scientific American* (February 2011).

HART, C. *Secrets of Serotonin.* Book Associates, 1996.

HYMAN, S. E. Why does the brain prefer opium to broccoli? *Harvard Review of Psychiatry* (May-June 1994).

KABAT-ZINN, J. *Full Catastrophe Living:* Using the Wisdom of Your Body and Mind to Face Stress, Pain, and Illness. Random House, 1990.

KATHERINE, A. *Anatomy of a Food Addiction:* An Effective Program to Overcome Compulsive Eating. Gurze Books, 1996.

KESSLER, D. *The End of Overeating*. Rodale, 2009.

PECORARO, N. *et al.* Chronic stress promotes palatable feeding, which reduces signs of stress: feedforward and feedback effects of chronic stress. *Endocrinology* 145, nº 8 (August 1, 2004): 3754-62.

PRATT, S.; MATTHEWS, K. *SuperFoods Rx:* Fourteen Foods That Will Change Your Life. HarperCollins, 2003.

ROIZEN, M. F.; OZ, M. C. *You, On a Diet:* The Owner's Manual for Waist Management. Free Press, 2006.

SELIGMAN, M. E. P. *Learned Optimism:* How to Change Your Mind and Your Life. Simon & Schuster, 1998.

SHEPPARD, K. *Food Addiction:* The Body Knows. Health Communications, 1993.

_____. The science of refined food addiction. *Counselor*, 2009.

SILVER, J. K. *Super Healing*: The Clinically Proven Plan to Maximize Recovery from Illness or Injury. Rodale, 2007.

SKINNER, B. F. *About Behaviorism*. Vintage, 1974.

SOMER, E. *Eat Your Way to Happiness*. Harlequin, 2009.

VOLKOW, N. D. *et al*. Overlapping neuronal circuits in addiction and obesity: evidence of systems pathology. *Philosophical Transactions of the Royal Society: Biological Sciences* 363, nº 1507 (October 12, 2008): 3191-200.

WISE, R. A. The role of reward pathways in the development of drug dependence. *Pharmacology and Therapeutics* 35, nº 1-2 (1987): 227-63.

WURTMAN, J. Dropping serotonin levels: why you crave carbs late in the day. *Huffington Post*, February 16, 2011.

INTRODUÇÃO: COMO ME LIVREI DA MINHA DEPENDÊNCIA ALIMENTAR... E COMO VOCÊ TAMBÉM PODE!

GUERTIN, T. L.; CONGER, A. J. Mood and forbidden foods' influence on perceptions of binge eating. *Addictive Behaviors* 24, nº 2 (March 4, 1999): 175-93.

KENNY, P. J.; JOHNSON, P. M. Addiction-like reward dysfunction and compulsive eating in obese rats: role for dopamine D2 receptors. *Nature Neuroscience* 13 (2010): 635-41.

LEIBOWITZ, S. F.; HOEBEL, B. G. Behavioral neuroscience and obesity. In *The Handbook of Obesity*. Editado por BRAY, G.; BOUCHARD, C.; JAMES, P. Marcel Dekker, 2004.

VOLKOW, N. D.; WISE, R. A. *How Can Drug Addiction Help Us Understand Obesity*. Nature Publishing Group, 2005.

CAPÍTULO 1: A FORÇA DE VONTADE NÃO É O PROBLEMA

AGATSTON, A.. *The South Beach Diet*. Rodale, 2003.

ATKINS, R. C. *Dr Atkins' New Diet Revolution*. Simon & Schuster, 2002.

AVENA, N. M. *et al*. Evidence for sugar addiction: behavioral and neurochemical effects of intermittent, excessive sugar intake. *Neuroscience and Biobehavioral Review* 32, nº 1 (2008): 20-39.

D'ADAMO, P. J.; WHITNEY, C.. *Eat Right 4 Your Type:* The Individualized Diet Solution to Staying Healthy, Living Longer & Achieving Your Ideal Weight. Putnam, 1996.

DEMARIA, E. J. *et al.* High failure rate after laparoscopic adjustable silicone gastric banding for treatment of morbid obesity. *Annals of Surgery* 233, nº 6 (June 2001): 809-18.

ELKINS, G. *et al.* Noncompliance with behavioral recommendations following bariatric surgery. *Obesity Surgery* 15, nº 4 (2005): 546-51.

HARMON, K. Addicted to fat: overeating may alter the brain as much as hard drugs. *Scientific American* (March 28, 2010).

KAUFMAN, F. The domino's effect. *Men's Health*, November 9, 2010.

KENNY, P. J.; JOHNSON, P. M. Addiction-like reward dysfunction and compulsive eating in obese rats: role for dopamine D2 receptors. *Nature Neuroscience* 13 (2010): 635-41.

WANG, G. J. *et al.* Exposure to appetitive food stimuli markedly activates the human brain. *NeuroImage* 21, nº 4 (April 2004): 1790-97.

______. Similarity between obesity and drug addiction as assessed by neurofunctional imaging: a concept review. *Journal of Addictive Diseases* 23, nº 3 (2004): 39-53.

CAPÍTULO 2: COMO A DEPENDÊNCIA ALIMENTAR ENGORDA

ALLISON, D. B.; FAITH, M. S.; NATHAN J. S. Risch's lambda values for human obesity. *International Journal of Obesity and Related Metabolic Disorders* 20, nº 11 (1996): 990-99.

ARIAS-CARRIÓN, O.; PŎPPEL, E. Dopamine, learning and reward-seeking behavior. *Acta Neurobiologiae Experimentalis* (Warsaw) 67, nº 4 (2007): 481-88.

BOUCHARD, C. *et al.* Inheritance of the amount and distribution of human body fat. *International Journal of Obesity* 12, nº 3 (1988): 205-15.

FAROOQI, I. S. *et al.* Clinical spectrum of obesity and mutations in the melanocortin 4 receptor gene. *New England Journal of Medicine* 348, nº 12 (March 2003).

EPEL, E. S. *et al.* Stress and body shape: stress-induced cortisol secretion is consistently greater among women with central fat. *Psychosomatic Medicine* (September/October 2000).

LEE, J. H.; REED, D. R.; PRICE, R. A. Familial risk ratios for extreme obesity: implications for mapping human obesity genes. *International Journal of Obesity* 21, nº10 (October 1997): 935-40.

LE MAGNEN, J. A role for opiates in food reward and food addiction. In *Taste, Experience, and Feeding*. Edited by CAPALDI, P. T. American Psychological Association, 1990.

SHENGXU, L. *et al.* Physical activity attenuates the genetic predisposition to obesity in 20,000 men and Women from EPIC-Norfolk prospective population study. *PLoS Medicine* (August 2010).

STICE, E. *et al.* Obesity, abnormal reward circuitry in brain linked: gene tied to dopamine signaling also implicated in overeating. *ScienceDaily* (October 17, 2008).

STUNKARD, A. J. *et al.* The body-mass index of twins who have been reared apart. *New England Journal of Medicine* 322, nº 21 (May 24, 1990): 1483-87.

SWIFT, R. M. Medications and alcohol craving. *Alcohol Research and Health* 23 (1999).

TAMBS, K. *et al.* Genetics and environmental contributions to the variance of the body mass index in a Norwegian sample of first-degree and second-degree relatives. *American Journal of Human Biology* 3 (1991): 257-68.

VOGLER, G. P. *et al.* Influences of genes and shared family environment on adult body mass index assessed in an adoption study by a comprehensive path model. *International Journal of Obesity and Related Metabolic Disorders* 19, no. 1 (January 1995):40-5.

WANG, G. J. *et al.* Brain dopamine and obesity. *The Lancet* 357 (2001): 354-57.

WANSINK, B. *et al.* Internal and external cues: French and American explanations for mindless eating. *FASEB Journal* 20 (2006): A175-76.

CAPÍTULO 3: O SEGREDO DA DESINTOXICAÇÃO PROGRESSIVA

ELLIS, A. et al. *Handbook of Rational-Emotive Therapy*. Springer Publishing, 1977.

SIMMONS, G. Are You a Little Low on Serotonin or Dopamine? *Ezinearticles* (December 2007).

SPUDICH, T. "Cortisol and weight." *Project Aware* (January 2007).

CAPÍTULO 4: SENTINDO-SE ANSIOSO: FOME DE SEROTONINA

ANDERSON, I. M. *et al.* Dieting reduces plasma tryptophan and alters brain 5-HT function in women. *Psychological Medicine* 20, nº 4 (November 1990): 785-91.

BENWELL, M. E.; BALFOUR, D. J.; ANDERSON, J. M. Smoking-associated changes in the serotonergic systems of discrete regions of human brain. *Psychopharmacology* (Berlin) 102, nº 1 (1990): 68-72.

BLASS, E.; FITZGERALD, E.; KEHOE, P. Interactions between sucrose, pain and isolation distress. *Pharmacology, Biochemistry and Behavior* 26, nº 3 (March 1987): 483-89.

DENMARK, F. L.; PALUDI, M. A. *Psychology of Women*. Greenwood Press, 1993.

FORMANEK, R.; GURIAN, A. *Women and Depression:* A Lifespan Perspective. New York, Springer, 1987.

HOLT, S. H.; MILLER, J. C.; PETOCZ, P. Interrelationships among postprandial satiety, glucose and insulin responses and changes in subsequent food intake. *European Journal of Clinical Nutrition* (December 1996).

LYUBOMIRSKY, S. *The How of Happiness — A New Approach to Getting the Life You Want*. Penguin Press, 2007.

PECIÑA, S. *et al.* Hyperdopaminergic mutant mice have higher 'wanting' but not 'liking' for sweet rewards. *Journal of Neuroscience* 23, nº 28 (October 15, 2003): 9395-402.

PICK, M. An introduction to insulin resistance. Womentowomen.com, 2004.

SAITO, H. *et al.* Psychological factors that promote behavior modification by obese patients. *BioPsychoSocial Medicine* (September 2009).

STOKES, C.; WATSON, J. Why Lighting Up Always Gets You Down. *Scotland on Sunday,* March 14, 2004.

WEISSMAN, M. M.; PAYKEL, E. S. *The Depressed Woman.* University of Chicago Press, 1974.

WILEY, T. S.; FORMBY, B. *Lights Out:* Sleep, Sugar, and Survival. Simon and Schuster, 2001.

WURTMAN, J. J.; FRUSZTAJER MARQUIS, N. *The Serotonin Power Diet*, Rodale, 2006.

YU, W. A losing personality. *Scientific American Mind* (January/February 2011).

CAPÍTULO 5: SENTINDO-SE TRISTE: ÁVIDO POR DOPAMINA

BECKLEY, J.; MOSKOWITZ, H. R. *Databasing the Consumer Mind:* The Crave It!, Drink It!, Buy It! & Healthy You! Base de dados. Reunião anual do Institute of Food Technologists, Anaheim, Califórnia, julho de 2002.

BRAIN, M.; BRYANT, C. W. How caffeine works. *Discovery Health* (April 2000).

GRAMLING, C. Gender gap: male-only gene affects men's dopamine levels. *Science News* 169, nº 9 (March 1, 2006): 132-33.

HEMAT., R. A. S. *Andropathy,* Urotext, 2007.

KENNY, P. J.; Johnson, P. M. Addiction-like reward dysfunction and compulsive eating in obese rats: Role for dopamine D2 receptors. *Nature Neuroscience* 13 (2010): 635-41.

MUNRO, C. *et al.* Sex differences in striatal dopamine release in healthy adults. *Journal of Biological Psychiatry,* 59, nº 10 (2006): 966-74.

REDGRAVE, P.; GURNEY, K.. The short-latency dopamine signal: a role in discovering novel actions? *Nature Reviews Neuroscience* 7 (December 2006): 967-75.

STICE, E. *et al.* Relation between obesity and blunted striatal response to food is moderated by TaqIA A1 allele. *Science*, 322, nº 5900 (October 17, 2008): 449-52.

VOLNOW, N. D. Evaluating Dopamine Reward Pathway in ADHD: Clinical Implications. *Journal of the American Medical Association*, 302, nº 10 (September 9, 2009): 1084-91.

CAPÍTULO 6: SENTINDO-SE FRACO: DESPROVIDO DE TUDO

Kabat-Zinn, J. *Wherever You Go, There You Are:* Mindfulness Meditation in Everyday Life. Hyperion, 1994.

CAPÍTULO 7: COMER OBSESSIVAMENTE: BUSCA DE SEGURANÇA

BEYETTE, B.; SCHWARTZ, J. H. *Brain Lock:* Free Yourself from Obsessive-Compulsive Behavior: A Four-Step Self-Treatment Method to Change Your Brain Chemistry. Regan Books, 1997.

HUPPERT, J.; ROTH, D. Treating obsessive-compulsive disorder with exposure and response prevention. *Behavior Analyst Today* (Winter 2003).

NEZIROGLU, F.; MANI, A. Relationship of eating disorders to OCD. *OCD Chicago*, January 2009.

SULLIVAN, S. *et al.* Personality characteristics in obesity and relationship with successful weight loss. *International Journal of Obesity* (April 1, 2007): 669-74.

CAPÍTULO 8: COMER EMOCIONALMENTE: BUSCA DE ALEGRIA

ALBERS, S. *50 Ways to Soothe Yourself Without Food.* New Harbinger, 2009.

ROTH, G. *Breaking Free from Emotional Eating.* Plume, 1993.

CAPÍTULO 9: COMER SEM PARAR: RECONQUISTA DO CONTROLE

FAIRBURN, C. G. *Overcoming Binge Eating.* Guildford Press, 1995.

QUINLAN, K. Binge eating disorder / compulsive overeating and its treatment. *OCD Center of Los Angeles Blog*, November 16, 2010.

CAPÍTULO 10: MUDE SEUS GOSTO, MUDE SEU CORPO

BERTINO, M.; BEAUCHAMP, G. K.; ENGELMAN, K. Long-term reduction in dietary sodium alters the taste of salt. *American Journal of Clinical Nutrition*, 36 (1982): 1134-44.

DINEHART, M. E. *et al.* Bitter taste markers explain variability in vegetable sweetness, bitterness, and intake. *Physiology & Behavior*, 87 (2006): 304-13.

DREWNOWSKI, A.; HENDERSON, S. A.; BARRATT-FORNELL, A. Genetic taste markers and food preferences. *Drug Metabolism and Disposition*, 29, nº 4, part 2 (April 2001): 535-8.

HAYES, J. E. Response to lack of relation between bitter taste receptor TAS2R38 and BMI in adults. *Obesity* (October 2010).

HOLT, S. H. *et al.* A satiety index of common foods. *European Journal of Clinical Nutrition*, 49, nº 9 (September 1995): 675-90.

NEERGAARD, L. Doctors say how we taste affects health. Associated Press, 21 de novembro de 2011.

CAPÍTULO11: VICIADO EM SAL: FISGADO PELA PRIMEIRA DAS DROGAS

HAYES, J. E.; SULLIVAN, B. S.; DUFFY, V. B. Explaining variability in sodium intake through oral sensory phenotype, salt sensation and liking. *Physiology and Behavior*, 100, nº 4 (June 16, 2010): 369-80.

HELLMICH, N. Consumers' tastes make it difficult to dash salt from diets. *USA Today*, April 28, 2010.

INSTITUTE OF MEDICINE OF THE NATIONAL ACADEMIES. Strategies to reduce sodium intake in the United States. Relatório de consenso do Food and Nutrition Board, 20 de abril de 2010.

KESSLER, D. A. *The End of Overeating*. Rodale, 2009.

CAPÍTULO 12: ANSIOSO POR SEROTONINA: DEPENDENTE DE AÇÚCAR E CARBOIDRATOS

ALBERS, S. *50 Ways to Soothe Yourself Without Food*. New Harbinger, 2009.

CAPÍTULO 13: DESPROVIDO DE DOPAMINA: LOUCO POR GORDURA E CAFEÍNA

JUHASZ, F. Foods that affect dopamine levels in the brain. *Livestrong.com* (February 2011).

KELLY, G. S. Nutritional and botanical interventions to assist with the adaptation to stress. *Alternative Medicine Review* (September 1999).

MELO, F. H. *et al.* Antidepressant-like effect of Carvacrol (5-Isopropyl-2-methylphenol) in mice: involvement of dopaminergic system. *Fundamental & Clinical Pharmacology*, 25, nº 3 (June 2011): 362-67.

SCHROCK, K. Parsley, sage, rosemary and thyme. *Scientific American Mind* (January/February 2011).

Este livro foi composto
em Minion para a Leya
em junho de 2012